文成天縱

中醫古籍稀見稿抄本輯刊

ZHONGYI GUJI XIJIAN GAO-CHAOBEN JIKAN

李鴻濤　主編

30

廣西師範大學出版社
GUANGXI NORMAL UNIVERSITY PRESS
·桂林·

第三十册目録

醫學精義不分卷

原題〔清〕陳念祖撰
清抄本

醫學精義不分卷

本書爲中醫臨證綜合類著作，係擷采諸書彙編而成。包括原題爲陳念祖（字修園）所撰的《醫學精義》。陳念祖（一七五三—一八二三），字良友、修園，號慎修，福建長樂縣人，生於名醫世家，一生著作頗豐。書中有《六鬱説》《内傷外感辨》《六氣分合六部時日診候之圖》《内經分配藏府》《李瀕湖分配藏府》等十餘篇，多屬脉學短論；此外，還輯録有陳念祖《醫學三字經》，以及元代杜本《傷寒舌診》、明代吴有性《温疫論》、清代王清任《醫林改錯》等内容。

医学精義（一）

小周天

調息之法不拘時候隨便而坐平直其身縱任其體不倚不曲解衣寬帶務令調適口
中舌攪數遍微微呵出濁氣鼻中微微納之或三五遍或二三遍有津嚥下叩齒數通
舌抵上腭唇齒相着兩目垂簾令朧朧然漸次調息不喘不粗或數息出或數息
入從一至十從十至百攝心在數勿令散亂如心息相依雜念不生則止勿數任其
自然坐久愈妙若欲起身須徐徐舒放手足勿得遽起能勤行之靜中光景
種種奇特直可明心悟道調息有四相呼吸有聲者風也守風則散雖無聲而鼻
中滯濇者喘也守喘則結不聲不滯而往來有形者氣也守氣則勞不聲不滯出入
綿綿若存若亡者以神氣相依是息相也莊子云至人之息以踵王莊淺之玄玄至人有息
無睡故曰因纏臨入寤是寤息息法當纏臨時耳無聞目無見四體無動心無
思慮如種相似先天元神元氣停育相抱真意綿綿開闔自然與虛空同體故
能與虛空相壽世人終日營擾精神困憊夜間無些睡如穀一日之用一主宰當

書曰陰失陽氣以掩是謂陽陷於陰

李東垣云夜半收心靜坐片時此生發周身元氣之大要也又曰積神生氣積氣生精此自無而之有也鍊精化氣鍊氣化神鍊神還虛此自有而之無也

五運 甲己之年爲土運爲南政土受濕不受寒宜以溫劑助之 乙庚之年爲金運金宜清而不宜燥須加寒劑助之 丙辛之年爲水運水以燥而寒則勝者以熱劑溫之 丁壬之年爲木運木性宜而畏燥宜和劑平之 戊癸之年爲火運火宜定而不宜熱者以涼劑解之四者諸此也

六氣 子午之年少陰君火司天陽明燥金在泉 卯酉之年陽明燥金司天少陰君火在泉二者宜清之 辰戌之年太陽寒水司天太陰濕土在泉丑未之年太陰濕土司天太陽寒水在泉二者宜溫之 寅申之年少陰相火司天厥陰風木在泉巳亥之年厥陰風木司天少陰相火在泉二者宜涼劑和之

醫學精義序

客有問於余曰醫之為道乃吉乎人通天地之秘奪造化之權起死回生非讀破萬卷書參透事物之理者不能今聞通行之書皆無不殺人獲咸名者何也余曰天地間有理有數理不勝數則有學問之醫遠近宗之得以吳又語人之道者仲景為醫中之聖尚未足許於當時況傷寒論之叙文可見仲景之假名賢輩之類皆有志於時閉門著書為傳道之計而喻嘉言柯韻伯書之痛情而為寒之嗚呼此理數之不定而不可定者也今之業醫者多矣其不足為通儒求其有識字者即可為良醫矣試以人字例之人乃陰精陽氣合而成者也左為陽右邊一ノ陽之位也右為陰右邊一乀陰之位也作書者遇ノ之畫自然輕手揮之陽主氣輕清之象也遇乀之畫自然重手頓之陰主乎精重濁之象也兩畫不相離陰陽互根之道也兩畫各自位置陰陽對待之道也ノ在左不可使之右乀在右不可使之左陰陽不

離之包也左ノ由重而輕奇物生於外為男也擇精萬物化生之義由陰而陽也右ヽ由輕而重形生於氣為大都乾元乃統天五部坤元乃順承天之義陽統於陰也二者合之則成人合之之義醫書謂之抱周胎名曰交交則泰矣試再以形體證之人鼻下口上水溝穴一名人中取人身居於天地中之義也天氣通於鼻地氣通於口天食人以五氣鼻受之地食人以五味口受之穴居其中故曰人中自人中而上目與鼻耳皆兩竅偶畫也自人中而下口與二便皆單竅奇畫也上三畫耦而為陰下三畫奇而為陽取地天之義合成泰卦形體主外狀為合陰陽之備以成人之人我以為生之理與人之為義大矣哉客聞予言大笑而去閩吳航陳念祖修園甫自

敘

六鬱說

鬱者結聚而不得發越也當升者不得升當降者不得降當變化者不得變化所以

傳化失常而六鬱之病見焉氣鬱者胸脇痛濕鬱者周身痛或關節痛遇
陰寒則發痰鬱者動則氣喘寸口脈沉而滑熱鬱者昏瞀小便赤脈沉數
血鬱者四肢無力能食食鬱者噯酸腹飽不能食左寸和平右寸緊盛

內傷外感辨

雜病者或因外感風寒暑濕燥火之氣或挾內傷宿食氣血痰鬱虛實之
情外感驟則為中內傷久為沈痼此百病大綱鈐症皆從此變出也辨症之法第一
手背熱手心熱之說定不的
辨其為內外外感手背熱口知味內傷手心熱口不知味外感傷風惡風而兼有汗傷
寒惡寒而慘無汗傷暑惡熱煩渴而汗傷濕惡濕重著面黃內傷勞役傷氣
惡勞而心口不應飲食傷脾惡食而心胃刺痛若失色欲傷腎愈好色而骨蒸口多
嗜味陰虛火動也七情思慮傷心與脾則益好思而恍惚不寐憂怒傷肝肺愈動
氣而瘧疾眩嘔口仍失味諸氣拂鬱故也一切血症日輕夜重一切痰症食少肌色
如故一切火症性急潮盛一切水症脇硬心下怔忡且辨虛實俱以似傷寒陽症者

為熱且積也似陰症者為虛且寒也又辨其內外有無相兼多寡或不內不外而為本經自病男子審房女人問經孕與所受順逆所服何藥然後證以脉望之以色目無或失然之難乎其人之妙悟也

陶氏曰外感未內傷者亦多經曰邪之所湊其氣必虛脉左手緊盛右手微大無力因勞力辛苦內傷氣血又感寒邪其症骨節痠痛脇痛脉汗惡寒身熱頭疼微渴倦卧懶言此勞力傷寒必温補之氣兼用發散有下症者亦宜緩劑為穩

東垣曰元氣虛損而熱輕手按之熱在皮毛血脉也重手按之筋骨熱甚者熱在筋骨也不輕不重而按之在肌肉也又云晝則發熱夜則安靜是陽氣自熱熱於陽分也晝則安靜夜則發熱煩燥是陽氣下陷於陰中也曰熱入血室晝夜發熱是重陽無陰也亟瀉其陽峻補其陰　煩燥者氣隨火升也

六氣分合六部時日診候之圖

右	手	寸	右	手	關	右	手	尺
浮	中	沈	浮	中	沈	浮	中	沈
小雪十五日 立冬五日	立冬十日 霜降十日	霜降五日 寒露十五日	秋分十五日 白露五日	白露十日 處暑十日	處暑五日 立秋十五日	大暑十五日 小暑五日	小暑十日 夏至十日	夏至五日 芒種十五日

三之氣少陽相火　四之氣太陰濕土　五之氣陽明燥金

尺	手	左	關	手	左	寸	手	左
沈	中	浮	沈	中	浮	沈	中	浮
大雪十五日 冬至五日	冬至十日 小寒十日	小寒五日 大寒十五日	立春十五日 雨水五日	雨水十日 驚蟄五日	驚蟄十日 春分十五日	清明十五日 穀雨五日	穀雨十日 立夏十日	立夏五日 小滿十五日

終之氣太陽寒水　初之氣厥陰風木　二之氣少陰君火

診家正眼之此氣分合六部日時診候之圖乃余所自悟而自製實之氣至理而言今所未發者也以平治之紀而論五太過之紀其氣未至而至經曰前十三日而應不及之紀其氣至而未至經曰前十三日而應太過之歲候右尺浮分就之春不及之歲候於左關中分就之春位沉推之其於手自陰氣未散陽氣未動飲食未進衣服未著之語未吐之時清心調息遍部細究則時令之病可以前知六部俱平則已若有獨大獨小獨浮獨沉獨長獨短與各部不同依圖斷之假如左關中左脈獨弦大已知雨水後發熱間有風熱之病若弦主風而大主熱也且左關又為風木之令如兼右尺沉候左脈獨緩濡而實知已知是種後夏至邊有濕熱之病若緩濡主濕而實知大主熱也若緩濡而虛大知乃濕熱相火而患若緩濡而濕而虛大而相知也且主沉知沉知沉主濕又主相知之位切知兼久病之人六脈俱見濡象惟右寸中緩脈來往交和緩清靜乃濡已知霜降後主冬前必為中傷而從

安和緩而胃氣之佳脈且右寸兩脈合之位土來生金細也其餘之部俱微
此而細推之而不失一也從之須三四候之確然不渝方無不驗陳念祖脩園
甫識

內經分配藏府

左寸 心 膻中
左關 肝 膈
左尺 腎 腹中

右寸 肺 胸中
右關 脾 胃
右尺 腎 腹中

王叔和分配藏府

左寸 心 小腸
左關 肝 胆
左尺 腎 膀胱

右寸 肺
右關 脾
右尺 命門

李瀕湖分配藏府

左寸 心 膻中　左關 肝 胆　左尺 腎 膀胱 小腸

右寸 肺 胸中　右關 脾 胃　右尺 腎 大腸

張景岳分配藏府

左寸 心 膻中　左關 肝 胆　左尺 腎 膀胱 大腸

右寸 肺 胸中　右關 脾 胃　右尺 腎 小腸

愚按二腸經無明訓，其實尺以候腹，腹者二腸与膀胱俱在，故以二腸配兩寸，取心肺与二腸相表裡之義也。瀕湖以小腸配左尺，大腸配右尺，上下分屬之義也。景岳以大腸配左尺，取金水相從之義；小腸配右尺，取火歸火位之義。俱有至理，當以病症相參。如大便秘結，右尺宜實，今右尺反

右右尺反實侵知金水同病也小便熱澀右尺宜數今右尺如常而右尺
反數侵知相火爍肺也或又尺如常而脈右寸又數侵知心移熱於小腸肺
移熱於大腸也況右腎屬火爲生命之門而為三焦與時交會之間以
右地還之右腎以候診於右尺可也

脈分四時六氣説

十二月大寒至二月春分爲初之氣厥陰風木主令經曰厥陰之至其脈弦
春分至小滿爲二之氣少陰君火主令經曰少陰之至其脈鈎
小滿至六月大暑爲三之氣少陽相火主令經曰少陽之至大而浮
大暑至八月秋分爲四之氣太陰濕土主令經曰太陰之至其脈沈
秋分至十月小雪爲五之氣陽明燥金主令經曰陽明之至短而濇
小雪至十二月大寒爲六之氣太陽寒水主令經曰太陽之至大而長
按近時祗説春弦夏洪秋毛冬石四季之末和緩不忒之候然氣至有遲速

示后趨於捷徑也

八脈該二十八字脈象

舊訣七表八裏九道已非，於浮沈遲數四大綱脫出數字，謬甚。欽李瀕湖李士材二十七字外又增入大脈，方是究病之定情，脈不單足。學者須頭緒，指下既能識得浮沈遲數虛實大緩八字，而主兩以要之，脈附之總括以該，而切脈捷法

〇【浮】

為陽，為表。　浮而中空為芤，主失血。　浮而搏指為革，視芤脈中更空，外更堅，以指按鼓皮　主陰陽不交。　浮而不聚為散，按之散而不聚，來去不明　主氣散。

浮為表脈病為陽，輕手捫來指下彰，芤似著葱知血脫，革似按鼓識陰亡，孤陽越於上，則真陰竭於下。　從浮辨散形條亂，定散從浮氣敗傷陰卻

沈中牢伏象諸君，象外又參詳。沈中決脈不同者也

〇【沈】

沈而細為伏，主鬱閉。　沈而有力為牢，主內實。

沈而裡脈病而陰輕按則無按要深伏則幽潛推骨細牢而勁直按著
筋須知詳伏新閉邪閉可怪訣牢內實尋除郤浮中芤革散許多活
法須細心

【遲】

遲而時止而緩主氣鬱血壅痰滯之主氣血衰　遲而止有定數
而代主氣絕之主經隧有阻惟孕婦見之無妨
遲而在藏之而寒一息惟姑二三彈俗而偶停無定數代自不還乃更
端其待代主元陽絕還遲識結則鬱氣平除郤數中促擊動諸邪至
見細心觀　一呼脈來二至一吸脈來二至合而一息四至平人之脈也遲則一息
三至甚二至一至一息一至則氣絕而進矣　成氏曰遲而陽虛數而陰虛

【數】

數而牢動而緊如牢繩轉索主實邪而痛之主表邪　數而時止而促
主邪氣內陷　數見關中而動形圓如豆厥厥搖動主陰陽相搏而氣
與發男亡陽女血崩

數而在府熱居多一息脈動五六科緊似紨繩空甫閉動似搖三是氣速
和緩中時止名曰促促之裡陽偏即是癥瘕除却遲中並代結旁刑側
出細摩推摩

虛　有素稟不足因虛而生病者有邪氣不解因病而致虛者　虛而沈小
細軟按之乃得而弱主血虛之分陰陽胃氣　虛而浮大而濡如聶浮水面主
氣虛之主外濕　虛而模糊而微指下不分明若有若無有浮中沈皆是主
陰陽氣絕　虛而勢滞而濇往來乾澁有輕刀刮竹皮之象主血虛之
主危也　虛而形小而細如蛛絲之微指下却極分明主氣冷　虛而形縮而
短寸不通魚際尺不通尺澤主氣損之主氣鬱
虛來三候按如綿元氣支離是偶然弱在沈中陰已竭濡在浮分氣之
從癆問脈隱微難治之病劉精乾濇又傷冷氣蛛絲問細象短而形
縮鬱結情　以上諸之脈勢惟細大長短指脈形而之微與細相類但

微對顯而又細對大空亡

實

應指有力浮中沉俱有之四亡脈法之事也列實將附於沉脈以邪也大按指下清楚而和緩為元氣之實指下迫而迫而不清為邪氣之實實而流利為滯主血指之主痰飲　實而迢長上至魚際下至尺澤為長主氣指之主陽盛陰虛　實而滑脾應指浮浮如摩波湧起為洪主熱指之主內虛　實而端直狀如弓弦按之不移為弦主肝邪之主空主痛

實來有力象態之邪正全實指下動流利滑呈陰衰見迢之長之病為瘀洪如湧浪邪備極弦似張弓米作絲毫髮分途須鑒領臨時對症悟根由　脈來有力指下清而不滯滑長不兼洪弦之象正氣實也如指下濁而不清但之洪緊之迢滑長邪氣實也

大

陳氏曰大為血乾大者重按仍洪也大之有餘乃血之不足血不能

洪脈而兼脈形之闊大也前人說於洪脈今分別之

大脈如洪不是洪洪兼形闊不雷同絕來舞柳隨風態都似移兵赴敵

制大乃見大脈
在夏月犹非
大忌然宜補血
滋陰以水伏火

雄新病邪弦知正怯夙病外实中必空内经病長爲真此偏從而陽明氣不充　邪氣盛則胃氣衰故脈大而不緩

緩

和緩〻緩主正復急緩〻緩主中濕

緩脈從容不迫時診來一〻至卻非遲胃陽恰似祥光布穀氣原如甘露滋不問陰陽君得此任他久暫總相宜再与急緩分別看濕中脾经少病痾　胃氣復則邪氣退故脈緩而不失〻緩者〻脈〻氣纔原容不迫也非指往來〻遲緩也遲字对數字看遲則少數〻則不遲緩字與包者虚遲中有緩數中之有緩此非人所能會於内经与大字对〻不与數对〻其旨可思

五藏平脈

心脈浮大而散肺脈浮濇而短肝脈弦長而和脾脈緩大而敦腎脈沈軟而滑

男女異脈

男以陽爲主。兩寸常旺於尺。女以陰爲主。兩尺常旺於寸。此其常也。反之者病。
然閱歷久者。亦不拘也。

無病經脈

經者常也。醫者一呼一吸。病者脈來四至。爲和平之象。若問以五至爲閏息。如歲
閏遲三年一閏。是我之息長。於彼之脈數也。

脈有宜忌

凡病內虛者。脈弱爲宜。洪大則忌。病外感者。陽脈爲宜。陰脈則忌。○大抵有神
爲貴。和緩者吉。合於時令者吉。與面上五色中。各部見色相生者吉。反是者凶。

七絕脈歌

雀啄連來三五啄。

連連搏指忽然止。絕少時復來。如雀啄食。肝絕也。

屋漏半日一點落

如屋中殘漏之下半日一滴胃絕也

彈石硬來尋即散

此為筋間勞之急硬如指彈石腎絕也

搭手散亂如解索

指下散亂其數不整如索之解脾絕也

魚翔似有亦似無

本不動而末強搖似有似無如魚之翔心絕也

蝦遊靜中忽一躍

浮於指下始則冉冉不動少焉而去久之忽然一躍進退難尋如蝦之遊大腸絕也

更有釜沸如羹湧旦占夕死不須藥

浮於指下者出多入少傳止數如釜中湯沸肺絕也

節錄病機賦 備園重訂

能窮浮沉遲數滑大虛實八脈之奧即知表裏寒熱盛衰邪正八要之名

表者病不在内也裏者病不在外也盛者本來之氣血不衰也衰者本來氣血不盛也實者臟腑積聚也熱者臟腑積熱邪者如臟腑之痰病正者非外邪所中

八脈為諸脈綱領八要是眾病權衡虛為氣血不實舉按無力兼其弱濇之象

舉者輕手取之皮膚之上按者重手按之肌肉之内無力者下指無力也弱者濡而不起也主氣虛澀者往來艱澀也主血少虛脈兼此二象

實為氣血不虛舉按有力且該長滑之形 長者過於本位主氣有餘滑者流而不滯主血有餘實脈兼此二象此以虛實之脈探氣血盛衰之情也

遲定數極紀至數多少浮表沉裏量指下重輕滑則正傷邪者表風邪節大則病進勢若巨川潮也 此以滑大二脈察其邪正

六脈同等者喜其無病　六部之脈同等者脈息調匀不治自愈之旨當辨脈

是何說

六脈偏盛者憂其採薪　偏盛者六部中一部獨異也又於此部中準之八

脈現出何如象也

望色

春夏秋冬長夏時青黄赤白黑隨宜　左肝右肺形現顴心額腎頤鼻

主脾　察色須知生克審時辰逆光則必更於臨牌分新舊隱之顯黄是

一人病秋西青而克氣喘之證也是肝受肺逆候也秋白入方治今春方治矣其人哀求與藥明日日再再瀉其肝而方卻三補肺而再慶又加唇白清三日死今當鏡驗焉逆期五日而後

命奶

又看辨表之清表上無臟而在表鮮紅而火虛而為實　紅是臟現之明證　若有內

臟而半表半裡黃臟而入裏黑臟痛入少陰多死臟潤有液為實臟燥無

液而火在上無臟如青油膩之為之液而治

明堂圖內部十四外部十八　隱處癢而抓辨也惟顴額心鼻脾左頰肝右頰肺

頤主腎之說簡捷可從又須審其五色以定五藏之病色固分而辨其有神
無神色分各部位審其相生相克闊度其病從內生營渴其邪自外受
鬱久悴憔悴病久瘦削山根明亮知其可愈之病環口黧黑休醫已絕
之腎之難盡意學要會心
舌上津潤如常邪尚在表已見白胎而滑邪在半表半裏已見黃胎而乾燥熱
已入裡黑胎有二如黑而焦裂破刺者為火極似炭之熱胎如黑而有津軟潤
而滑者為水來克火之寒胎又藍色為白色之變為寒紫色為紅色之變為熱
此傷寒症辨法也凡舌腫舌脹重舌木舌舌上生芒刺舌胎黃燥皆熱甚也凡舌
硬舌強舌短縮舌卷皆為危症又陰陽易舌出數寸者死舌居邊缺陷如鋸
齒者亦死杜清碧三十六舌繁而無當

望色危候

髮直如枯骨绝　肩息回視心绝　眉傾胆绝　遺尿腎绝　毛焦口張氣出不反肺绝　面黑直視　目瞑不見陰绝　目眶陷目系傾　汗出如珠陽绝　手撒戴眼太陽绝　手足爪甲青或脱底呼罵不休筋绝　泄利無度大腸绝　髮直如麻不得屈伸自汗不止小腸绝　瘥而眼圈

聞聲 但自推詳

肝怒声呼心喜笑脾為思念發為歌肺金憂慮形為哭腎主恐呻恐之分

又曰氣衰言微者虛也氣盛言厲者實也言語首尾不相顧者神昏也

狂言怒罵者實熱也痰声漉漉者氣微久病閉呃者胃绝

難經云聞其五音以知其病以五藏有五声以合于五音謂肝呼應角心言應徵脾歌應宮肺哭應商腎呻應羽是也今以古人經驗簡易之法列為声診脉之呻者痛也言語呻吟也言遲者風也遲則蹇澀為風痰也声從室中〇此中風有濕也言將終而復言也此奪氣也語氣不接續言未終止言也

衣被不斂言語罵詈不避親疏此神明亂之也出言嗽懶惰先輕後重而內傷中氣不足也出言壯厲先重後輕是外感邪也攢眉呻吟苦頭痛也呻吟不能起行腰足痛也叫呼以手按心中脘痛也呻吟不能轉身腰痛也搖頭而呻以手捫腮唇齒痛也行遲而呻腰腳痛也診時吁氣此鬱結也因而呻此腹痛也形羸聲啞癆瘵不可治咽中有肺花瘡也暴啞此風痰伏火或暴怒叫喊所致也聲嘶血敗久病不治也坐而氣促痰火而哮也久病氣促危也中年人聲濁此痰火也診時獨言獨語首尾不應思慮傷神也傷寒壞病聲啞為狐惑上唇有瘡蟲食其臟下唇有瘡蟲食其肛也氣促喘息不足以息此虛也若年人多實熱短氣不足以息此實也與大病新病而喘非火逆即寒逆也大抵聲音清而亮不異平時為吉

問症

胸有痞不渡
二不因渡而實

一問寒熱二問汗三問頭身四問便五問飲食六問胸七聾八渴俱當辨九問

邪易攻著但不飢食不知餓飽似脹非脹是爲胃逆氣不降也痰氣也

舊病十問因再就服藥參機變婦人尤要問經期遲速閉崩皆可見更
添片語告兒科天花麻疹虔占驗
凡診時必先問其人問而不答或耳聾須詢其左右平素如何否則病久或
汗下後發問而懶答或至耗皆中虛昏憒不知人非暴厥即久病也如婦人多
中氣診婦人必問月信如何寡婦氣血凝滯兩尺多滑不可誤以爲胎室
女亦有之又問其病幾何日日少實症多日久虛症多又曾食何物如食冷而病藥
用溫燥若傷肉食即用咻菓山查之屬曾有喜怒房欲等事如怒則傷肝
勞則內傷元氣房勞則傷腎之類又問初起何病如初起非痛發熱惡寒屬
外感如初起心腹痛及瀉利叢屬內傷飲食所病如痢當發瘧而轉痢皆發
痢而兼先喘後脹病在肺先脹後喘病在脾先渴後嘔爲停水之類今口渴思
飲而如口不渴內有熱也口渴欲飲而熱老人口渴不思飲而津液者若漱水不飢
嚥爲蓄血爲陰極發燥之有津不上承也或真熱喜冷口中何味如苦熱

鹹寒虛淡甘脾熱所痺傷食口酸思食與否傷食亦思食雜症思食而有胃
氣有胃則生無胃氣則死五味中喜食何味如喜甘脾弱喜酸肝虛之類
胸中寬否不寬而傷食痰積氣滯之症及腹中有無痛處否無痛痛
處在內主虛有痛處主食積瘀血之類痛處手按則減者為虛拒按為實之
有氣滯拒按者大小便如常否小便秘結黃赤為熱清白為寒溏如米泔
為濕熱下陷大便秘而實久洩久痢為虛下黃赤為熱下清白為寒足冷
煖否足煖陽症足冷陰症下冷下陷便結為陽大便如常為虛及手自
勞逸喜怒憂思及素日飲食何物否勞則氣散逸則氣滯喜傷心怒傷
肝憂傷肺思慮傷脾恐傷腎素日飲食厚味則生痰辛辣則發熱種種
問法要而治病之捷徑也

切脉 家屬要時回告人之息來脈也

徵候指下最難知條緒尋來將混迎三分部指原定浮沉八綱易見是良規

胃資水穀而根本，土具沖和脈為胞

脈者屬肺而肺受氣胃　沖和者不堅直而和緩也脈得中土之生氣如此

故以審胃氣為第一要義

肺氣全憑金旺驗天時且向逆從察

審脈氣之生克為第二要如脾病畏弦木克土也肺病畏洪火克

金也反是則與藏氣無害　推天時之順逆為第三要如春氣屬木

脈宜弦夏氣屬火脈宜洪之類

陽為浮數形偏見陰則沈遲勢俞卑

但肺以浮大動數滑為陽凡脈之有力者俱是　以沈濇弱弦遲為陰凡

脈之無力者俱是此又提陰陽二字起下四句辨脈病之宜忌為第四要

外感陰來非吉兆內虛陽現實堪悲

外感宜浮洪細微而正不勝邪脫血之候脈宜靜細洪大則氣為外脫

張氏曰孕脉多滑數弦中年受胎及羸弱者亦細小而不數但於微弱中亦有隱隱滑動之象此正陰搏陽別之謂又胎脉數帶損之脉而數弦損脉之數多兼弦濇胎脉之數兼和滑此當于微中辨邪氣胃氣之異

諸凡偏勝皆成病忽變非常即神醫

偏陽而洪大偏陰而細弱皆病脉也忽變如常即雀啄屋漏等脉

祇此數言足以驗脉經鋪叙總支離

病多而脉象不過數十種何能診之而即知為何病耶學者毋為脉書所欺

也

婦人脉法

婦脉兩尺盛於兩寸常也若腎脉微濇與浮或肝脉沈急或尺脉斷絕不勻

皆經閉不調之候　凡尺脉微遲而居經月事三月一下血氣不足也

凡三部浮沈正等無他病而經停者孕也尺大而旺亦然左尺洪大而實為男右

尺洪大而實為女

探胎飲　川芎為末空心艾湯調下覺腹中動為有胎　又方砂仁搗炒為末每服二三錢米湯下腹熱則胎自安

舊說以左右尺為斷然經云婦人手少陰脉動甚者妊子也今以寸脉動

滑為斷左叶熊羆右應蛇虺

再參以症当不致誤也

體弱〻婦尺内按〻不絶便為有也月斷病多亦脉不病亦為有也若体弱而脉难顕也脉経云三部浮沈正等按之無絶者有娠也又何云拘於滑多陰搏陽別謂之有也右尺内陰脉搏指与寸口陽脉迥別其中有陽象也婦人不月脉来滑疾重手按之散者胎已三月也和滑而代者二月餘之胎息也重手按之滑疾不散者五月也

凡經斷有嘔其脉弦也後必大下不成胎也弦者因病脉弦而当以保胎為務氣旺則弦自退矣　陰虚陽搏謂之崩又尺内虚大弦數者内崩而血下孕七月八月脉實牢弦者生沈細者难産　内革脉曰半産漏下得離經之脉曰産期若胎動者中脉乱者外離手經常之脉也新産傷陰出血不止尺脉不能上関者死　凡脉平而虚者乳子也　凡尺脉弱而濇小腹冷悪寒年少得之為無子年大得之為絶産也

小兒脉法

小兒霍亂身熱汗出口渴，即吐多而驚癇。
凡四肢稍冷鼓栗惡寒面赤氣粗涕液交流者為瘧疾。
半歲以及於額前眉端髮際之間以名中食三指候之，食指近髮為上，名
指近眉為下，中指為中。三指俱熱外感於風，鼻塞咳嗽；三指俱冷外感
於寒，內傷飲食，發熱吐瀉；食中二指熱主上熱下冷；名中二指熱主夫驚；食
指熱主食滯。

張飛疇運氣說

諺云：不讀五運六氣，檢遍方書何濟。所以稍涉醫理者，動以司運為務。曷
知天元紀等篇，本非素問原文，王氏以陰陽大論補入經中，後世以為古聖
格言，孰敢非之，其實無關於醫道也。況論中明言：時有常位，而氣無必也。猶
諄諄詳論者，不過窮究其理而已。縱使勝復有常，而政分南北，四方有高
下之殊，四序有非時之化，百步之內，晴雨不同，千里之外，寒暄各異，豈可以一

究之病而閉秘者之寒與熱之以會通其理則於各等而治病之法則執一不通矣

治燥實證方　乾姜（五錢，去皮炒研，另研）廿五　蟾酥（一錢，一分炒）巴豆　蘆薈五錢　糯米上炒

共為末大溫熱汁服

醫學精義補

醫之始本岐黄靈樞作素問詳

靈樞九卷素問九卷通為内經漢書藝文志載黄帝内經十八篇

難經出更洋洋

秦越人號扁鵲戰國人著難經八十一章多闡發内經之旨補内

經所未言之間有與内經不合者其時去古未遠別有考據也

越漢季有南陽六經辨聖道彰

仲景居南陽官長沙太守著傷寒雜病論金匱玉函經　内經詳針

灸至伊尹有湯液治病之法扁鵲倉公因之仲景則專以方藥為主

傷寒著金匱藏垂方法立津梁

王肯堂謂傷寒論義理如神龍出沒首尾相顧鱗甲森然　金匱玉函

示寶貴秘藏之意其方非南陽所自造乃上古相傳之方所謂經方

李唐後有千金外臺德重醫林

孫思邈華原人隱居太白山著千金方千金翼方各卅卷宋仁宗命高保衡林億校正後列禁經二卷　唐王燾著外臺秘要四十卷分一千一百四門論宗巢氏方多秘傳爲醫門類書

王燾字鄴郡作牧日外臺

後作者漸浸淫紅紫色鄭衛音迨東垣重脾胃

金李杲字明之號東垣老人生於世宗大定廿年金亡入元十七年乃終年七十二作脾胃論辨惑論蘭室秘藏後人附諸家合刻有東垣十書傳世

溫燥行升清氣雖未醇亦足貴

如補中益氣升陽散火之法蒼朮白朮羌活獨活木香陳皮葛根之屬最喜用之　人謂東垣用藥如韓信將兵多多益善然亦有駁雜之處惟以脾胃爲重故可取

若河間專主火遵之經斷自我一二方奇而確

金劉完素字守真河間人事迹詳金史方技傳主火之說起自河間〻

原病式十九條俱本內經至真大要大旨多以火立論而未免牽透經

旨於其虛實之辨若不[illegible]屑〻及也　一二方如防風通聖散之屬奇而不離

於正者也

丹溪出罕與儔陰宜補陽勿浮雜病法四字求

元朱震亨字彥修號丹溪金華人其立方視諸家頗高　丹溪心法

以補陰為主謂陽常有餘陰常不足諸家俱辨其非以人得天地之氣以

生有生之氣即是陽氣精血皆其化生也　四字謂氣血痰鬱也一切雜病

只以此四字求之氣用四君血用四物痰用二陳鬱用越鞠參差互用各

盡其妙

若子和主攻破中病良勿太過

張子和戴人書中所主多大黃芒硝牽牛芫花大戟甘遂之屬意在驅邪

邪盡則正安安宜畏攻春病然後實症之宜中病而止若太過則元氣隨

邪俱散挽無及矣

四大家聲名噪為讀訛錯名號

醫宗必讀四大家論以張子仲景謬也仲景為醫中之聖三子何得並

論

明以成斟須酌量詳而備之肯堂

金壇王宇泰號肯堂著證治準繩至無不採擇之醫林之備考也

薛氏案說騎墻士材說守其常

明薛己號立齋吳縣人著薛氏醫案十六種大抵以四君六君逍遙歸

脾六味八味主治語多騎墻　李中梓著醫宗必讀士材三書其曰

伐寧却是守常

景岳之著新方石頑續溫補鄉

明介賓字會卿號景岳山陰人著類經質疑錄全書所用之方不外新方八陣
其實亦是以成方古人所造化之機探陰陽之秘製方不可思議豈僅以
熟地補陰人參補陽姜附祛寒芩連祛熱隨拈數味即可名方耶
張璐字玉路號石頑　國朝人著醫通立論多本景岳以溫補為主
獻可論合二張診脈法瀕湖昂
明寧波趙獻可號養葵著醫貫大旨重於命門與景岳石頑之法相同
李時珍字東璧號瀕湖撰本草綱目雜收誤說反亂神農本經之旨矣
未刻脈學頗佳世多宗之
數子著各一長撰諸書之荒唐長沙室為傍徨
數子亦曰私淑長沙升堂而未入室也
惟韻伯能憲章徐尤著本喻昌
慈溪柯琴字韻伯　國朝人著傷寒論注論翼有功於仲景　徐彬號

忠可尤怡在涇二公金匱之註俱本嘉言嘉言名昌江西南昌人崇禎中以選舉入京卒無所就著書數篇主張太過而醫門法律断然闡發金匱之旨

大作者推錢塘取法上得慈航

張志聰號隱菴高世栻號士宗俱浙江錢塘人康熙間二公注內經本眛經傷寒論金匱等書各出手眼以發前所未發為漢後第一世之學者質取法乎上不可以醫方集解萬病回春東醫寶鑑馮氏錦囊等書為捷徑也況於此書並未寓目耶

8

虛勞

其為病也，咳嗽吐血，五心煩熱，目花耳鳴，口爛鼻乾，氣急食不知味，羸瘦驚悸，夢遺，往來寒熱，怠惰嗜臥，疲倦骨蒸，不寐，女子不月等症。

凡晝熱夜靜者為陽虛，晝靜夜熱者為陰虛。

虛勞病從何起？從七情傷上損起。

扁鵲謂損於陽自上而下，一損肺，二損心，三損胃，過於胃則不可治。其說本於內經二陽之病發於心脾，有不得隱曲，為女子不月。按心脾上也，至不得隱曲，女子不月，則上極而下矣。精生於五藏而統司於腎，如色欲過度，則精傷而下損至於失守無氣，則下極而上矣。

王安道曰：經謂二陽之病發心脾，二陽陽明也，胃與大腸之脈也。腸胃有病，心脾受之，發心脾猶言延及於心脾也。夫脾胃為合，胃病及脾，理固宜矣。今大腸而及心，何哉？蓋胃為受納之府，食入於胃，大腸為傳化之府，食入於胃，濁氣歸心，飲入於胃，輸精於脾者，以胃之能納

大腸如伏乎腸胃隱病則不能受不能化心脾傷何以資養心脾是以傷
則無以運化而生精血故腸胃有病心脾受之則男爲少精女爲不月也

歸脾湯二陽病

乃二陽發心脾之旨歸脾爲養血法六味丸爲補精法高鼓峰並用之

損精生於五藏而統司於腎也凡過度則精傷而下損五藏失守其氣則下而損上矣

下損由房幃過

扁鵲謂損其陰自下而上一損腎二損肝三損脾過於脾則不可治其說
本於內經五藏主精爲傷之則失而無氣氣亡則死

傷元陽虧腎水

腎氣乃元陽元陽傷爲困倦少食便溏腰痛陽痿等症腎水乃元陰也
元陰虧爲骨蒸咳嗽吐血遺精喉痛口瘡齒牙浮動等症

腎水虧六味擬元陽傷八味使

六味丸爲補腎之主方景岳左歸飲右歸丸之類推之三才湯八仙長壽丸

都氣丸天王補心丹皆可同症互用　崔氏腎氣丸後人名八味丸原為煖
腎逐水兼補養元陽薛立齋趙養葵取用以溫補命火後遂奉爲溫
補腎命之主方景岳右歸飲左歸丸皆本此爲火未大衰者以還少丹
代之陽極虛者宜近效白朮湯

各醫書技止此

苦寒敗胃及辛熱耗陰固無論已即六味歸脾之流皆屬清耳

甘藥調回生理

扁鵲之針藥莫治者調以甘味仲景因之經之精不足者補之以味味
者五穀之味也補以味而節其勞則積貯富矣

建中湯金匱軌

小建中湯及加參耆歸朮等湯皆建其中氣俾飲食增而津液旺以至充
血生精而復其陰之不足但用稼穡作甘之本味而酸苦辛鹹在所不用

金匱別錄良法〇炙甘草湯即此代為潤劑也喻氏清燥湯即此代為滋劑

也

薯蕷丸風氣弱䗪虫丸乾血以二神方能起死

金匱薯蕷丸自註云治虛勞諸不足風氣百疾 大黃䗪虫丸自註

云治五勞諸傷內有乾血肌膚甲錯 尤在涇曰風氣不去則足以賊正

氣而生長不榮以薯蕷丸為要方乾血不去則足以留新血而灌溉不周

以䗪虫丸為上劑今之學者知此二方耶

歸脾湯 人參二錢 白朮炒二錢 茯神二錢 棗仁二錢 龍眼肉二錢 箭芪一錢五 炙

當歸一錢 遠志一錢 廣木香五分 炙甘草五分 此方為補養後天之妙劑鼓舞去木香

加白芍一錢五 更妙 咳嗽加麥冬二錢 北五味七分 鬱氣加川貝母一錢五 脾虛發熱加

粉丹皮 梔子 等

六味地黃丸 凡陰虛而尺脈旺者宜之 加五味子名都氣丸 加麥冬名八仙長

補中益氣湯
黄芪 人參 甘草
白朮 陳皮 當歸
升麻 柴胡
加白芍五味麥冬中有
有收之名調中益
氣湯
丹參湯 丹參
紅花 烏藥 香附
桃仁 降香 元胡
枳殼 陳皮
益血和中湯
當歸 條芩 黄芩
白芍 紅花 蒲黄
香附 查肉 連
甘草

壽丸

八味地黄丸 凡元陽虚而尺脈弱者宜之 去附子名七味丸 引火歸源 去附子
加五味名加減八味丸 治大汗不止 加牛夕車前子 名濟生腎氣丸 治腫喘

左歸飲 大熟地三錢 山藥二錢 枸杞二錢 炙甘草一錢 茯苓錢五 萸肉二錢 此壯水之劑
凡命門陰衰陽勝者宜加減主之 以前食遠服

左歸丸 熟地八兩 山藥炒四兩 枸杞四兩 萸肉四兩 川牛夕酒洗蒸晒三兩 精滑者不用 兔絲子製四兩
鹿膠炒珠四兩 龜膠四兩 無火者不用 煉蜜丸桐子大 每早滾湯下 治真陰腎水不足

三才湯 天冬 熟地 人參 各等分

天王補心丹 生地酒洗四兩 人參 元參炒 丹參炒 茯神 桔梗 遠志炒各五錢
棗仁炒 柏子仁炒研 天冬炒 麥冬炒 當歸 北五味炒各一兩 蜜丸硃砂為衣 一方有
石菖蒲四錢 無五味 一方有甘草

右歸飲 熟地三錢 山藥炒二錢 萸肉一錢 枸杞二錢 炙甘草一錢 杜仲薑炒二錢 肉桂三錢

製附子二錢 山萸肉一錢 食遠服 此益火之劑 凡命門陽衰陰勝者宜此方加減主之
如陰勝格陽 真寒假熱等症 宜加澤瀉二錢 煎成用涼水浸冷服之

右歸丸 熟地八兩 山藥炒四兩 萸肉微炒三兩 枸杞微炒四兩 鹿膠炒珠四兩 菟絲子四兩製
杜仲炒四兩薑 當归三兩便溏勿用 肉桂二兩漸可加至四兩 製附子二兩漸可加至五六兩 法丸 治先天元陽不足

還少丹 熟地二兩 山藥 牛夕酒浸 枸杞酒浸 萸肉 茯苓乳蒸 杜仲薑炒
遠志肉 北五味炒 楮實酒蒸 小茴炒 巴戟天酒浸 肉蓯蓉酒浸 石菖蒲五錢
加棗肉蜜丸

近效白朮湯 白朮二兩 炮附子一枚去皮 炙甘草一兩 薑棗引水煎

小建中湯 白芍六兩 桂枝三兩 生薑三兩 炙甘草二兩 棗十二枚 飴糖一升 此方人參
黃芪當归白朮等俱隨宜加之 此治虛勞第一方 凡勞症又有寒熱有寒
桂以扶心陽於太陽 一如爐火之光 即退其陰 如飲食日加 此方溫脾即退
飲食漸加 又咳嗽 此方補土以生金 即治咳嗽 多屬脾虛 此方補脾以輸精

及腎所治精虫方劑也

炙甘草湯 炙草三錢 人參三錢 生姜三錢 桂支三錢 阿膠珠二錢 生地兩 麥冬二錢
麻仁研錢 棗子五枚 水酒各半煎

清燥湯 淨霜桑葉三錢 煅石羔二錢五 甘草錢 人參七分 胡麻仁研錢 阿膠八分
麥冬去心 杏仁七分 枇杷葉二片去毛蜜炙 嘉言自注水煎熱服痰多加貝母蔞仁
霜血枯加生地 熱甚加犀角羚羊角 保肺之妙劑也

薯蕷丸 薯蕷卅分 當歸 桂枝 神麯 生地 豆黃卷各十分 甘草廿八分 人參七分
川芎 白芍 白朮 麥冬 杏仁各六分 柴胡 桔梗 茯苓各五分 阿膠七分
乾姜三分 白蘞二分 防風六分 大棗百枚為膏 蜜丸

大黃䗪虫丸 大黃蒸十分 黃芩二兩 甘草三兩 桃仁一升 白芍四兩 乾膝一兩
虻虫一升 水蛭百枚 䗪虫半升 蠐螬一升 乾地黃十兩 蜜丸酒服

8

脏暉

眩暈病皆屬肝肝風木相火干

厥陰爲風木之藏爲少陽相火所居內經云諸風眩掉皆屬於肝

風火動兩動搏

風與火皆屬陽而主動兩動相搏則旋轉

頭旋轉眼紛繁虛痰火各分觀

仲景主痰飲丹溪宗河間之說謂無痰不眩無火不暈內經云上虛則眩又云腎虛則頭重高搖髓海不足則腦轉耳鳴諸說各異

究其旨總一般

木動則風生風生則火發故河間以風火立論也風生則挾木勢克土土病則聚液成痰故仲景以痰飲立論丹溪以痰火立論也究之腎爲肝母腎主藏精精虛則腦空空則旋轉而耳鳴故內經以精虛及髓海不足立論也言虛者其病根言實者其病象其實一以貫之也

痰火丸大黃安

寸脈慢按之益堅者爲上實丹溪用大黃一味酒炒三次爲末茶調一二錢

上虛甚鹿茸餐

寸脈大按之即散者爲上虛宜鹿茸酒鹿茸生於頭取其以類相從且入督脈而通於腦每用半兩酒煎去渣入麝香少許温服或用補中益氣及耆朮膏之類 按此症即鈎藤天麻菊花之屬俱可爲使

欲下取求其端

端頭也尋其源頭也欲榮其上必灌其根古人有上病下取法

左歸飲正元丹

加味左歸飲 熟地八錢 山萸三錢 山藥三錢 茯苓三錢 枸杞三錢 肉蓯蓉四錢酒洗
細辛一錢 炙草一錢 川芎三錢 水煎服 此方治腎虛頭痛如神並治眩暈

正元丹 人參三兩用附子一兩煮汁收入去附子 黃芪一兩五錢用川芎一兩酒煮收入去川芎 白朮二兩用陳皮五錢煮汁收入去陳皮

茯苓二兩用肉桂二錢煎汁收入晒乾勿見火去桂　甘草五錢用烏藥五錢煎汁收入去烏藥　上五味除茯苓文武火緩緩焙乾勿傷藥性杵為散每服三錢水一中盞薑三片棗一枚煎數沸入鹽少許和渣調服更飲熱湯一中盞以助藥力　此方治命門火衰不能生土吐利厥冷有時陰火上沖頭面赤熱眩暈惡心濁氣逆後則胸脇刺痛臍肚脹急

8

咳嗽

脈浮為客邪宜發散脈實為內熱宜清利脈濡散為肺虛宜溫補久嗽曾經外解攻胃肺俱虛飲食不進宜溫中助胃兼治嗽藥

氣上嗆咳嗽生肺最重胃非輕

內經言乎五藏諸嗽而所重者在聚於胃關於肺六字蓋胃中水穀之氣不能如霧上蒸於肺而轉溉諸藏只留積胸中隨熱氣而化為痰隨寒氣而變為飲胃中既為痰飲所滯則輸肺之氣亦必不清而為諸咳之患矣

肺如鐘撞則鳴

肺為華蓋呼之則虛吸之則滿祇受得本然之正氣不能受外來之客氣客氣干之則嗆而咳矣亦祇受得藏府之清氣不能受藏府之病氣病氣干之之嗆而咳矣肺屬金故以鐘譬之

風寒入外撞鳴　癆損積內撞鳴

經曰微寒微嗽可見咳嗽多因風寒也風從皮毛入肺寒從背俞入肺皆主於外也後注云言熱言濕言燥令不自行必為假風寒為帥也　勞傷咳嗽主乎內也二者不治至於咳嗽失音是金破不鳴矣

誰治外六安行誰治內虛勞程

六安煎亦無太深意外感諸嗽當辨風熱風燥二症如冬時先傷非節之煖復加風寒外遏致咳嗽痰結咽腫身重自汗脈浮者風熱也宜葳蕤湯辛潤之劑切勿辛熱發散而風燥一症辨治尤難蓋燥為秋氣令不

獨行爲假凡寒之威其令乃振咳乃發也而內經祇云秋傷於溼何以長
夏受溼土濟蒸之氣隨秋令收斂伏於肺胃之間待秋涼燥令大行
與溼不能相容至冬而爲咳嗽也此症有肺燥胃溼兩难分解之勢惟千
金麥門冬湯五味子湯獨得其秘後人斂散不分燥潤雜出昧之甚也
治內者宜於虛勞門擇對症方當是房勞傷精則補精當是思鬱
傷脾則養神

挾水氣小龍平薰鬱大小柴清

柯韻伯治咳嗽不拘冬夏不拘淺深但是寒嗽俱用小青龍湯方中
驅風散寒解肌逐水利肺暖胃除痰定喘攘外安內各極其妙蓋以
肺家有沈寒痼冷非麻黃大軍將不能搗其巢穴也　寒熱往來
咳嗽者於小柴胡中去人參大棗生姜加乾姜五味治之

薑細味一齊烹長沙法細而精

金匱治痰飲咳嗽不外小青龍加減方中諸味皆可去取惟細辛乾姜
五味不肯輕去即内熱如醉加大黄以清胃熱及加杏仁石膏之属總不
去此三味學者可不深思其故矣徐忠可金匱辨證有論

六安煎 製半夏二錢 陳皮錢五 茯苓二錢 甘草一錢 杏仁二錢 白芥子一錢炒研
生姜七片 水煎空心加細辛七分 此方治外感咳嗽畏寒用麻黄白芥子加五味子
乾姜細辛

姜辛湯

麦门冬湯 麦冬二錢 桔梗一錢 桑白皮一錢 半夏一錢 生地一錢 竹茹一錢 紫菀茸一錢
麻黄七分 炙甘草五分 生姜二片 五味子十粒 此方治大病後火勢乘金咳嗽
嘔血胸膈脹滿上氣羸瘦五心煩熱渴而便秘

五味子湯 五味子五分 桔梗一錢 甘草一錢 紫菀茸一錢 續斷一錢 竹茹一錢 桑根皮一錢
生地一錢 赤小豆一錢 水煎加白蜜一匙 此方治傷燥咳嗽唾中有血牽引胸脇

痛皮膚乾枯　按素不足易傷津液白扁豆四圓用最好足退熱補肺定熱經

煮來者忌之

小青龍湯　乾姜　桂枝　麻黄　白芍　五味　細辛　半夏　五味子

又便方　姜汁四兩　蜜一兩　白糖四兩　川貝母三錢　冰棗二枚　雪梨廿一個擣入三味

陽水燉飯隨便食之

喘　經曰陰爭於內陽擾於外魄汗未藏四逆而起起則熏肺使人喘鳴　又曰勞則喘息汗出外內皆越故氣耗矣　張隱菴曰陽明胃絡上通於心逆則不能上通故有發喘之象

喘促症治分門鹵莽輩祇貞元青龍輩徹其藩虛喘者補而溫

貞元飲是治血虛而氣無所附方中熟地當歸之潤所以濟之甘草之甘所以緩之此調養之劑非救急方也今人遇元氣欲脫上奔者每用此飲夫氣升則火升偶得潤劑氣之漸平而陰柔之性與飲水混為一家胸膈間盡是陰霾不頃刻而斃矣見溫補二字宜串看有以溫為補者有以補為溫者切忌入貞元一路留滯痰涎也

青龍解表逐利水內外合邪必兩徹之　虛喘氣促不能接續脈虛細無力則宜溫補　經曰寒氣客於衝脈衝脈起於關元隨腹直上寒氣客則脈不通不通則氣因之故喘動應手

桂苓類腎氣論

仲景云氣短有微飲者宜從小便去之桂苓朮甘湯主之腎氣丸亦主之

平衝逆瀉奔豚

衝氣上逆宜小半下加茯苓湯以降之奔豚症初起臍下動氣久則上逆衝心宜茯苓桂枝甘艸大棗湯以安之

真武劑治其源金水母子諸沖

經云其標在肺其本在腎真武湯為治喘之源也　肺屬金而主上腎屬水而主下虛喘為天水不交之危候治者當求其本須知天水一氣而位乎天水之中者坤土也況土為金母危篤之症尤以脾胃為本

六君子妙難言他標劑忘本根

六君子湯加五味乾薑細辛為治喘神方面腫加杏仁面熱如醉加大黃泄法世多昧之餘讀金匱當知予言不謬也　餘惟黑錫丹鎮納元氣為

喘症亦用〻劑外如蘇子降氣湯定喘湯及沈香里錫〻類皆是傷人

腎氣丸　即八味地黃丸

桂苓朮甘湯　雲苓四錢　於朮三錢　桂枝三錢　甘草二錢　水煎服

茯苓桂枝甘草大棗湯

除茯苓名小半下湯　加桂枝甘草去半下名茯苓甘草湯

小半下加茯苓湯　半下　茯苓　生姜

真武湯　炮附子　白朮土炒　茯苓　白芍炒　生姜

里錫丹　沈香錢　葫蘆巴錢酒炒　炮附子錢　陽起石錢研水飛　肉桂五分　故紙錢

白茴香錢　肉荳蔻錢麪裹煨　木香錢　金鈴子蒸去皮核錢　硫黃二錢　黑錫二錢去渣

用鐵盞結錫硫汾於地上出火毒研細再和諸藥同研酒丸陰乾棗湯下卅人

艾棗湯下亦淡鹽湯下

蘇子降氣湯　蘇子　橘紅　半下　當歸　前胡　川朴姜汁炒一錢　肉桂五分　炙草五分

姜引　一方去桂加沈香

8

定喘湯 白菓炒廿枚 麻黄三錢 半夏製三錢 款冬三錢 桑皮蜜炙二錢 蘇子二錢
杏仁錢五 黄芩錢五 甘草一錢 姜引水煎
陰霾風龍雷奔 喘多屬飲病肺離照當空羣陰當退之意也 若類附和女陰則陰霾冲逆而龍雷之火合奔騰矣 實喘者痰飲擾喘症
實喘凡定喘不解有痰飲而之擾則咳嗽而喘作矣 葶藶飲大棗湯 肺實而氣致閉塞為喘以葶藶瀉肺湯主之咳嗽氣喘心下停飲支脇滿痛以葶藶湯主之

嘔吐噦

補曰古人嘔屬陽明多氣多血故有声有物氣血俱病也吐屬太陽
多血少氣故有物無声乃血病也噦屬少陽多氣少血故声無物乃氣
病也總本胃以嘔吐噦俱屬脾胃虚弱或寒氣所客或飲食所傷致
上逆而食不得下也

嘔吐噦皆屬胃二陳加時醫貴

嘔吐

嘔者口中出水而無食也吐者吐食而無水也噦者乾嘔也呃逆者氣衝有
声也 二陳湯倍生姜安胃降逆方也寒加丁香砂仁熱加川連鮮竹茹

金匱斛之類

玉函經難彷彿

寒熱攻補一定不移

小柴胡少陽謂吳茱萸辛酸味

寒熱往來而嘔者屬少陽也　吳茱萸湯治陽明食穀欲嘔者又治少陰症吐利手足逆冷煩燥欲死者又治乾嘔吐涎沫者○此嘔吐多有酸味

食已吐胃熱沸黃艸湯下其氣

食已即吐此人胃素有熱食復入兩熱相衝不得停留也　大黃甘艸湯治食已即吐金匱云欲吐者不可下之又云食即吐者大黃甘艸湯下之何也病在上而欲吐宜因而越之若下之必憒亂益甚若既吐矣吐而不已是有升無降也故逆折之

食不入火堪畏黃連湯為經緯

喻嘉言用進退黃連湯柯韻伯用乾姜黃連黃芩人參湯推之瀉心湯
亦可借用以此數湯爲經緯也 王太僕云食不得入是有火也

若呃逆代赭彙

代赭旋覆湯治噫氣即呃逆也若胃氣將絕用人參五錢乾姜附子各三丁
香柿蒂五枚可救十中之一

吳茱萸湯 吳萸 人參 生姜 大棗

大黃甘草湯 大黃四錢 甘草一錢 水煎服

進退黃連湯 川連一錢五分 姜汁炒 炮姜一錢五分 人參一錢五分 人乳拌蒸 桂枝一錢 半夏一錢五分 姜製
棗二枚 進法用本方六味俱不製水三中煎一中溫服 退法不用桂枝
川連減半加肉桂五分 如上逐味製熟煎煨服法同

乾姜黃連黃芩人參湯 乾姜炒 黃連一錢五分 黃芩一錢五分 人參一錢五分 水煎
此方凡嘔家夾熱不利於香砂橘半者服之如神

半下瀉心湯　半下　黄連　乾姜　黄芩　炙草　人参　大枣

代赭旋覆湯　赭石下　人参二下　旋覆花三下　蘇三下　半下　姜五　姜枣引

8

五淋癃閉赤白濁遺精

五淋病皆熱結

淋者小便痛澀淋瀝欲去不去欲止不止也皆热氣结於膀胱

膏石勞氣与血五淋湯是秘訣

石淋下如砂石膏淋下如膏脂勞淋從勞力而得氣淋氣滞不通臍下悶痛血淋瘀血停蓄莖中割痛　石淋以五淋湯煎送髮灰滑石石首魚頭内砂研末膏淋萆方萆合萆薢分清飲氣淋加荊芥香附生麦芽芄合加升麻或用吐法勞淋合補中益氣湯血淋加牛膝金桃仁

小便不可因黄便謂之熱逢勞倦亦且黑夕屬虚病痢瀉不烦亦浴色隱隱者令小便黄鮮有赤淋赤痛熱等症耳細察之經曰中氣不足溲便爲之變義可見也且小汎者利知裡邪未清而痛必至氣分以津液由於氣化氣

病則小水不利也小水既利則氣化可知凡小便黃也又合脈症參之

入麝少許湯服

敗精淋加味腎外冷淋腎氣咽

已服金石之藥與老人陽痿思色以降其精敗而為淋用前方加萆薢石菖蒲兔絲子以導之　五淋之外有又有冷淋其症外候惡冷喜飲熱湯宜加味腎氣丸淡鹽湯下

點滴無名癃閉氣道調江河決

小便點滴不通與五淋之短縮不同　前方加化氣之藥兼用滋腎丸

上竅通上竅泄外竅開水源鑿

如滴水之器閉其上而倒之點滴不下也去其上閉而水自通宜服補中益氣湯再服以手探吐之　又法啟其外竅即以開其內竅麻黃力猛能通陽氣於至陰之地肺氣主皮毛配杏仁以下達州都導水必自高原之義也以前方加此二味甚效夏月不敢用麻黃以蘇葉杏仁防風等分水煎服虛人以人

須溫覆出汗

淋濁

參麻黃各一兩，水煎服，神效。　補曰：此症以清肺熱潤肺燥爲急。蓋人一身之氣全關於肺，肺清則氣行，肺濁則氣壅，壅甚則水道之閉。惟以麻黃、阿膠等治其源，氣行則壅自通，源清則流自暢矣。嘉言先生闡發最詳。

利分利多道便錯　愈利愈閉

濁又殊竅道別　淋出溺竅，濁出精竅　前飲投精愈涸　小愈利則腎益虛矣

腎套誅除理脾恪

治濁用腎家通套，何以有效？蓋脾主土，土病濕熱下注，則小水渾濁。濕勝於熱爲白濁，熱勝於濕爲赤濁。濕熱去則濁者清矣。

分清飲佐黃蘗心腎方隨補綴

萆薢分清飲加蒼朮、白朮，再加黃柏，苦以燥濕，寒以除熱也。　六味丸加北牡，腎藥也；四君加遠志，心藥也。心腎之藥與前飲間服。

若遺精另有說

遺精與濁又殊心腎為水火之藏法天施地生之道心神傷則火動不已腎水必受傷腎主精所受藏府輸至之精皆不得藏而時下矣故為遺精夢泄

有夢遺龍胆折無夢遺十全說

有夢而遺相火旺也宜安以龍胆泄肝湯送五倍子丸二錢立效張氏云肝熱則火淫于內魂不能守故多淫夢失精又云多是陰虛陽擾所作多主藥以陽氣妄動動時妙香散亦妙

無夢而遺氣虛不攝也十全大補湯加龍骨牡蠣蓮鬚五味子黃柏為丸常服

坎離交亦不切

時師謂交心腎不交用茯神遠志蓮子棗仁之屬皆不切之套方也

五淋湯 赤苓三錢 白芍二錢 山梔二錢 當歸一錢五 甘草一錢五 燈心十四寸引

萆薢分清飲 萆薢二錢 石菖蒲二錢 益智仁二錢 烏藥二錢 甘草梢一錢 或加茯苓鹽

淋濁

加味腎氣丸　熟地四兩　茯苓三兩乳拌　山藥炒　丹皮炒各　萸肉各兩　澤瀉各錢　川牛夕各錢

車前子酒炒　肉桂兩　熟附子五錢　蜜丸

滋腎丸　黃柏炒二兩各　知母炒兩各　肉桂錢　蜜丸桐子大

龍胆泄肝湯　胆草各炒　山梔各炒　黃芩各炒　生地各炒　柴胡　車前子

木通　澤瀉　當歸　甘草

五積子丸

妙香散　山藥二兩薑汁炒　人參　黃芪　遠志炒　茯苓　茯神兩　桔梗

甘草二錢　木香二錢五　麝香錢　辰砂二錢另研　共末每服二錢酒下

小便不通敷方　肉桂五分　砂仁五分　豬苓二錢　澤瀉二錢　茯苓錢五　金鈴子錢五

茴香三錢　木通五錢　牛夕二錢　木香五分　炮薑三片引

脹滿蠱脹

8

脹分病辨虛實

脹者脹於内也虛脹誤攻則壞實脹誤補則增

氣騰降七氣湯

脹如鼓為鼓脹氣不通利為氣脹血不通利為血脹但氣分心下堅大而病發於上血分血結胞門而病發於下氣血不通則水亦不通而尿少尿少則水積而為水脹濕熱相生則為熱脹

滿拒按七物袪脹閉痛三物鋤

腹滿拒按宜金匱厚朴七物湯桂枝小承氣合用兩解表裏之實邪也

腹滿而痛若大便實者宜金匱厚朴三物湯○此治實脹法也

若虛脹且躊躇中央健四旁如

喻嘉言云執中央以運四旁千古格言

參竺典大地輿

土木之氣忤則為復佛經以風輪主持大地余於此悟到治脹之源頭

張氏曰單脹腹脹脾胃病也察其病由中虛宜參芪姜朮之屬治脾胃若病由下虛則以命門氣母為主宜參地桂附山藥當歸之屬如氣有否塞難於先補宜少佐辛香如陳皮砂仁香附之屬丁香白蔻之屬如水道不利濕氣不行當助脾去濕佐以滲之如豬苓茯苓澤瀉之屬

單腹脹 四肢不腫

實難除山風卦指南車局中高費居諸

周易山風蠱卦云剛上而柔下巽而蠱注卦變卦伴剛上柔下高上情高亢而不下接下情退縮而不上交兩情不通之卦德下巽上止在下巡畏縮而無敢為之心在上因循而無有為之志虛事日以隳也此氣以蠱名之由醫以參透此理之知蠱痛之由矣

七氣湯 半夏 姜汁炒 五錢 厚朴 姜汁炒 三錢 茯苓 四錢 紫蘇 二錢

厚朴七物湯 桂枝 生姜 甘草 大棗 大黃 厚朴 姜製 枳實 麩炒

厚朴三物湯 川朴 八兩 大黃 四兩 枳實 五枚 先以水煮二味取納大黃

經曰鼓脹治以雞矢醴一劑知二劑已

8

水腫

水腫病有陰陽

水腫

皮膚腫大初起目下有形如臥蠶漸及一身按之即起者水腫按之窅然不起
為氣腫景岳以即起為氣不起為水究之氣行即水行水滯氣亦滯可以
分而不必分須以陰水陽水為別

便清利陰水秘便短澀陽水傷

小便自利口不渴屬寒為陰水小便短澀口渴屬熱為陽水

五皮飲元化方陽水盛加通防陰水盛加桂姜

五皮飲以皮治皮不傷中氣方出中藏經陽水加木通防己赤小豆之類陰
水加乾姜桂附之屬

知實脹葶枳商知虛脹參朮良

真知為虛兩可之見壯年腫病驟起脈實者加葶藶子只十之屬老弱病
久腫漸卻脈虛者加人參白朮之類

兼喘促真武湯

腫甚小便不利氣喘大脉虛者宜真武湯煖土行水間用桂苓术甘湯化太陽ゝ氣宗服十餘劑繼用導水茯苓湯即愈今人只知加味腎氣丸而不知補助陰氣反重水邪不可輕服

從俗好別低昂

以上諸法從俗好也亦不踰先民ゝ矩矱故亦可救人

五水辨金匱詳

病有從外感而成者名風水病從外感而成其邪已滲入於皮不在表而在裏者名皮水病有不同於風由三陰結而成水者名正水病有陰邪多而沉於下者名石水病有因風因水傷心鬱熱名黃汗金匱最詳熟之

自得其方

補天和十二方

越婢湯防己茯苓湯越婢加白术湯甘草麻黃ゝ附子湯杏仁湯蒲

芪湯 蓍芍桂酒湯 桂枝加黃芪湯 桂薑棗麻辛附湯 附方臺防己黃芪

湯

肩此道勿支漓 男忌從身下腫上 女忌從身上腫下

正水金匱未出方然提綱云脈沈遲外症自喘真武湯小青龍湯皆正治

之的方越婢加附子湯麻黃附子湯亦變症之備方桂甘麻黃附子湯加生

桑皮五錢 黑豆一兩 為寓極之巧方此正水換治法也

又 五皮飲

大腹皮二錢 酒洗 桑白皮二錢 生用 茯苓皮四錢 陳皮二錢 生薑皮一錢 水煎服

此治水腫通用之方上腫宜發汗加紫蘇葉 荊芥各二錢 防風一錢 杏仁一錢五分

下腫宜利小便加防己二錢 木通 赤小豆各一錢五分 喘而腹脹加生萊菔子 杏仁各二錢 小便

不利而陽水加赤小豆 防己 地膚子 小便自利而陰水加白朮三錢 蒼朮 川椒各一錢五分

熱加海蛤三錢 知母一錢五分 寒加附子 乾薑各一錢五分 肉桂一錢 嘔逆加半夏 生薑各一錢五分 腹痛加

白芍 桂枝一錢 吳茱萸一錢 一方去桑皮 陳皮 加五加皮 地骨皮

水腫

消脹湯 白朮三錢

茯苓一兩 麥冬五錢

雞內金五錢 山藥一兩

芡實各五錢 蘇子一錢

泄者雞蹠丸 治一切水

腫加之通

泄者 柳杏仁 苦杏

陳胎 杏仁 紫蘇

車前 各半兩

腫證、防己丸七五，蜜丸桐子大，人參湯下五六十丸

真武湯　附子炮　白术炒　茯苓　白芍炒　生姜

導水茯苓湯　赤苓　麦冬　澤瀉　於白术各三　桑白皮　紫蘇　檳榔　宣瓜各五

腹皮　陳皮　砂仁　廣木香各八　燈心引水煎

越婢湯　麻黄　石羔　生姜　甘草　大棗　惡水加附子　加白术名越婢加术湯

防己茯苓湯　防己　黄芪　桂枝　茯苓　甘草

甘草麻黄湯　甘草　麻黄　加附子名麻黄附子湯　去附子加杏仁名杏仁湯

蒲灰散　蒲灰　滑石　杵為散，飲服方寸匕，日三服

黄芪芍藥桂枝苦酒湯　黄芪五兩　白芍三兩　桂枝三兩　用苦酒一升，水七升相和煮，

取三升，溫服一升

桂枝加黄芪湯　桂枝　白芍　甘草　生姜　大棗　黄芪

桂枝去芍藥加麻黄附子細辛湯　桂枝　生姜　大棗　甘草　麻黄　附子

細辛　先煑麻黄去上沫，納諸藥煎服

枳朮湯　枳實一兩　白朮二兩　水煎服

防己黃芪湯　防己一兩　黃芪一兩　白朮七錢五分　炙草五錢　薑棗引水煎

濬川湯　牽牛一兩　大黃五錢　[illegible]五錢　郁李仁　[illegible]二錢　水煎服

8

諸瀉

濕家勝五瀉成胃苓散厥功宏

胃苓散煖胃平胃利水為治瀉之要方

濕而熱芩連程濕而冷萸附行

熱者胃苓加黃芩黃連熱甚去桂枝加乾葛　挾冷胃苓加吳萸附子之類

腹痛加木香

濕挾積麯查匹

食積加山查神麯傷酒積加葛根○按傷食而泄兼噯氣如敗卵治中湯加香砂枳朮查芽再煨所傷之物存性為末調服傷酒須葛花解酲

湯

虛兼溫參附靈

胃虛加人參附子之屬

脾腎瀉近天明四神服勿紛更

五鼓以後瀉為腎虛也瀉有定時者土主信脾虛也故脾腎瀉難治四神丸

加白术人參乾姜附子茯苓粟壳之屬為丸久服方效

恒法外内經精

照上法治而不愈者宜求之内經

腸藏說得其情瀉心類特丁寧

腸熱藏寒腸寒藏熱内經精義張石頑獨得其旨　諸瀉心湯石頑俱

借來治瀉與内經之旨頗合詳錄醫學從衆錄　金匱特一方有瀉心之意

上可消痞下有可止瀉腸熱胃寒能分走而各盡其長即傷寒厥陰條之

8

烏梅丸也七数

胃苓散 猪苓 茯苓 桌 澤瀉 肉桂 蒼朮 陳皮 厚朴 甘草

治中湯 桌 人参 乾姜 炙草 青皮 陳皮

葛花解酲湯 葛花 豆蔻 砂仁 木香 青皮 陳皮 人参 桌

茯苓 神曲 乾姜 猪苓 澤瀉

四神丸 破故紙四両酒浸一宿炒 五味炒三両 肉豆蔻麵裹煨二両 吳萸湯泡炒一両 用大枣百枚

生姜八両切片同煮枣爛去姜取肉為丸每服二七臨卧塩湯下

烏梅丸 烏梅三百枚 细辛 桂枝 人参 炮附子 黄柏各六両 黄連十六両 乾姜十両

當归四両 川椒四両去目

飧水泄 川連少許包去核烏梅肉燒存性為末河瓶湯沖服

五苓散 猪苓 澤瀉 茯苓 肉桂 桌 熱飲多飲暖水汗出愈

瀉

張氏曰三焦痛症因之此而同熱者多之寒則凝滞之則氣逆氣逆則痛脹而熱則流通於痛故多脹熱者有所辨如經云之膈中痛而痺熱互隔則堅執不得出開而不通如此燥結熱閉數之作痛

8

心胃痛

心胃痛有九種

真心痛不治今之心疼皆心胞絡及心腕胃脘疼也共九種宜細辨之

辨虛實明輕重

虛者喜按得食則止脉無力實者拒按得食愈痛脉有力二症各有輕重　又當辨有形無形之痛在氣分者但脹或止而痛無常處氣聚則痛覺形象散則平而無迹此無形之痛也治宜順氣

痛不通氣血壅通不痛調和奉

痛則不通氣血壅滞也通之之法各有不同調和以和血調血以和氣通也上逆者使下行中結者使旁達亦通也虛者助之使通寒者温之使通無非通之之法若只以下泄為通則謬矣

一蟲痛烏梅丸圓

蟲痛時痛時止唇舌上有白花點得食愈甚蟲為厥陰風木之化宜烏梅

九

二疰痛蘇合研

入山林古廟及見帝非常之物脈乍大乍小兩手如出兩人宜蘇合丸研灌

三氣痛香蘇參

因大怒及七情之氣作痛宜香蘇飲加元胡二錢七氣湯之類又方用百合

兩烏藥三錢水煎服

四血痛失笑先

瘀血作痛之如刀割並有瘀積塊脈濇大便黑宜桃仁承氣湯失笑散

五悸痛妙香詮

悸痛即虛痛之有作止喜按得食稍止脈虛弱宜妙香散或理中湯加肉

桂木香主之

六食痛平胃煎

胃痛

食積而痛噯腐吞酸有一條扛起者平胃散加山查麦芽傷症加萊菔根二三

砂仁之類新傷吐之久傷下之為正法

七飲痛二陳湯

停飲作痛時吐清水或脇下有水聲宜二陳湯加白朮澤瀉甚或十棗湯之類

八冷痛理中湯

冷痛身涼脈細口中和宜理中湯加桂附甚嘔吳茱萸湯主之

九熱痛金鈴散

熱痛身熱脈數口中熱宜金鈴子元胡各二錢研末黃酒調下二三錢名金鈴子散

如熱甚加黃連梔子之類入生姜汁治之

腹中痛照諸篇

臍下屬太陰中臍屬少陰臍下屬厥陰兩脇屬少陽厥陰之交界宜分治

之說其大意與上相同

抑氣散 陳皮 木香
藿香 白芍 香附
枳殼 澤瀉 烏藥
川朴 食滯加山查
麥芽 宿滯加乾薑
吳萸 肉桂 氣逆之
延胡 白芍之沉香 青
皮 梹榔 嘔加半夏
下丁香 痛在小腹加
小茴香
又方 良薑 厚朴 粟殼二錢
泉二二 蒼朮仁 白芍二錢
當歸三錢 遠志 肉桂 陳皮
白朮 木香 甘草 炙草二錢
砂仁 香附 藁本
陳皮 引

金匱法可回天諸方論要拳拳

金匱云中腹疰痛而下利者虛也吐瀉而痛太陰症也宜理中湯雷鳴切痛嘔吐者寒氣也宜附子粳米湯此以下利而知其虛也腹疰痛而大便閉者實也閉痛而不發熱故宜厚朴三物湯專攻其裏閉痛發熱故宜厚朴七物湯兼通表裏閉痛發熱痛連脇下脈緊弦者宜大黃附子湯溫下並行此以便閉而知其實也若繞臍痛名寒疝烏頭煎之峻不敢遽用而當歸生薑羊肉湯甚妙

又胸痺非偶然薤白酒妙轉旋

胸乃人身之太空宗氣積於此括蔞薤白白酒湯本加半夏或加枳殼桂枝之類皆轉旋之妙用也

虛寒者建中慎

胸中大空痛嘔不能飲食寒氣上衝而不可觸近宜大建中湯上中二焦為空

諸痛

即胸痺加以參姜啟上焦之陽加飴餹以建中氣而又加桂枝之下行降逆上

之氣復下焦之陽而補藥之主方

香蘇飲　香附炒二錢　紫蘇二錢　橘紅一錢　甘草七分　姜葱引

七氣湯　半夏姜汁炒三錢　川朴三錢姜汁炒　茯苓四錢　紫蘇二錢

桃仁承氣湯　桃仁　大黃　芒硝　桂枝　甘草

失笑散　蒲黃　五靈脂　等分為末醋調服　此方又一名加木通赤芍

又五七為各五錢入鹽少許名通灵散治九種心痛

平胃散　蒼术米泔水浸炒二錢　厚朴姜汁炒一錢　陳皮一錢　甘草五分　姜棗引

十棗湯　芫花熬　甘遂　大戟各一錢　三味搗篩以棗大棗十枚煮汁內藥末

量人强弱服之不下再服利後食粥自養

吳茱萸湯　吳萸　人參　大棗　生姜

附子粳米湯　附子　半夏　甘草　大棗　粳米

大黃附子湯　大黃　附子　細辛

烏頭煎　烏頭大者五枚熬去皮不㕮咀　以水三升煮取一升去滓內蜜二升煎令水氣盡
取二升強人服七合弱人服五合不可一日再服

當歸生姜羊肉湯　當歸三兩　生姜五兩　羊肉一斤　水煮湯服　寒多者加生姜
痛多而嘔者加陳皮白朮

栝蔞薤白白酒湯　栝蔞實　薤白　白酒　同煮湯服

大建中湯　蜀椒二合去汗　乾姜四兩　人參二兩　水煮去滓內膠飴微火煎湯
服

厚朴七物湯　桂枝　生姜　甘草　大棗　大黃　厚朴姜製　枳實炒

行滯方　檳榔　靑皮
草果　砂仁　莪朮
靑皮　香附　三稜
檳榔　木香
又方　黑丑　之丸
黑丑　牛膝　三稜
沉香　干姜
蒼朮　檳榔　茴香
陳皮　蘇

8
痰飲

腎虛不能制水水泛為痰是無火之痰清而稀陰虛火動火結為痰是
有火之痰稠而濁痰症初起頭痛發熱類外感表症久則朝咳夜重又

痰

類陰火內傷者注脫下疼痛又類風症但肌色如故脈滑不同而異耳

痰飲源水氣作

水氣上逆得陽煎熬則稠而爲痰得陰凝聚則稀而爲飲然水歸於腎而

受制於脾治者必以脾腎爲主

燥濕分治痰畧

燥痰宜潤肺濕痰宜燥脾握要之法也宜參之虛勞咳嗽等篇本老痰

宜王節齋化痰丸實痰怪症宜滾痰丸之類

四飲由名宜斟酌

其人素盛今瘦水走腸間瀝瀝有聲爲痰飲即今之久咳痰喘是也飲後水

流在脇下咳唾引痛爲懸飲即今之停飲脇痛症也飲水流行歸於四肢當汗

出而不汗身體疼重爲溢飲即今之風水水腫症也咳逆倚息氣短不得臥其

形如腫爲支飲即今之停飲喘滿不得臥症也又支飲偏而不中正也

參五藏細量度

四飲狀殊異飲邪之病凡五藏有偏虛之處而飲留之言藏不及府者府屬陽也府則行矣金匱曰水在心心下堅築短氣惡水不欲飲水在肺吐涎沫欲飲水水在脾少氣身重水在肝脇下支滿嚏而痛水在腎心下悸

補和攻視強弱十六方各斷斷

宜補宜和宜攻視乎病情並視其人之強弱　十六方如苓桂朮甘湯腎氣丸甘遂半夏湯十棗湯大小青龍湯木防己湯木防己加茯苓芒硝湯澤瀉湯厚朴大黃湯葶藶大棗瀉肺湯小半夏湯己椒藶黃丸小半夏加茯苓湯五苓散附外臺茯苓飲

溫藥和博反約

金匱之痰病者當以溫藥和之此金針之度也其痰水病也水歸於腎而受利

於脾以水由地中行由濕而化其氣不可也以水不流溢如用健脾藥補其脾之方

也如苓桂朮甘湯腎氣丸小半夏湯五苓散之類皆健脾藥也即如十棗湯之十

棗大棗甘遂半夏湯之半升白蜜木防己湯之參桂甘草麻黄湯之大棗之當

調和之意至於後人之法祇一時權宜以後不難調和也

陰霾除陽光灼

飲子陰邪使離照當空摩陰方如退散余每用參蒼朮附加姜汁取

效

滋潤流時醫錯

方中若雜以地黄麥冬五味等和其陰則陰霾冲逆難收矣此腎氣

丸之宜慎用

真武湯水歸壑白散加竅親秘鑰

真武湯中以茯苓之淡以導之白朮之燥以制之生姜之辛以行之白芍之苦以

泄之渴附子本經之藥飲之歸大腸也　三因白散之妙嘉言解之甚詳見醫門法律中風門

化痰丸　香附童便製五錢　橘紅二兩　蔞仁去油一兩　黃芩炒一兩　天冬一兩　海粉一兩　青黛三錢　芒硝另研三錢　桔梗五錢　連翹五錢　爲末鍊蜜入生薑汁少許爲丸　水送二錢　此方治熱痰

滾痰丸　青礞石一兩　沉香五錢　酒軍八兩　黃芩八兩　將礞石打碎用火硝一兩同入礶內鹽泥封固曬乾火煅石色如金爲度研末和水爲丸　量人虛實服之　薑湯下

甘遂半夏湯　甘遂　半夏　白芍　炙草　水煮去渣入蜜少許再微火煎服

十棗湯　芫花　甘遂　大戟各等分　將三味爲末　先以水煮大棗十枚去渣內藥末量人虛實服之　快利後糜粥自養

木防己湯　木防己　石膏　桂枝　人參　水煎服

木防己加茯苓芒硝湯　防己　桂枝　人參　茯苓　芒硝　水煮四味去滓内芒

硝再微煎

澤瀉湯　澤瀉五兩　白朮二兩　水煎温服　支飲在心中，故而迫近于心，飲邪上乘

清陽之位，則爲眩冒。冒者昏冒而神不清，如有物冒蔽之也。眩者目眩轉而乍見眩

黑也。宜澤瀉泄水氣，白朮補土氣以勝水也

厚朴大黃湯　川朴　大黃　枳實　水煎服

葶藶大棗瀉肺湯　葶藶　大棗　水煎

小半夏湯　半夏　生姜　水煎　加茯苓爲半夏加茯苓湯

己椒藶黃圓　防己　椒目　葶藶　大黃　爲末蜜丸桐子大

五苓散　澤瀉　豬苓　茯苓　白朮　肉桂

外臺茯苓飲　茯苓三兩　人參三兩　白朮三兩　枳實二兩　陳皮二兩五　生姜四兩

三因白散　滑石五兩　半夏三兩　附子二兩　共末　生姜三兩　蜜三兩　每付五錢　以中半盞　七分

經曰熱勝則動義
熱者汗出也凡寒熱
大作不論先後乃
太陽陽明合病寒
熱作則必戰又曰
汗出不愈知內熱
也

8

瘧

瘧之病屬少陽寒與熱若迴翔

少陽之半表裏半裏邪居其界入與陰爭則寒出與陽爭則熱爭則病作息

則病止止則其邪仍據少陽經　凡治瘧無汗要有汗散邪為主帶補有汗

要無汗扶正為主帶散

一日發原無僞三日作勢猖狂

邪淺則日一作邪深則二日一作至三日一作名三陰瘧流連难愈

治之法小柴方

以小柴胡湯為主初起俗忌人參姑從俗去之加青皮一錢

熱偏盛加清涼寒偏盛加桂薑

熱盛者小柴胡湯加知母花粉石羔川連之屬酌用　寒盛小柴胡湯加乾姜

桂枝亡者加桂附

邪氣盛去參良常山入力倍強

身熱小柴胡湯去人參加桂枝二錢服後食熱粥溫覆取微汗　小柴胡湯加常山三錢俗謂邪未淨不可用常山截之不知常山非截邪之品乃驅邪外出者也仲師用其苗曰蜀漆

大虛者獨參湯

虛人久瘧以人參一兩生姜五錢水煎五更服極效貧者以白朮一兩代之熱多者以當歸代之

單寒牝理中匡單熱癉白虎詳

單寒不熱名牝瘧宜附子理中湯加柴胡　單熱不寒名癉瘧或熱多寒少名熱瘧俱宜白虎加桂枝　時人以六味湯加柴胡白芍藥治之

法外法辨微茫消陰翳制陽光太僕語慎勿忘

以上皆前醫之成法王太僕消陰制陽等語千古不刊之論趙養葵遵之

瞿氏曰痢有寒熱
大痢無不鮮紅膿
血無熱不成寒實
飲冷傷胃無熱而
赤白肛門必熱者而
傷寒痢無不紅而
赤紫暗而滯結而
清白膿無細滯而
寒食傷滯而實口
無不陽於陽之無
赤熱大便不渴不
赤白赤之不熱不
沉方辨

張氏曰調氣之
法以熱藥溫之
寒以寒之 虛者補

用八味丸益火之原，六味丸壯水之主，久瘧多以此法收功

經驗方 鼈甲二錢 川貝母二錢 山查四分 檳榔四分 青蒿四分 甘草八分 先煎

一中滾至半中，露一宿，空心服，服一中，臨發再服，渣煎半中

8

痢

濕熱傷赤白痢

王損菴云：痢專主濕熱，其症裏急後重，腹痛欲便不便，膿血穢汚，或赤或白，赤白相半　腹痛後重氣血滯也

熱勝濕赤痢，濕勝熱白痢

胃為多氣多血之海，熱，陽邪也，熱勝於濕則傷胃之血分而為赤痢；濕，陰邪也，濕勝於熱則傷胃之氣分而為白痢；赤白相半為氣血兩傷

調行氣須切記

行血則便膿自愈，調氣則後重自除，此治初痢之秘訣，須切記之

補之氣陷者舉之使氣和乃可調氣行血之法之施者但以木香檳榔以消其滯行血數氣之滯調之調和之理息後重症去痛腸之最速之行之義此中焦之氣即且氣既下陷而復行之數之氣多更陷矣

芍藥湯熱感餌平胃加寒湿試

芍藥湯調氣行血當為初痢之總方究竟宜於熱症　寒湿當痢初起者以平胃散加乾姜厚朴木香治之久而不愈兼以下香連丸

熱不休死不治痢門加皆所忌

痢發熱不休者難治　痢症初起即發熱非肌表有邪即經絡不和溫散而調衛營外邪一解痢亦可解若概以為熱開手即用痢門套方變起症以至不救

桂葛投鼓邪出外疏通內暢遂

時醫有發汗之戒以為外症而無汗也若頭痛發熱惡寒者汗宜用桂枝湯之汗宜用葛根湯鼓邪外出再治其痢　後解以發汗之故張氏之言歸四逆湯治痢之效若發熱而嘔者小柴胡湯葛根川連黃芩甘草湯口渴下重者白頭翁湯其效如神

嘉言書稍得閲寓意艸補金匱

喻氏醫門法律議論長達寓意中如麻黄附子細辛湯及人參敗毒散等

案録補金匱所未及

芍藥湯　白芍一兩　歸尾　黄芩　黄連各五錢　大黄三錢　木香　檳榔　甘草各二錢

桂二分　研煎服

又方白芍八錢　當歸三錢　檳榔三錢　呉萸二錢　青紅七　木香一錢　呉萸一錢　地榆七　甘草一錢

紅花六分　川連六分半炒　蘇六分

平胃散　蒼术二錢　陳皮　厚朴姜炒　橘紅　甘草

香連丸　黄連十兩呉茱萸炒去呉萸　木香四兩八錢不見火　共末醋糊丸米飲下

葛根湯　葛根四錢　麻黄三錢　桂枝　白芍　甘草各二錢　姜棗引水煎

當歸四逆湯　當歸　桂枝　白芍　細辛各三錢　甘草　木通各二錢　棗引

葛根黄連黄芩甘草湯

白頭翁湯　白頭翁二錢　秦皮　川連　黄柏各三錢　水煎

麻黄附子細辛湯　麻黄　細辛各二錢　炮附子一枚　先煮麻黄去沫再納諸藥煎

8

又方 吳萸 川連 炒查 檳榔 木香 當归 白芍 紅花 桃仁
楂核 茴根

疝

疝任病歸厥陰

任脉為病外結七疝女子帶下瘕聚丹溪專治厥陰者以肝主筋又主痛也

寒筋水氣血尋狐出入癩頹麻

寒疝筋疝水疝氣疝血疝 狐疝臥則入腹立則出腹癩疝大如升斗頑麻

不痛

專治氣景岳箴

景岳云疝而曰氣者病在氣也寒有寒氣熱有熱氣濕有濕氣逆有逆

氣俱宜兼用氣藥

五苓散加減斟茴香料著醫林

别錄以五苓散加川楝子一錢 木通一錢 橘核一 木香一 通治諸疝 三層茴

香丸治久疝五卅年大如栲栳亦可消散

痛不已須洗淋

陰腫核中痛千金翼方洗之如神

五苓散 猪苓 茯苓 白朮 澤瀉 肉桂

三層茴香丸

洗疝方 雄黃末一兩 礬石二兩 甘草七錢 水煎洗

癲狂癇

癲多喜笑尚知畏懼屬不足狂多忿怒人不能制屬有餘此症多因驚憂痰血塞心竅說故喜屬心怒屬肝二經皆火有餘之地

重陽狂重陰癲靜陰象動陽宣

癲者笑哭無時言語無序其人常靜狂者詈罵不避親疏其人常動

癲癇

狂多實痰宜蠲癲宜發石補天
蠲除頑痰滚痰丸加烏梅辰砂治之生鐵落飲為歸承氣湯之妙　礞石丸
是鐵石補天法兼用溫膽湯
忽搐搦癇病然五畜狀吐痰涎
手足抽掣猝倒無知忽作忽止病來間斷故曰癇　肺如犬吠肝如羊嘶心如
馬鳴脾如牛吼腎如猪叫並發口角流涎
有生病歷歲年
由母腹中受驚積久失調一觸而發病起於有生之初内經指是用溫膽湯柯
韵伯用磁石丸
火氣亢蘆薈平痰積癇丹礬寧
火氣亢必用大苦大寒之劑以降之宜用當歸龍薈丸　丹礬丸能寧入
心包絡導其痰涎從大便出

三症本厥陰經

已上諸證時醫習用而效者未知其本在厥陰也厥陰屬風木與少陽相火
同居厥陰之氣逆則諸氣皆逆逆則火發發則風生生則挾木勢以害土
病則聚液而成痰痰成則歸併於心而已上諸症也

醫用變標本還所主伏所因先收散至逆從連

其本隨其體勢　伏其所主先其所因　或收或散或逆或從隨所利而
行之

和中氣妙轉旋見到此治立痊

調其中氣使之和平○自伏所主至此調中氣是要旨也蓋治肝不應當
取陽明制其侮也

生鐵度飲　鐵度一壺　石膏五　龍骨　雲苓　防風七分　玄參七分
秦艽五分　先將鐵度一壺用水六中煎三中以此水煎諸藥服之

癲病

當歸承氣湯 歸尾一兩 大黄各伍 芒硝 甘草 川朴各五分 柴胡三分

磁石丸 磁石二兩 硃砂一兩 神曲三兩 共末蜜丸此方甚妙

溫胆湯 橘紅 半夏薑製 茯苓 蘇 只实炒 竹茹 薑棗引

當歸龍薈丸 當歸 龍胆草各酒浸 炒梔 炒川連 炒黄柏 炒黄芩各一兩

酒軍 青黛水飛 蘆薈各五錢 廣木香二錢 麝香五分 蜜丸薑湯下

丹礬丸 黄丹一兩 白礬二兩 二味入銀罐内煅紅為末入腊茶一兩再用不灰

以猪心血加蜜為丸硃砂為衣桐子大每服卅丸茶水下久服其涎自小便出

半月後更以安神藥調之 此方治五癇

血症

補曰凡咳血之脈右堅者治在氣分係震動胃絡致此宜薄味調養胃陰如生扁豆茯神北沙參苡仁之屬左堅者乃肝腎陰傷所致宜地黃阿膠枸杞五味之屬脈弦脇痛者宜蘇子桃仁降香鬱金之屬成盆盈碗者葛可久花蕊石散仲景大黃黃連瀉心湯一症而條分縷晰從此再加分別則臨症有據矣

血之道化中焦

中焦受氣取汁變化而赤是血和五藏灑六府乃始入於脈也生於脾總統於心藏於肝宣布於肺施泄於腎灌溉一身出入升降濡潤宣通靡不由此

本衝任中溉澆溫肌膚外道遍

血之流溢半隨衝任而行於經絡　血之流溢半散於脈而外充肌膚皮毛

六淫遍經道擾宜表散麻多條

六淫者風寒暑濕燥火也經常也邪亂也言血者常行之路也外邪傷之則擾動也外表傷宜表散東垣治一人內蘊虛熱外感大寒而吐血法仲景麻黃湯加補劑名麻黃人參芍藥湯

七情病溢如潮

七情者即五志醫書謂五藏各有火五志激之則火動火動則血隨火溢然五志受傷既久則火因虛火宜以溫補之法治之

引導法炒姜調溫攝法理中超

甘草乾姜湯專加五味子二錢火盛者再加乾桑皮二錢小麥一撮時醫有曰歸脾湯有引血歸脾之說謂歸脾即是歸經試問脾之大絡究竟能經許多之血乎

理中湯加木香當歸煎服凡吐血服涼藥及滋潤益甚此外有寒冷之氣此是陽虛陰走也必用此方血得暖則循行經絡矣

涼瀉法令瘀消

大勢盛脈洪有力宜涼之劑固不可廢但今人於血症每用藕節黒梔白
芨舊墨之屬止濇之故留瘀不散以為咳嗽虛勞之基金匱瀉心湯大黄
倍於芩連而宜以行瘀法柏葉湯治吐血不止而係以行瘀法二方一溫
一寒相對

赤豆散下血標

糞前下血為近血金匱用當歸赤小豆散

若黄土實麨之一切血此方饒

糞後下血金匱用黄土湯然此方不將治糞後下血也凡吐血衄血大便血不
修血婦人崩血及血病久不止可統治之此方燥中宮土藏又以宜熱之品互
佐之皆之合法也　五藏有血六府無血觀剖殺數腹心下夾脊包絡中多
血肝内肉多血心脾肺腎中各有血六府無血近時以吐血多此謂吐胃血皆
耳食昔醫之誤凡吐五藏血必死若吐血衄血下血皆經絡散行之血也

血症

麻黄人參芍藥湯　桂枝五下　麻黄　黄芪　炙甘草各一　白芍一　人參　麥冬各三
五味子五粒　當歸五下　水煎服

甘草乾薑湯　炮薑　炙甘草

瀉心湯　大黄二兩　黄連　黄芩各一　水煎服

柏葉湯　柏葉　乾薑各三兩　艾三把　水三升白馬通（白馬尿）一升煎服

赤小豆當歸散　赤小豆（浸令芽出曬乾）　當歸　杵為末漿水服

黄土湯　灶心土　伏　生地　黄芩　甘草　阿膠　朮　附子炮三　水煎服

按凡止血標藥可隨宜作引血歸原用三七同煎理血症（法添）　梔子　茜草　側柏葉治上

血　槐花　生地　地榆　烏梅　侵路　治血崩

人參養榮湯　人參　朮　茯苓　甘草　黄芪　陳皮　當歸　熟地
白芍　桂心　遠志　五味子　薑棗引

8

隔食

凡人嗜酒食辛燥暴怒，積久而成痰熱，故胃脘有死血，血燥則肝氣躁，躁搏鼓枯槁，痰血阻隔，故食下作痛，翻胃而吐出也。痰血不去，新血不生，故腸枯而便秘。方書名膈者，以病在膈上也；又名隔者，以食物不下而阻隔也。

經曰三陽結謂之膈。子和曰三陽者大小腸與膀胱也，結謂熱結。張氏曰三陽謂太陽，手太陽小腸，足太陽膀胱也。小腸屬火，膀胱屬水，火不化則陽氣不化而結，導失職水不化則陰氣不行而清濁不分，此所致結之由也。

隔食病津液乾胃脘閉穀食難

津液乾爲隔食病源，又有寒痰瘀血積食壅塞胃口，或補或消或潤，隨宜施治。胃脘乾枯，閉小水飲可行，食物難下。

時賢治左歸餐

趙養葵用大劑六味湯主之，高鼓峯倣趙氏之法，以六味加生地當歸主之，楊乘六用左歸飲去茯苓加當歸生地，以左歸飲中有甘草引入陽明，開展胃陰，去茯苓者恐其旁流入坎，不如專顧陽明而速效也。

胃陰展賁門寬

如膏如脂疊積胃底即胃陰也久隔之人胃陰亡矣能使胃陰充拓直上之賁
門寬展則食物入直下々幽門闌門滋潤則二便通而隔症愈矣

啟膈飲理一般推至理衝脈平

啟膈飲之和胃養陰之意但此泄肺氣々鬱彼救腎水々枯一陰一陽宜分
別用々　張石頑云膈咽之間交通之氣不得降者皆衝脈上行逆氣所
作也

大半夏加蜜安金匱秘子細看

衝脈不治取之陽明仲景以半夏降衝脈之逆以白蜜潤陽明之燥加人參以
生既亡之津液用甘瀾水以降上逆之水液主之經方惟仲景知之　金匱
以之用半夏反世以為燥真毀之之說也

若反胃實可勤朝暮吐分別看

食入良久反出名為反胃或朝食暮吐或暮食朝吐與膈食宜分別治之

右大化爲虛寒吳茱萸飲獨附丸

食不得入是有火也食入反出是無火也此症胃中焦下焦火衰無將

吳茱萸飲妙在吳茱萸鎮厥陰逆氣配入甘温令震坤合德土木不害○生附

子以石灰湯洗過浸去鹽日換湯三次二日外去皮放地上四面以磚圍外以炭

火燒一時取附子盡裂乘熱投於姜汁又如前裂之大抵附子一斤配姜汁

一斤以乾爲度研末蜜丸粟米稀粥送下二錢

六君類俱神丹

六君子湯加姜附及附子理中湯之類

啓膈飲 川貝二錢 沙參三錢 丹參二錢 川鬱金五分 乾荷蒂三个 砂仁殼四分

杵頭糠五分 茯苓一錢 石菖蒲四分 此方治食入即吐水煎服

大半夏湯 半夏 人參 白蜜 水煎服

吳茱萸湯 吳茱萸三錢 人參二錢 生姜二錢 大棗二枚 水煎服

隔食

8

治渴噎諸藥 韭汁散瘀 竹瀝 薑汁消痰 童便降火 人乳 牛乳潤燥補血
蘆根汁止嘔 茅根汁涼血 甘蔗汁和胃 荸薺消食 驢尿殺蟲 或加燒酒
米醋 白蜜和諸汁頓服之妙

張氏曰：治噎膈當以脾胃為主。脾主運化，而其大絡布於胸膈；胃主津液，其氣化主乎二陰。故上焦膈責之脾，下焦結責之胃。治脾往往兼治胃，治胃往往潤燥，至奉之西，夫居地下，故為三陽之而後其氣可足。脾主之，然由下而升，祇行中。云外病噫由上病，故下宜辨病之虛實，通病之之也。

消渴

氣分渴者喜飲冷水，宜寒涼滲劑，清其熱也；血分渴者喜飲熱水，宜甘溫峻劑，滋其陰。上輕，中重，下危。上中甚則不傳下。腎消小便甜者重，脾氣下陷入腎，土克水也。

消渴症津液乾

口渴而止為上消，治以人參白虎湯；食入即飢為中消，治以調胃承氣湯；飲一

溲一小便如膏而下消治以腎氣丸其實治津液乾竭之病

七味飲一服安

消症無分上下但見大渴大燥用六味地黄丸料一斤肉桂一兩五味一兩水
煎六七碗恣意飲之睡熟而渴如失朱白虎承氣皆非治也

金匱法別三般

飲食而渴者重在二陽論治以手太陽主津液足太陽主血也飲一溲一者重
在少陰論治以腎氣虛不能收攝則水直下趨腎氣虛不能蒸動則水不上
濟也不能食而氣衝者重在厥陰論治之一身中惟肝火最橫燔灼無忌耗傷
津液而為消渴也金匱論治消渴開口即揭此旨補內經之未及不為無其
錯簡也

二陽病治多端

勞傷營衛漸鬱而為熱者炙甘草湯可用喻氏清燥湯即此湯變甘温而甘

消渴

寒之用也熱氣薰胸者人參白虎湯可用金匱麥門冬湯亦此湯變甘寒之
爲甘平之用也消穀大堅者麻仁丸加當歸甘草人參可用柳宗源之中又
攻其堅若堅則不能消水如以水投石水去而石自若也消症屬火內鬱之火
本是以消水所飲之水本是以濡渴是自胃中堅燥全不受水之浸潤轉
從火熱之勢急走膀胱故小便數愈數而愈堅愈堅而愈消矣

少陰病腎氣寒厥陰病烏梅丸

飲水多而小便少者名上消食穀多而大便堅者名食消亦名消中上中之消
屬熱惟下消飲一溲一中無火化可知而腎氣寒也故用腎氣丸
烏梅丸中甘辛苦酸並用甘以緩之所以遂肝之志也辛以散之所以悅肝之
神也苦以降之逆上之火順而下行矣酸以收之還其曲直作酸之本性則辛性而
行者無事矣故此丸爲厥陰之總劑治此症除此丸外諸不用苦藥恐
苦從火化也

變通妙燥熱餐

有脾不能為胃行其津液肺不能通調水道而為消渴者人但知以清潤為治而不知脾喜燥肺惡寒試觀泄瀉者必渴此因水精不能上輸而惟下泄故以燥脾之藥治之水液上升自不渴矣余每用理中湯丸倍白朮加栝

救神散

炙甘草湯 炙草四兩 桂枝三兩 人參 阿膠各二兩炒珠 生地斤 麥冬半斤

麻仁半斤 姜棗引

麥門冬湯 麥冬 半夏 人參 甘草 粳米 大棗

麻仁丸 大黃 厚朴 枳實 麻仁 杏仁 白芍 蜜丸

理中湯 白朮土炒二兩 人參 乾姜 炙草一兩 水煎服 自利腹痛者加木香 不痛利

多者加倍加朮湯者之倍白朮 倦臥沉重利不止加附子 腹滿者去甘草 嘔吐去朮

加半夏姜汁 臍下動氣去朮加桂 悸加茯苓 陰黃加茵陳 寒結胸加枳實

消渴

本方等分蜜丸名理中丸

8

中風

人之病首中風

風為百病之長中臟多滯九竅者唇緩失音耳聾目瞀鼻塞便難之症

中腑多著四肢中經口眼喎斜中血脈半身不遂

驟然得八方通

中風者驟然昏倒不省人事或痰湧掣搐偏枯等症八方者四方並四隅也

閉與脫大不同

風善行而數變者或以變者之因人之藏府虛熱而轉移焉者有鬱熱則風

為火熱火傷風或為風為熱風失本虛虛空則風以相逐空而微甚而風

而實風兼熱風多見閉症宜疏通而先之虛風多見脫症宜溫補而先之

開邪閉續命雄　回氣脫參附功

當歸補血湯
黃芪一兩　當歸三錢

小續命湯風症之雄師也依六經見症加減用之專主驅邪閉者宜開其表如小續命湯是也若開其裡如三化湯是也若開其壅滯之痰如稀涎散滌痰湯是也　脫者宜固參附湯固守腎氣朮附湯固守脾氣耆附湯固守衛氣歸附湯固守營氣先回其氣次治其風若三生飲一兩加人參一兩標本並治之法正虛邪盛必遵此法

顧其名思其義　若舍風非其治

謂之風明言八方之風也謂之中明言風自外入也後世穿鑿之說俱不可從且既曰風何可舍風而別治

火氣痰三子備　不為中名為類　合而言小家伎

劉河間本五志之極動火而卒中皆因熱甚故主於火大法用防風

通聖散之類。亦有引火歸原，如地黃飲子之類。李東垣以元氣不足而邪湊之，令人卒倒如風狀，故主氣虛，大法補中益氣湯加減。朱丹溪以東南氣溫多濕，有病風者非風也，由濕生痰，痰生熱，熱生風，故主乎濕，大法以二陳湯加蒼朮、白朮、竹瀝、薑汁之屬。○中者自外而入於內也，此三者既非外來之風，亦有似乎中時，類乎中風。○古人謂中風之共證也，三子謂中風之共因也。或曰火，曰氣，曰濕，挾風而作，何嘗有真中類中之分。

瘖喎斜昏仆地

瘖者不能言也。喎斜者口眼不正也。昏仆地者不省人事，猝倒於地也。○凡口開目合，或上視撒手遺尿，鼾睡汗出如油者不治。

急救先柔潤次填竅方宗金匱

柔潤熄風，治中風之秘法。喻氏加味六君子湯、資壽解語湯是也。如內經之邪害空竅，金匱中有侯氏黑散、風引湯，驅風之中兼填空竅，古

竅滿内則舊邪不去外則新風不入矣彼以内竅生風者安知竅空
而風自擄耶三化續命大秦艽等湯是也

小續命湯 防風一錢二分 桂枝 麻黄 杏仁炒研 川芎酒洗 白芍酒炒
人參 炙甘 酒芩 防己八分 附子四分 姜棗引水煎服

三化湯 川朴姜製 大黄 枳實炒 川羌 各等分

稀涎散 皂角四條去皮弦 白礬一兩 共末溫水調下

滌痰湯 半夏姜製 胆星一錢五分 橘紅 枳實 茯苓二錢 人參 菖蒲一錢
竹茹七分 甘草五分 姜引水煎

三生飲 生南星一兩 生川烏去皮 生附子去皮五錢 木香二錢 每服兩加人參一兩水煎

防風通聖散 防風 荊芥 連翹 麻黄 薄荷 川芎 當歸 白芍炒
白朮 炒梔 酒軍 芒硝 黄芩 石膏 桔梗一兩 甘草二兩 滑石三兩 生姜
葱白引

中風

地黄飲子 熟地 巴戟去心 山萸肉 肉蓯蓉酒浸 炮附子 官桂 川石斛
茯苓 石菖蒲 遠志 麦冬 五味子 各等分 蘇薄荷 生姜 大棗 引
加味六君子湯 六君子湯加麦冬三錢 姜棗引 以夜加竹瀝一小中服
資壽解語湯 防風 附子 天麻 棗仁五錢 羚羊角 肉桂八錢 川羌二錢
蘇子 竹瀝五錢 姜汁二茶匙 先以以前藥煎身入竹瀝姜汁服 喻嘉言治腎氣
不營方去本加枸杞首烏生地菊花天冬菖蒲之參
侯氏黑散 菊花四十分 防風 白朮十分 桂枝八錢 人參 茯苓 當歸 川芎
乾姜 桂枝 細辛 牡蠣 礬石三錢 為末溫酒調服
風引湯 大黄 乾姜 龍骨 桂枝 甘草 牡蠣 滑石 石膏 寒水石
赤石脂 白石脂 紫石英
愈風丹 羌活 當歸 熟地 生地 杜仲 天麻 萆薢研 牛膝 元參
獨活 肉桂 煉蜜丸

8

傷暑

傷暑病動靜商動而得熱爲殊六一散白虎湯

傷暑分動靜說本東垣 動如長途赤日身熱如焚面垢伸倦口渴

脈洪而弱 六一散治一切暑症白虎加人參者以大汗而止暑傷元氣也加

蒼朮者治身熱足冷以暑必挾濕也

靜而得由貪涼

安高廈浴涼室畏熱貪涼受陰暑之氣也

惡寒象熱逾常心煩辨切莫忘

惡寒與傷寒同而發熱倍盛 症同傷寒而以心煩別之且傷寒脈盛傷暑

脈虛

香薷飲有專長大順散從症方

香薷飲發汗利水爲暑症專劑 大順散治暑天畏熱貪涼成病非治暑

也此金時從疟之方

生脈散久服康東垣法防氣傷

生脈散為夏月久服之劑非治病方也　暑傷元氣藥宜從補東垣清暑益氣湯頗超

雜說趙道弗彰若精蘊祖南陽

以上諸家臆說重道反晦惟傷寒金匱要畧痓濕暍篇字字皆精義

太陽病旨在茲

仲師謂太陽中暍太陽二字大眼目也曰人俱認為熱邪故提出太陽二字喝醒之字字暑皆為外邪中於陽而陽氣盛則寒亦為熱中於陽而陽氣虛則暑亦為寒若於陰盛寒字暑皆為陰疟如醋暑支熱並寒字邪反多陰疟總之邪之中人隨人身之六氣陰陽虛實而旋轉變化非必傷寒之為陰中暑之為陽也

经脉辨標本歧

師云太陽中暍發热此病太陽而得標陽之氣也惡寒此病太陽而得本寒之氣也身重而疼痛此病太陽通體之經也脈弦细芤遲此病太陽通體之脈也小便已灑灑然毛聳手足逆冷者病太陽本寒之氣不得陽热之化也小有勞身即热口開前板齒燥此病太陽標陽之化不得陰液之滋也此太陽標本經脈皆病治当助其標本兼其經脈若妄施汗下温針則誤矣

垂大戒法可思方两出無煩詞法外法大神奇

師以汗下温針為戒言未立方而好学深思者可以悟其大法矣　二方謂白虎加人参湯一物瓜蒂湯　暑之中人隨人之陰陽虛實而旋轉變化如陽臟多火暑即寓于火之中為汗出而煩渴者白虎加人参湯為湿臟多湿暑即伏于湿之中而为身热疼重脈微弱師以夏月傷冷水水行皮中所致指暑為湿病治以一物瓜蒂湯令水去而湿無所依而暑亦解也

六一散　滑石六兩　甘草一兩　爲末

香薷飲　香薷一兩　川朴姜炒　白扁豆炒各五錢　黃連姜炒三錢　水煎冷服

大順散　乾姜　肉桂　杏仁炒　甘草　等分，先將甘草用白砂炒，次入姜杏炒過，共研，合桂爲末，每服二錢

生脈散　人參　麥冬　五味子　令人氣有生脈，脈者名爲脈絕之症，服之立清之，好真人命存之。退之一本作參麥散非是

清暑益氣湯　黃芪　人參　白朮炒　蒼朮炒　神曲炒　青皮麩炒

陳皮　炙草　麥冬　五味子

一物瓜蒂湯　瓜蒂廿个　水煎服

思按借用麻黄石甘湯治中暑頭痛汗出而喘口渴之外症，黃連阿膠雞子黃湯治心煩不得卧之内症，至竹梔子承氣等湯俱可取用。師云陽證與豬苓湯，又云病熱在裏用麻連，是湯育陰利濕，俱從小便出，此法外之法，神而明之，存乎其人

赤黃當之溫
腹尺寸大於兩關
傷寒兩關大於
寸尺

傷寒

三陽經有表裡々分太陽以熱在皮膚頭痛項强在經爲表麻黃湯桂枝湯九味羌活湯以上陽明毒熱入膀胱在腑爲裡五苓散陽明以熱在肌肉目痛不眠在經爲表葛根解肌湯以上陽明皆之爲熱傳入裡白虎加參湯若自汗狂譫熱已入胃爲全入裡調胃承氣湯少陽以胸脇々向爲半表半裡表多故小柴胡湯裡多熱壯故黃芩湯以上皆發熱太陽惡寒陽明自汗少陽多嘔皆三陽症也大抵陽症多內之凡寒暑濕卵生於太陽也陰症多得之飲食起居七情卵生於少陰也故曰傷寒內傷故十居八九

傷寒病極變遷六經法有特真傳

太陽主一身之表司寒々經故其經主表編中備發汗諸法陽明燥金其經主裡編中備攻裡諸法少陽相火其經居表裡之間諸法陽樞之編中備和解諸法太陰濕土純陰而主寒編中備溫補諸法少陰君火

標本寒熱之自所從陰樞也編中寒熱二法並主厥陰風木本中有火而
主熱編中備清火諸法合太陽之有裡症陽明之有表症太陰之有熱
症厥陰之有寒症而提綱之主此也

頭項痛太陽編

三陽俱主表而太陽爲表中之表該以頭痛項強發熱惡寒爲提綱有
汗宜桂枝無汗宜麻黄

胃家實陽明編

陽明爲表中之裡主裡實症宜三承氣湯該以胃家實爲提綱又鼻乾
目痛不眠爲經病若惡寒頭痛爲未離太陽審其有汗無汗用桂枝麻
黄法若無頭痛惡寒但見壯熱自汗口渴爲已離太陽宜白虎湯仲景提
綱不以此者凡解表諸法求之太陽攻裡諸法求之陽明立法之嚴也

眩苦嘔少陽編

少陽居太陽陽明之間，謂之陽樞。若寒熱往來於經外而胸脇滿煩，宜大小
柴胡湯。若裡熱互搏於中，嘔吐腹痛，宜黃連湯。痞滿嘔逆，宜半夏瀉心
湯。拒格食不入，宜乾薑黃連人參湯。若邪全入膽腑，下攻於脾而自利，上逆
於胃，利又兼嘔，宜黃芩加半夏生薑湯。證以口苦咽乾目眩為提綱

吐利痛太陰編

太陰濕土而純陰之藏，從寒化者多，從熱化者少，此經主寒症而言，宜理
中湯、四逆湯為主。第原本而云秌和於亂耳。證以腹中滿吐食自利不渴手
足自溫腹時痛為提綱

但欲寐少陰編

少陰居太陰厥陰之間，謂之陰樞，有寒有熱。證以脉微細但欲寐為提綱
寒用麻黃附子細辛湯、麻黃附子甘草湯及白通湯、通脉四逆湯；熱用
猪苓湯、黃連雞子黃湯（少陰之瀉心湯也）及大承氣湯諸法

黃連阿膠湯　黃連　黃芩　白芍　雞子黃　阿膠

傷寒

吐蚘湯厥陰編

厥陰〻之爲也陰盡陽生風且爲風木〻中有火主熱症而見證以消渴氣上撞心〻中痛熱飢而不欲食〻則吐蚘下〻利不止而烏梅丸主之自利下重欲飲水者白頭翁湯主之

長沙論數高醫存津液是真詮

存津液是全書宗旨善讀書者讀於無字處如桂枝湯甘温以解肌養液也麻黃湯直入皮毛不加姜之辛熱棗之甘壅從外治外不傷營氣之養液也承氣急下不使邪火灼陰養液也即麻黃附子細辛湯用附子以固少陰之根令津液內守不隨汗渙之養液也麻黃附子甘草湯以甘草易細辛緩麻黃於中焦取穀之液而爲汗而不傷陰更養液也推之理中五苓必啜粥飲小柴胡湯吳茱萸湯皆用人參何非養液之法乎

汗吐下温清懸虛則補方而圓

在表宜汗，胸膈宜吐，在裡宜下，寒者溫之，熱者清之，虛者補之，並為上法，方而

圓者一部傷寒論全是活法

規矩廢甚於今二陳尚九味尋香蘇外平胃臨

今人規矩只廢，以二陳湯為發汗平穩之劑，不知茯苓之滲，半夏之燥，皆能

留邪生熱，變成譫語不食等症。今又以九味羌活湯視麻桂二方稍安，

不知太陽病者須防侵入少陰，方中蒼地之苦寒，服之不汗，恐陷入少陰，

變成脈沈細但欲寐之症；服之得汗，恐其亡陽，亡陽之虛不能內固，

變成遂漏不止之病。彼善用此方者之知此方之害鮮矣。香蘇飲力量

太薄，不能驅邪，尤恐留邪之侍變多端。平胃散為燥濕消導之劑，仲

景原無燥藥發汗之法，且外邪未去，更無先內攻之理。

汗源涸耗真陰邪傳變病日深

陰者陽之家也，桂枝湯之白芍及啜粥，俱滋陰以救汗源；麻黃湯之用甘

傷寒

此乃不毁粥之保陰以救汗源景岳誤認其為要用歸地貽害不少 凡

逆症壞症逆經亡命之症皆誤治之故

目擊者實痛心醫之法腦後鍼

醫人而治千萬人不如醫醫可救千萬人也

若瘟疫治相併通聖散兩解求

四時不正之氣及方土異氣病人觸氣感而成病則為瘟疫其者從經絡入

從口鼻入之分而定証之以六經為據與傷寒同 仲師於太陽條獨揭出

發熱不惡寒而渴為溫病是遵內經之說也初時用麻杏甘石湯並經用白

虎加人參湯入裡用承氣湯及太陰之茵陳蒿湯少陰之黃連阿膠湯

猪苓湯厥陰之白頭翁湯皆其要藥究與瘟疫之病不同也瘟疫以新感乘

虛之氣而發初起者兼惡寒其邪從經絡入用人參敗毒散為匡正托邪

法初起者兼胸滿口吐黃涎其邪從口鼻入用藿香正氣散為辛香解穢

法惟防風通聖散面面周到而初起未解内實而方中之硝黃別有妙用
後學陷邪讀仲景書而死於句下未必不即是也

六法備汗而尤達源飲昧其由司命者勿逐流

汗吐下溫清補而備之之六法而惟以取汗而尤以瘟疫日汗則生不得汗則死
汗期以七日為準如七日無汗再候七日汗之又參於中吐之下之溫之清之補
之法所以求其汗也詳於時方妙用中　吳又可論病在膜原以達源飲為
首方實昧其病由也

當歸四逆湯　當歸　桂枝　白芍　通草　細辛　甘草　大棗　或加吳茱萸生薑

桂枝湯　桂枝　白芍三錢　炙甘草二錢　生薑三錢　大棗十二枚　水煎熱服又啜稀熱
粥以助藥力溫覆取微汗不可令如水淋漓汗出停後服不令更服

麻黃湯　麻黃去節三錢　桂枝二錢　杏仁七十枚　炙甘草一錢　先煮麻黃數沸去沫內諸
藥煎熱服溫覆取微汗中病即止不必盡劑無汗更服

黃連湯　黃連炒　乾薑炒　桂枝　甘草三錢　人參二錢　半夏半升　大棗十二枚

半下瀉心湯 半下半升 川連一叉 黄芩 人参 炙草 乾姜三叉 大棗十二枚

黄芩湯 黄芩三叉 白芍 甘草二叉 大棗十二枚 加半下半升 生姜三叉 名黄

芩加半下生姜湯加生地丹皮根茅根湯亦名黄芩芍藥湯加磨金墨治鼻衄

四逆湯 生附子一枚 乾姜一叉半 炙草二叉 水煎冷服

麻黄附子細辛湯 麻黄 細辛二叉 炮附子一枚 先煮麻黄去沫内諸藥煎

此方去細辛加甘草名麻黄附子甘草湯

白通湯 生附子一枚 乾姜一叉 葱四根

通脈四逆湯 生附子一枚 乾姜三叉 炙草二叉 亦冷服

猪苓湯 猪苓 茯苓 澤瀉 滑石 阿膠 各等分

白頭翁湯 白頭翁二叉 秦皮 川連 黄柏 各三叉

九味羌活湯 羌活 防風 蒼朮 細辛 川芎 白芷 生地 黄芩 甘草

生姜葱白引

傷寒

香蘇飲　香附炒　紫蘇二卜　陳皮去白　甘草七卜　姜蔥引

藿香正氣散　藿香　紫蘇　白芷　腹皮　茯苓　白朮炒　半夏　川朴姜炒

桔梗　甘草　姜棗引

麻黃升麻湯　當歸一兩　知母十八銖　黃芩十八銖　萎蕤十八銖
石羔六銖　白朮六銖　乾姜　白芍　天冬　桂枝　茯苓　甘草各六銖
升麻一兩　麻黃二兩　溫服出汗

防風通聖散　防風　荊芥　連翹　麻黃　薄荷　川芎　當歸

白芍炒　白朮炒　炒梔　川軍　芒硝下　黃芩　石膏　桔梗　甘草

滑石　生姜蔥白引　自利去硝黃　自汗去麻黃加桂枝　咳嗽加姜製半下

五積散　治寒冒脚氣食積心腹疼痛嘔吐背項拘急　川芎　蒼朮　桔梗

橘皮　只殼陳七　白芷　官桂　人參陳五　川朴　白芍　茯苓　當歸

乾姜　麻黃　半下陳六　炙草下　姜蔥引

甘露消毒丹　滑石　黃芩　茵陳　藿香　連翹　菖蒲　白蔻　南薄荷

木通　射干　川貝母　神曲糊丸　神犀丹　犀角　山梔　香豉　連翹

黃芩　板藍根　銀花　金汁　元參　花粉　菖蒲　紫草

经曰月事不来者胞脉闭也胞脉者属心而络於胞中今氣上迫肺心氣不得下通故月事不来也

8

婦人经産

婦人病四物良月行準體自康

濇隂俩月以四物湯加香附芎藭為主凡經前産後俱以此出入加減

漸早者藥宜涼漸遲者重桂姜

早者為血海有熱也宜加味四物湯加續斷地榆黃芩黃連之類　遲者血海有寒也宜加味四物湯加乾姜肉桂甚加附子

錯雜者氣血傷

經来遲早不一氣血傷而經亂也宜前湯加人參白术茯苓之屬

歸脾湯主二陽並鬱傷逍遙長

二陽之病發心脾有不得隱曲為女子不月宜歸脾湯　鬱慮傷肝思慮傷脾宜加味逍遙散

種玉者即此詳

種子必調經以歸脾湯治其源逍遙散治其流並以上諸法皆妙惟婦人體肥者恐子宮脂厚另用二陳湯加川芎香附爲丸

經閉塞禁地黄

經閉脉實小腹脹痛乃二陽病女子不月者不因血之枯而由升者不禁而經閉及積瘀實症宜去地黄之滯恐其護蓄血不行也加醋炒大黄三錢肉桂一錢桃仁三錢服五六劑

孕三月六君當安胎法寒熱論

凡孕三月之內嘔吐不食爲惡阻宜六君子湯俗醫畏半夏礙胎而不知仲師慣用之妙品也鼓峰云半夏合參朮爲安胎進食之上藥　安胎以四物去川芎爲主熱加黄芩白朮續斷寒加艾葉阿膠杜仲白朮大抵胎氣不安產

寒者又不可以胎火二字爲世醫所惑之

難產者保生方　保產無憂散　開交骨歸芎鄉　加味芎歸湯

血大下補血湯

胎身之血水也水涸則舟停血下太早則乾涸而胎阻宜當歸補血湯加附子三錢氣旺則血可速生且氣旺而推送有力加附子者取其性急加酒以速芪歸之用也保產無憂散治漿水未行此方治漿水適多者加味芎歸湯治交骨不開三方與時為妙

腳小指艾火爆胎衣阻失笑匡產後病生化湯

婦人橫產諸藥不效以艾火如麥大灸產婦右腳小指尖下火立產

胎衣不下以醋湯送失笑散三錢即下　世人相傳生化湯加減治產後百病若不由停瘀而誤用之則外邪入于血室氣因受傷危症蜂起矣

合諸說俱平常資頗簡亦勿忽

以上產後輕病可愈重病不效而與東醫彼及亦不可忘也

精而審長沙室妊娠篇丸散七

妊娠篇凡十方丸散居七湯居三蓋湯者蕩也妊娠以安胎為主攻補俱不宜驟故緩以圖之

桂枝湯列第一

此方表症得之為解肌和營衛內症得之為化氣調陰陽人祇知為傷寒首方此方為妊娠篇第一方喝醒千百庸醫之夢仲師云婦人得平脈陰脈小弱其人渴不能食無寒熱名妊娠桂枝湯主之注陰搏陽別為有子今反云陰脈弱小是孕祇兩月蝕下焦之氣不能作盛勢也過此則不然。妊娠初得上下本無病因子室有凝氣溢上下故但以芍藥之味固其陰氣使不得上溢以薑桂甘草大棗扶上焦之陽而和其胃氣但令上焦之陽氣能御相侵之陰氣足矣不治病正所以治病也

附半薑功超軼內十方皆法律

世以半夏附子墮胎不用乾薑亦疑其熱而罕用之不知附子補命門之火以舉

胎乾姜煖土藏使胎易長半下和胃氣以安胎也　桂枝湯治妊娠附子湯治腹痛小腹如扇桂枝茯苓丸治三月餘漏下動在臍上為癥當歸芍藥散治懷孕腹中㽲痛乾姜人參半夏丸治妊娠嘔吐不止當歸貝母苦參丸治妊娠小便難當歸散妊娠常服白朮散妊娠養胎皆妙用如神惟見有水氣身重小便不利惡寒起即頭眩用葵子茯苓散為要方驗耳

產後篇有神術小柴胡首特筆

妊娠以桂枝湯為第一產後以小柴胡湯為第一良然是信○新產病有三一病痙二病鬱冒三病大便難○產婦鬱冒脈微弱嘔不能食大便反堅但頭汗出小柴胡湯主之

竹葉湯風痙病

產後中風發熱面赤頭疼喘竹葉湯主之　錢注云中風下當有病痙者

胎氣上逆氣實而適欲解肝血陳皮 半夏 川朴 茯苓 藿香 白芍 砂仁 姜引 腹痛加白芍 胸中氣滯加枳殼 香附 藿香

三字曰芍此症用枳生化湯加姜桂黃如荊芥之屬害人多矣

陽旦湯功與匹

師云產後風續續數十日不解頭微痛惡寒時時有熱心下悶乾嘔汗出雖久可與陽旦湯

腹痛條須詳志

以下八句皆言腹痛不同而用方各異也

羊肉湯療痛濡

痛痛傷也為虛痛

痛滿煩求枳實

滿煩不得臥裡實也宜枳實芍藥散二味等分奇妙在以麥粥下之

著臍痛下瘀者

腹中有瘀血著於臍下而痛也宜下瘀血湯

痛而煩裏熱室

小腹痛直而得病而大不大便日晡煩燥讝語非得病者瘀也血因熱裹裹

而下行非血自結者下但攻其瘀可愈也

定風珠

生白芍六錢　真阿膠三錢　生龜板四錢　乾地黃六錢　麻仁二錢　五味子二錢　生牡蠣四錢　麥冬六錢　炙甘草四錢　雞子黃二枚　別甲四錢生用

水八杯煮三杯去渣入雞子黃攪匀　喘加人參　自汗加龍骨人參小麥　悸加茯神人參小麥

攻涼施毋固執

金匱云病解能食七八日更發熱者此為胃實大承氣湯主之又云婦人乳中

虛煩亂嘔逆安中益氣竹皮大丸主之又云產後下利虛極白頭翁加甘草

阿膠湯主之讀此則知丹溪產後以大補氣血為主餘以末治之之說大謬

雜病門還熟讀

金匱婦人雜病以因虛積冷結氣三字為綱至末段諸千變萬端總不

此分陰陽虛實而歸以弦緊為主然以經阻之故大抵屬氣實氣結則弦

寒出則緊以此為主再參兼脉

二十方效俱速隨證詳難志録惟溫經常下服

十二瘕九痛七害五傷三痼共卅六種因經致病總名帶下之病在帶脉也

經曰陽虛則外寒陰虛則內熱陰氣上入陽中則寒惡寒陽氣下入陰中則惡熱立齋曰氣虛則寒血虛則熱胃虛則惡寒脾虛則發熱陰火下流寒熱交作或吐瀉不食腹痛泄瀉手足逆冷皆脾胃虛弱也宜補中益氣

近時赤白帶下之證也溫經湯治婦人年五十前後下血暮發熱手掌煩熱腹痛口乾云云其功亦不止此

甘麥湯　藏燥服

金匱云婦人藏燥悲傷欲哭象如神靈所作數欠伸甘麥大棗湯主之

藥到咽效可卜道中人須遵福

補曰虛者宜熱正因如氣血虛損陰陽不和則寒之熱來熱去寒來適相交換證之寒熱往來宜紫胡四物湯如陰陽相乘營衛不調看時寒看熱寒熱各寒時證下之寒下熱宜補換四物湯如脾虛不散飲食倦怠來先寒後熱來熱後寒一寒一熱或其時即作證之寒熱似瘧宜加味生化湯如肝火通風其身既壯熱後時時惡寒謂之壯熱惡寒宜交生散當用辨之

紫胡四物湯　川芎　當歸　白芍　熟地　紫胡　人參　黃芩　半夏　甘草

水煎服

芎歸散　治胎衣不下腹脹痛　牛膝　川芎　朴硝　蒲黃五三錢　當歸

桂心半兩　當歸

增損四物湯　當归　白芍　川芎　人參　甘草　乾姜

加味生化湯　當归　川芎　炒乾姜　桃仁　甘草　[illegible]　山查　神曲

更生散　當归　熟地　川芎　人參　芥穗　乾姜

加味芎归湯　當归兩　川芎七錢　龜版手大一片，酥炙研　婦人髮如雞蛋大一丸，上燒乾　水煎

參芪湯　人參　黄芪　當归　炒棗　炒白芍　艾葉　阿膠珠

當归補血湯　炙黄芪兩　當归二錢　水煎

失笑散　蒲黄　五靈脂　等分為末，醋調服

生化湯　當归八錢　川芎四錢　乾姜炒　桃仁去皮炒　甘草五分炒　水煎沖童便服

膠艾湯　川芎　阿膠　甘草各二兩　艾葉　當归各三兩　白芍　乾地黄各四兩

小腹作痛，合前一方加延胡、砂仁、白朮、香附童便炒黑

桂枝茯苓丸　桂枝　茯苓　丹皮　桃仁　白芍各等　煉蜜為丸桐子大

當归芍藥散　當归三兩　白芍斤　茯苓四兩　白朮四兩　澤瀉八兩　川芎八兩　為散，酒沖服

乾姜人參半夏丸 乾姜 人參各一兩 製半夏二兩 為末姜汁為丸 桐子大

當歸貝母苦參丸 當歸 川貝母 苦參各四兩 蜜丸桐子大

當歸散 當歸 黃芩 白芍 川芎各一斤 白朮半斤 為散酒服

白朮散 白朮 川芎 蜀椒三分 牡蠣 為散酒服 但苦痛加白芍

心下毒痛倍加川芎 心煩吐痛不能食飲加細辛一兩半夏大者廿枚 服之後更

以醋漿水服之 若嘔以醋漿水服之 復不解者小麥汁服之 渴者大麥粥服

之 病雖愈服之勿置

交加散 治產後瘀痰不省人事 當歸 荊穗 大劑各等分 為末 酒服

下胎方 麥芽四兩 肉桂半錢 三錢 以三大碗水七碗煎二碗 半分三服 蟹爪

竹葉湯 鮮竹葉四十九片 葛根三錢 防風一錢 桔梗 人參 附子 甘草各一錢

大棗五枚 生姜五錢 水煎服 溫覆使汗 此方治產後中風病痙發熱面

赤喘頭痛 嘔者加製半夏二錢 自汗去葛根加花粉三錢 附子五分 〇產後痙症

十可救一 此外別無妙方

陳氏曰 用桂枝湯增桂加附子 活人以桂枝加黃芩者誤也 風乘火勢 火借風威 桂枝頗切

陽旦湯 桂枝 白芍 炙甘草 生姜 大棗 黃芩 水煎服

此症宜竹葉湯 又救日久病者 宜此二方 而二方一熱一寒之對子

紫蘇飲 當归
川芎 白芍各二
陳皮 蘇葉
大腹皮各五 甘草
人參 熱加黃芩
竹茹 煩加乾葛
白术 食加神曲
山查

二母丸 治產後
血熱上攻肺經
喘嗽
知母 貝母 人參
桃仁 杏仁 茯苓
姜引

通經導滯湯 蘇木五七
益母草五七 當归五七
川芎五七 元胡四七
香附五七 紅花五七
桃仁五 炙甘草六七
丝瓜五七 青皮五七
生蒲黃五 紫葳五
血熱加大薊 梔
氣實加乾姜五
胃脹 香附五
腹痛推氣散
八寶末 牽丸

羊肉湯 當归三兩 生姜五兩 羊肉斤 水煮服之 右當归生姜羊肉湯

枳實芍藥散 枳實燒存黑 白芍 等分 為散 以麥粥下之

下瘀血湯 大黃三兩 桃仁廿枚 䗪虫廿枚去足 蜜為四丸 以酒一升 煎一丸 取八

合服之

子淋散 治孕婦小便澀痛頻數 麥冬 赤苓 大腹皮姜汁炒 甘草 阿膠

淡竹葉引

竹皮大丸 生竹茹二分 石膏二分 桂枝一分 甘草七分 白薇一分 為末 棗肉和丸

白頭翁加甘草阿膠湯 白頭翁 甘草 阿膠各二兩 秦皮 黃連

黃柏各三兩 水煎服

温經湯 吳萸三兩 當归 川芎 白芍各二兩 人參 桂枝 丹皮 阿膠

生姜二兩 甘草二兩 半夏半升 麥冬升 水煎服

甘麥大棗湯 甘草三兩 小麥升 大棗十枚 水煎

二味參蘇飲 治產後瘀血入肺欬嗽喘急 人參兩 蘇木二兩 寒加附子五七

88

小兒諸症

小兒病多傷寒稚陽傳邪易而

俗謂小兒八歲以前無傷寒訛也小兒不耐傷寒初傳太陽經早已身強多汗筋脈牽動人事昏沉勢已極於本經誤藥即死何由見其傳經所謂無傷寒俗云發驚風者是　世以稚陽為純陽故用手便錯

凡發熱太陽觀

太陽主身之表小兒腠理未密最易受邪其症頭痛項強發熱惡寒等小兒不能自明惟發熱可見耳

熱未已變多端

喻氏曰以其頭搖手動口噤腳攣急脊強背反遂出種種不通名目謂為發驚風而用攻痰鎮驚清熱之藥投之即死不知太陽之脈起目內眥上額交巔入腦還出別下項夾脊抵腰中是以見上諸症當時若以桂枝湯依法治之則愈

矣此法治对症如痙症無汗用桂枝加葛根湯有汗用桂枝加栝蔞根
湯此太陽而兼陽明之治也若寒熱往來多嘔以桂枝合小柴胡湯本單
用小柴胡湯此太陽兼少陽之治也

太陽外子细看 遵法治危而安

喻氏曰三日即愈為貴若待經盡方解必不耐矣若耐日宜先使化汗之亦时
見化汗之症宜细認之　遵上經提綱之法以求之詳於傷寒論

若吐瀉求太陰 吐瀉甚變風淫

太陰病以吐瀉食自利不渴手足自温腹痛兩提綱理中湯主之　吐
瀉不止則土虚而木邪乘之傳為風淫末疾末四肢之末也而抽掣拘攣
之象也

慢脾證即此尋

世謂慢風多死不知即太陰傷寒也有初时即傷太陰而有漸次傳入太

陰症有誤用神麯麥芽山查萊菔枳殼芎藭木香桔梗象膽星是其陷入太陰者既入太陰其治同也如吐瀉厥冷汗不止手足厥逆理中湯加附子乘通脈四逆湯白通湯佐之此太陰兼少陰之治也如吐瀉手足厥冷煩燥亂氣不吐食而吐涎沫服理中不應宜吳茱萸湯佐之此太陰兼厥陰之治也若三陰熱化之症如太陰腹時痛時止用桂枝加芍藥湯大便實而痛用桂枝加大黃湯少陰之欬而嘔渴心煩不得眠宜猪苓湯心中煩不得臥宜黃連阿膠湯厥陰之消渴氣衝吐蚘下利宜烏梅丸下利後重喜飲水用白頭翁湯若此等症之間有之熱傷之証自知而按例不差也

陰陽症二太搶千古秘理總深

三陽獨取太陽三陰獨取太陰擒賊先擒王也

即瘧疹此付心誰同心度金針

小兒

痘乃先天之毒伏於命門因感外邪而發初起時用桂枝湯等從太陽化其

氣氣化則痰亦由自無一切鬱熱諸症何用服連翹紫蘇牛蒡生地犀角
石羔芩連諸藥以攻之中變症即及損至生齋後非大勝支易於傳癆
而愈甚甚太陰用理中湯補中宮土氣以為脾臟健旺癆癆奉之不傳佛
之湯及鹿茸人參糯米桂圓圓方也兼用痰藥亦宜先扶中氣為何
由此誤人不少此症古今痘書所未之惟張隱庵侶仙堂類辯明靈
其機於之外麻疹痘瘡稍輕亦須知此法高士宗醫學真傳有桂枝
湯加銀花紫草法

桂枝加葛根湯　桂枝　白芍　炙草二分　生姜三分　大棗十二枚　葛根二分

桂枝加桂姜根湯　桂枝　白芍　炙草　生姜　棗肉　桂姜根

通脈四逆湯　生附子一枚　乾姜三分　炙草二分　以症佐服

白通湯　附子　乾姜　葱

吳茱萸湯　吳萸　人參　大棗　生姜

桂枝加芍藥湯　桂枝三錢　白芍六錢　炙草二錢　薑棗引　加大黃為桂枝加大黃湯　腹痛久而食用小麥稍熱黑皮入碗內黑核加炮姜二錢極開以沖之保微冷倒去渣納膠令烊

黃連阿膠湯　黃連四錢　黃芩二錢　白芍二錢　阿膠三錢　雞子黃生用一枚

豬苓湯　豬苓　茯苓　澤瀉　滑石　阿膠　各等分水煎服

保元湯　人參　黃芪　甘草　薑引水煎服

敷藥拔風說附

金匱云人得風氣以長也此評最精風即氣也人在風中而不見風猶魚在水中而不見水鼻息出入頃刻離風則死但風靜即為春人人和風風動即為殺人之邪風若大人之中風小兒之發風搐倒搐掣角弓反張目上視口流涎皆風動之氣即氣之乖也此時姑化邪風為和風即以除邪氣而匡正氣也乃市醫遇小兒誤病及發痫危症動以萆麻子巴豆上南星等加射香研爛以香油和白蜜成膏薑蔥汁調敷顖門及胸中臍中是風而拔風除害人多

焦之一散之後元氣爲之援救即搐去艾夜而既散之氣難復聚矣况顖門爲元陽之會胸中爲宗氣之宅臍中爲性命之根是以爲督脈之本諸家云難動昔人以附子海狗腎補骨脂敷臍中以蓋之名醫狀或死之况大傷人之物多矣又有或因急驚慢驚食積之證而必用羌活獨活防風秦艽前胡連翹鈎藤荆芥天麻厚朴神曲山查蒼术胆星甘草麥芽薄荷貝母半夏天竹黄枳殼等物今之一方或分二三方亦五十步笑百步也

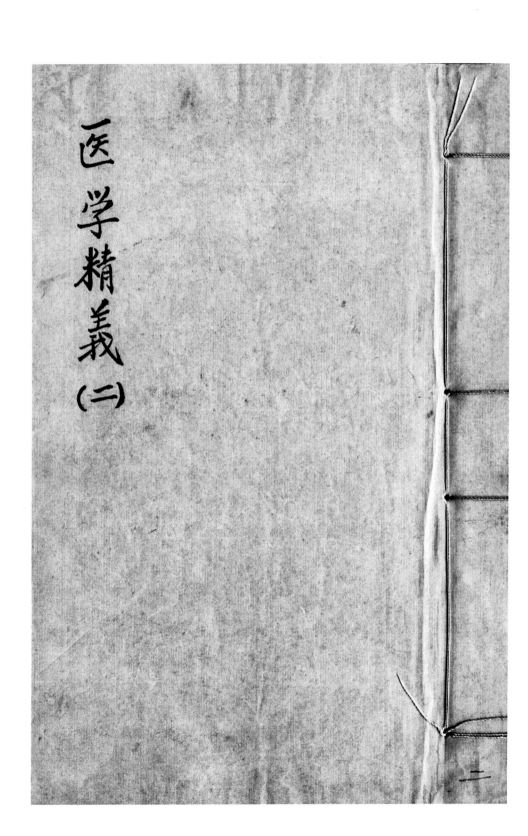

医学精義（二）

二

白胎舌

胎白而滑，此邪初入裏也，丹田有熱，胸中有寒，乃少陽半表半裡之邪，用小柴胡湯、梔子豉湯治之。仁按：傷寒時疫三四日多有此症，兼攘吐，皮方可用小柴胡湯，若此症有汗吐下之三禁也。

小柴胡湯 柴胡二錢 黃芩一錢 蘇一錢 人參一錢 半夏一錢 甘草三片 棗一枚 水煎溫服

仁按：柴胡升陽達表，黃芩退熱和陰，半夏去痰散逆，諸經對症藥也。舌胎白而滑，邪在此經者多，然須審有寒熱往來，口苦耳聾，脇滿脈弦者，一症在此方當用之。若是別經者，須斟酌加減治之。熱多倍黃芩，惡心加半夏去蘇，渴去半夏加花粉，有汗減柴胡一半。

梔子豉湯 肥梔子十枚 淡豆豉二錢 生姜三片 水煎溫服

仁按：此方治傷寒懊憹煩悶，不得眠之劑。若汗吐下後，虛少胃燥，用此方解之。若見少陽寒熱往來等症，只用小柴胡湯。

將瘟舌

此舌見純紅色，熱蓄於內也，不問已傳經未傳經，但見此舌，為瘟氣盛行之時，宜用透頂清神散。

透頂清神散 豬牙皂角 細辛 白芷 當歸 外加雄黃少許 共等分為細末和勻

令病者先含水一口，以藥末少許，竹筒吹鼻中，男左女右，吐水取嚏為度，凡透時令不

正吸鼻亦流方免时疫侵染最验

中黑舌 此舌外见纯红色，而中有黑形如小舌也。邪热传于内也，君火炽盛，反兼水化，宜凉膈散、大柴胡汤下之。此因失下而初病如火，邪亢极，水不能制，须急利泄而下之，十可救其一二。

凉膈散 连翘一钱 山栀五分 生蒜三分 川军一钱七分生 薄荷七分 黄芩一钱 朴硝不见火鲜用 姜三片 淡竹叶廿片 水煎入生蜜一匙，热服，以利为度。化斑二方俱解热邪，传里而大便难秘、谵语也。如便不难，同大黄。

生斑舌 此舌色纯红而隐隐见小黑点也。热毒乘虚入胃，热蓄灼发斑者，宜用升麻葛根汤、化斑汤主之。

玄参升麻葛根汤 元参二钱 升麻七分 甘草五分 葛根一钱煨 姜引水煎热服，如不差加知母各一钱。

化斑汤 即白虎汤加人参平下

化斑二方俱解热毒之剂，舌斑也俱乃用发之泥也。本舌上发斑，本红黄紫黑而遍身发斑，而于上二方审其发斑而咽痛，共用化斑汤；发斑而咽痛，宜用白虎汤。此又数氏未发之秘也。

红晕舌 此舌色淡红，有大红晕者，乃由阴虚火甚也，所不胜也，假火旺以侮脾土，将有发

黄〻倖宜茵陳五苓散　茵陳　白朮　茯苓　澤瀉　猪苓　肉桂　木通　滑石

梔子　[illegible]　生薑　紅摻此舌尖將發黄宜服此方若已發黄用收鼻散取黄水妙

黑尖舌　此舌見淡紅色而有黑尖此水虛火實腎熱所致治宜用竹葉石膏湯　石羔

三木　半下製木　麥冬去心木　人參木　甘草　竹葉七片　粳米百粒　生薑五片　水煎服

紅摻此方治傷寒熱病已經汗下表裡俱虛津液枯竭心煩發熱氣逆欲吐一切

煩熱並效今舌色紅而尖黑者乃陰虛陽盛若熱而發斑也倍石羔加知母

裏圈舌　此舌見淡紅色而中有一紅暈沿邊皆純黑色乃餘毒遺於心包絡間與

邪火鬱結二火亢極故有此証宜大承氣湯下以大便利為度

人裂舌　此舌見紅色更有裂文如人字形也乃君火上炎熱毒熾灼而發裂也宜用涼

膈散見上

虫蝕舌　此舌見純紅色更有紅點如虫蝕之狀也乃熱毒熾甚火在上水在下不能相

濟也宜用小承氣湯下之

裏黑舌 此舌色純紅內有乾硬黑色形如小舌有芒刺此乃熱毒熾盛結於大腸脾金受火鑠而然生腎水也急用**調胃承氣湯**下 **仁按**此症以此方下之但此陽藥十活八九而患家掣肘不能卒救死生有命也

厥陰舌 此舌色純紅內有黑紋此乃陰毒中於肝經肝主筋故有是黑紋如絲之形宜理中湯**四逆湯**溫之 **理中湯** 人參二錢 甘草炙一錢 乾薑一錢 白朮二錢 生薑三片 棗一枚 煎服

四逆湯 大附子去皮臍生用一枚 甘草一錢 乾薑炮一錢 水煎取汁 **仁按**二方專治陰毒直中三陰之經非太陰自利而渴或手足厥冷口噤失音腎囊卷縮死在須臾須用上二方回陽逐邪如有上証卻曾經瘟疫或大便乾結而渴乃火極似水誤服傷人且直中之與傳經之別須以脈症辨其陰陽

陶節菴曰厥之有陰經直中之厥逆有陽經傳來之厥逆不可混看若有彰生患生死症舉字以設如予曰此傳經之邪而誤作陰經而以理中四逆速之死也其醫不任其咎

錢黑舌 此危大凶百無一治　仁按此症不治固也然若非咽痛用三黃湯加生地麥冬大
黃青蓮枝如以救危極水化之毒十可活二
黃胎舌 此舌乃黃胎而白者是表症未罷宜解表方可攻之　仁按表症未罷此或
頭疼或發熱或發寒或身疼或往來寒熱便是表症未罷宜先解表用
小柴胡湯然後方攻其裏如大便秘此裏症具也用涼膈散加芒硝湯服以攻之
小便澀用五苓散加木通合益元散少加姜汁　按小便澀者膀胱熱也膀胱者屬
太陽經之裏五苓散解太陽經小便澀而渴加木通益元散最妙
仁按二方治內熱舌胎黃又辨大便秘用涼膈散小便澀用五苓散此尤審症用藥
不專相舌也敖氏真能祖述仲景矣
黑心舌 此舌乃淡白心黑脈沈微者難治若脈浮滑病在表可治沈實者病在裏亦可下此
危殆之症如病見此舌急乃危之甚者也速用調胃承氣湯下之　仁按此舌若犯陰陽
易而不得不下者承氣湯加燒裩灰本竹皮豭鼠矢湯本方不可回春又按此舌多有侍

經失下而生也，已經壞症而治也，宜急下之。若熱陷陰陽，易者難治，熱蓄而日扶尤難治也。

黑白舌

此舌尖乙白胎，二分根黑一分，必者身痛惡寒之症。如飲水不止者，服五苓散自汗而渴也。占白虎湯。下利者，急先服解毒湯之危症也。白虎湯加人參為化斑湯。白虎治身熱而有汗而渴，不須自熱，乃對症藥也。若相吾而施之，與辨以湯，是寒邪在內，不大相制誤矣。若人言白虎治秋後寒熱之症，來陽明症下後大便稀溏，身熱止者，本方加蒼朮、人參，一服如神。如夏月中暑，身熱而渴，而有汗，皆要寬。仲景謂之中暍，服白虎之劑。白虎治傷寒時疫，為辨其汗後脈洪大虛而渴，是內有熱也。脈浮而用，若是汗脈浮而渴不可用，是內之陰寒盛也。

解毒湯 黃連一錢 黃柏一錢 山梔一錢 黃芩一錢 姜棗煎服。按此方為寒傷解毒之劑。傷寒陽症大熱不退，及汗吐下後蓄內熱也，識藥不能退也。一方加柴胡、連翹、薄荷、黃解表邪。如腹痛嘔吐泄瀉痢之狀也，加半夏一錢、厚朴一錢、茯苓一錢、生姜煎服。

白心胎舌

此舌見白胎中有黑小點亂生也，外症本當是南有表，而熱邪陷也。其病來不惡，以調

腸臟微表也已表之用調胃承氣湯下之

灰色舌

此舌見灰色中間更有黑暈兩條此熱乘腎與命門也宜急下之再服解毒湯遲則難治初服當加活湯川軍量人強弱用之以利為度如熱邪未解當大黃服二三次

淡黃舌

此舌見微黃色初病自也即譫語此由失汗表邪入裡也必汗下兼行其毒乃解以復解散加解毒湯

復解散加解毒湯 防風 川芎 當歸 白芍 川軍 麻黃 連翹 芒硝以上各八分 石羔 黃芩各一錢 梔子半錢 桔梗上 滑石二錢 蘇錢 荊芥半錢 白朮半錢 右為粗末每服一錢生薑煎服 此方為表裏內熱表裡復解之劑一切風寒暑熱濕內外諸邪所傷但見此候以此解之小兒發熱痘疹解之尤佳自利去硝黃自汗去麻黃

白心微黃舌

此舌心白胎外則微黃色此必作瀉宜服解毒湯若惡寒者仍有太陽邪也宜五苓散

全微黃舌

此全微黃色審其表症未罷先用小柴胡湯並天水散若裏症已具大柴胡湯下之

此表裡俱除之法 小柴胡湯 柴胡二錢 黃芩一錢 赤芍一錢 人參一錢 半夏一錢製 姜棗引

天水散 大黃一兩 南滑石六兩 為細末每服三錢 入姜汁蜜少許 米湯調服 亦效

用豆豉蔥白煎湯 大柴胡湯 柴胡四錢 黃芩 白芍一錢 炙二 半夏一錢製 川軍三錢 後

只十二錢 姜棗引

黃心舌

此舌心見黃色（舌尖本色）而自白胎而見黃也 自表傳裏 熱已入胃 宜急下之 遲則變黑而

更症氣宜（調胃）承氣湯

左邊白胎舌

此舌左見白胎（舌邊本色）而自汗者 此少有也 宜白虎湯加人參 解大煩渴而愈

右邊白胎舌

此舌右見白胎而滑也 病在肌肉 為邪在半表半裡也 往來寒熱 宜小柴胡湯

解之

右白舌胎

此舌右見白胎而滑也（舌邊本色） 疫邪陰筋臟傳之症 邪已入臟也 難治 此與左邊白胎

舌一邊何以有治有不治之理 蓋以自汗故耳

白色黃心舌

此舌胎全白而中央黃也 若有煩渴嘔吐之証 兼有表也 五苓散 益元散兼服

必号黄方可九

純黄黑斑者 此者也黄色而有黑点者邪通六府將入臟也急服調胃承氣湯次進解和解

散方有故の五

黄根白尖者 此者黄而尖白者少裡多宜用天水散涼膈散合服若其脉強也宜防風通

聖散外加峯(?)以共少陽之邪 以後少陽也 防風通聖散 防風木 当帰木 川芎七下

麻黄減用一下夏 薄荷五下 連翹下 川芎木 芒硝五下 黄芩木 桔梗木 石膏木 滑石二木の下

荊芥枝子 白朮 梔 白芍各三下

純黄者 此者黄而黑未有陽毒也 熱已入胃 邪毒傷氣 心大煩渴 用大承氣下之 若見

者黄也 茵陳湯下之 若蓄血 其人如狂 小便利 大便色黑 目黄 譫語 燥渴 用抵当湯 本

桃仁承氣湯 下其黑物自愈 水在胸内 用十棗湯 結胸在 大陥胸湯 痞氣用大黄

瀉心湯 大黄 黄連二木 黄芩二木 有宿食加半下曲 茵陳湯 茵陳五木

川芎三木 枝子七枚 先煎茵陳 再入大黄枝子 抵当湯 水蛭七个 粳米炒 蝱虫炒去翅七个

川軍三錢　桃仁承氣湯　桃仁　桂枝　芒硝　川軍　甘草　此與抵當湯俱治蓄血因

抵當材料难得故以此代之　十棗湯　芫花炒　甘遂煨　大戟各等分　棗十枚擘碎

服之查服　大黄瀉心湯見上

黑灰心舌

此舌四邊微紅中央黑灰色由失下而然用大承氣湯下之熱退可愈數下不退者不

治

黄色黑點舌

此舌見黄色而黑點乱生者其症多發渴譫語脉滑者生脉濇者死循衣

横摸床者不治下之見黑糞者不治下用大承氣湯

純黄黑裡舌

此舌見黄而中黑色者毒氣已深十當九死悪寒者不治之死不悪寒下利者

可治宜調胃承氣湯

淡紅黑心舌

此舌外淡紅中淡黑如悪風是表未罷也用雙解加解毒湯相半微汗之汗

罷急下之如结胸煩燥目直視者不治非结胸可治也

灰色黄尖舌

此舌灰色黄尖甚者不惡風脉沉實者各表裡其人惡熱表湯用大柴胡

湯下之，若惡風宜用復解散；若再三下之，已黑甚者不治。

灰色黑紋舌 此舌乃灰色中有黑紋者，脈實，用大承氣下之；脈浮而渴，惡水者，有裡也；脈浮有表；

飲水者，裡也，凉膈散解之。十可救其一二。

三黴舌 此舌根微黑，中灰色，赤尖黃者，脈滑者可下之；脈浮者，當養陰退陽；惡風寒微汗之，用

復解飲；若下利，用解毒湯。十可生八九。

灰色黃尖舌 此舌根微黑而尖黃者，亦宜一併也，脈實急，用大承氣下之；脈浮而渴，飲水者，用

凉膈散解之。

張氏曰：諸傷寒雖
仲景皆從柴胡，以
兩解之，和解是也
之，專補氣而解
少陽，以柴胡之表裡
之，主於陽中之陰
陰而所治經補血
而猶如雨露之澤，此為
之，如宇宙全此氣
而內發中飲[illegible]

小柴胡加減法 白芍 柴胡 黃芩 人參 半夏 胸中煩而不嘔，去半夏，加瓜蔞、桔梗；胸

脹諸多痰癖而喘嗽，去參，加姜、仁、桔梗、只、千杏仁、川連、貝母；口渴，去半夏，加花粉；

若煩胸痛，去芩，加枳、白芍；脅下痞硬，去棗，加牡蠣以軟堅；心下悸動，小便不利，加白

茯苓；口不渴，身微熱，去參，加桂枝；咳者，去參，加五味、乾姜；少陽胸膈脹滿不寬，或胸

中痞，或脅下痞痛，去參，加枳、桔，名柴胡桔梗湯；胸中痞滿擁之痛，去參，加姜、仁

川連枳桔名柴胡陷胸湯之治胸有熱痰結悶而痛名痰結者（加姜汁竹瀝）脉弦虚熱口渴上
飲倍人参加麦冬五味名清熱生脉湯 脉弦數發熱舌乾口燥飲水也加川連炒梔仁氣
粉陽中加石羔知母名參胡清熱飲 脉弦虚發熱惡寒兩尺俱浮者加紫蘇同房
勞欲骨蒸遺病中之圓加杏仁殼粉名滋陰清熱飲 咳嗽加五味麦冬 又久脉虚
發熱口乾惡寒大便不實胃弱不食加白芍白术茯苓名參三白湯 發熱煩渴脉浮
弦實數小水不利大便滑泄合四苓名柴苓湯 內熱下利口渴便赤者為膈熱而秘加炒連
白芍黃柏名春澤湯 若腹痛惡寒去黃芩加炒白芍桂枝名柴胡建中湯之治自
利要凡發熱腹痛心下痞滿發熱加上千川連 若痰加瓜蔞桔梗名柴胡枳桔湯
血虛發熱日夜不止脉大無力加當歸川芎生地白芍名柴胡四物湯 若燥渴津液
不足去半夏加麦冬五味花粉黄柏名柴胡養榮湯 內熱如錯許心煩不得眠加黃連
黃柏炒梔調胃利表名柴胡解毒湯 若脉弦長少陽陽明合病發熱加葛根白芍名柴
葛解肌湯 若脉洪數惡熱內實譫語面赤煩渴飲水不止合白虎名參胡石羔湯

本經病要忌或往來寒熱似瘧加桂枝虛煩加竹茹竹葉炒連婦人熱入血室加紅花
生地當歸桂枝丹皮

人參敗毒散加減法　人參　羌活　獨活　柴胡　前胡　只殼　桔梗　川芎
茯苓　甘草　天寒加麻黃湯加乾葛傷風鼻塞聲重加荊防咽痛加連翹牛蒡
桔梗倍用去桂枝加丹皮梔名消風散治傷寒瘦熱引去薑蔥內時氣熱病肌壯熱加
炒芩中風頭痛加香薷川連去薑蔥便瀉去桔梗加白朮瘧疾已發未發加升麻乾
葛已發去連加紅花去薑蔥口元方大劑加生地梔子生薑三片紫竹根去肥治瘋狗咬

沖和湯加減法　羌活　黃芩　防風　蒼朮汗有 汗白朮　川芎　生地　細辛　白芷
甘草　胸膈悶加枳桔去生地嘔惡加薑汁炒半夏有痰之因經瀉用二朮白芍升麻
去黃芩生地熱瀉加川連獨活降白朮食瀉加砂仁去生地痰嗽加金沸草杏仁
渴加花粉知母乾葛去汗加蘇葉汗下兼之加川軍釜底抽薪法也者汗去蒼朮加
白朮白芍加減中和湯汗也去之加黃芪桂枝白芍換細辛加紫蘇夏日加石膏

知母茯苓湯

參蘇飲加減法　人參　蘇葉　只殼　桔梗　乾葛　陳皮　前胡　半夏

甘草　木香　茯苓　天冬集見惡寒無汗咳嗽聲急為傷風惡風自汗鼻塞聲

重鼻塞咳嗽加麻黃杏仁金沸草入冬天暖傷風咳嗽有痰去參加桑皮杏

仁痰熱加瓜蔞胸膈痞又加枳實貝母去半夏痰壅如膠加金沸草氣急喘者去

蘇葉加貝母蘇子杏仁五味肺虛咳嗽加乾姜五味熱嗽加瓜蔞黃芩荊芥去半

下木香以下痰症咳嗽加枳殼川連去人參胸中煩熱或飲酒傷肺而發嘈雜惡心加川

連山梔乾葛生姜烏梅陳皮去木香蘇葉煩躁不寧加辰砂末夏月發熱加黃芩

裡有熱加芩連頭疼咳嗽加細辛

酸棗仁湯　棗仁　人參　桂心　石羔　茯神　知母　甘草　加減棗仁湯去參桂

石羔加川芎乾姜當歸麥冬去姜棗引調辰砂末服

加味溫胆湯　半夏　竹茹　陳皮　只實　甘草　麥冬　人參　茯苓　心煩內熱加川連山梔

遠志麥冬合中焦湯去半夏加麥冬五味花粉芩以清熱痰除加款冬紫苑阿膠重大便閉加蘇
子白术煨薑去半夏表裡俱大熱加石羔芩以去半夏大熱陰虛燥加生地梔子遠志柏仁
砂末類倒懊憹加梔子烏梅胃氣虛弱不得眠者加炒棗仁乾薑炙草升

平胃散加減法　厚朴薑炒　陳皮去白　蒼术米泔浸炒　炙草　加人參茯苓名參苓平

胃散　藿香砂仁蘇之入食壅滿濕足脹小便不利加茯苓大腹皮傷食不化神曲麥芽
子胃中氣痛加木香砂仁脾胃困倦加參芪有痰加半夏便硬腹脹加大黃芒
硝腑大內熱加芩連

理陰煎　熟地　當歸　炙草　炒乾薑　或加肉桂　小煎熱服加附子名附子理陰煎
亦加人參名之曰陽飲此理中湯之變也凡脾腎中虛宜溫燥者用理中之類之
屬宜潤者用理陰大營之屬此溫補之變通也凡真陰不足或素多勞倦之
輩感寒邪不能解散或發熱或形疼身痛或渴而不喜冷飲或背心畏寒但脈無力加
者悉是假熱之症只宜用此溫補陰托散寒邪使陰氣漸充則汗從陰達

再加紫蘇二錢共煎如神。若寒邪陰盛者難解。若加麻黄一二錢去紫蘇共清利之。

寒凝。長湯。濕熱。此義。第彼用麻黄桂枝則溫陽和通。邪今用大溫中飲及此湯。

則溫陽和陰。內和。其溫熟即通。又陰勝之脉。外寒重邪。脉細惡寒。或常畏寒。乃太陽

少陽病。加細辛二錢。頭疼加附子一二錢。虛加紫蘇助之。欲解。又泄瀉加之及胃泄減去

則加山藥當至多黄芪低兩至三錢附子之類。又腹冷腹脹泄痛加陳皮木香砂仁

之類。

大溫中飲

熟地　白术　當歸　人參　炙草　山藥　柴胡　麻黄　肉桂

乾薑　氣虛加黄芪；陽虛加附子、升麻；腹痛泄瀉減柴胡，加防風、細辛

8

滲水金丹

川芎二兩　巴霜一錢　木香三錢　乳香三錢　沉香三錢　葶藶一錢　皂凡一錢　桔凡上下

共末，水泛為丸，菉豆大。每日滲水送，次日溫茶送。　遣丁香三錢

時疫病原

胃爲十二經之海胃氣敷布於十二經中營養百骸靡不畢貫邪在經爲表在胃爲裏邪在膜原正爲經胃交關之所故爲半表半裏其熱邪之氣浮越某經即現某經之症如浮越太陽則有頭項疼腰如折浮越陽明則有目疼眉稜骨疼鼻乾浮越少陽則有脇疼耳聾寒熱往來嘔而口苦大抵邪越太陽居多陽明次之少陽又次之正氣被傷邪始張溢營衛運行之機乃爲之阻身中陽氣鬱而爲熱始也格陽於內不及於表故先凜凜惡寒甚則四肢厥逆厥曲回而中外皆熱至是但熱不惡寒者陽氣通也此際宜有汗反無汗者存乎邪結之輕重也若外感在經之邪一汗可解今在半表半裏外雖有汗徒損真氣必俟伏邪漸退表氣潛行於內乃作大汗戰此時表裏相通故大汗淋漓衣被濕透此名戰汗神清氣爽劃然而愈伏邪未退所有之汗止得衛氣漸通熱亦暫減逾時復熱午後潮熱者陽氣與時消息也自後加熱而不惡寒者陽氣之積也其惡寒或微或甚者因其人之陽氣有盛衰也其發熱或久或暫或晝夜純熱或黎明稍減因感邪之輕重也至於伏邪動作方有變證或從外解或從內陷

外解者順內陷者逆更有先表而後裏者先裏而後表者有但表不裏者有但裏不表
者有表裏分傳者有表而再表裏而再裏者從外解者或發斑或戰汗狂汗自汗盜
汗從內陷者胸中痞滿悶心下脹滿或腹中疼或燥結便秘或熱結旁流或協熱下利
或吐嘔惡心譫語唇黃舌黑胎刺等症因症而知變因變而加治
龔氏曰時疫先觀其兩目或赤或黃赤爲陽毒再按其心下至小腹若心下硬疼手不可近燥渴譫
語大便實脉沈實有力爲結胸症宜大陷胸湯加只桔下之若胸苦滿悶而不疼亦未經下者非結
胸也乃邪氣填塞只宜小柴胡湯加枳桔如其悶
煩渴欲飲冷水者因內火消竭欲得外水自救也然寧令不足不可太過
凡時疫吐蚘者並有大熱却忌凉劑蓋胃中有寒則蚘上膈宜炮姜理中湯加烏梅二枚川
椒十粒煎服待蚘定再以小柴胡湯退熱蓋蚘聞酸則靜得苦則安也
又有頭疼發熱惡寒微渴濈濈汗出身亦作疼脚腿酸疼無力脉空浮無力名曰勞力感寒亦可大
發其汗經曰勞者溫之補中益氣湯主之

瘟疫初起

瘟疫初起先憎寒而後發熱日後但熱不憎寒二三日其脈不浮不沉而數晝夜發熱頭疼身疼其時邪在膜脊之前腸胃之後邪熱浮越於經不可認為傷寒表症強發其汗也汗之徒傷表氣熱亦不減又不可下下之徒傷胃氣其渴愈甚宜達原飲

檳榔二錢 厚朴一錢 草果仁五分 知母一錢 芍藥一錢 黃芩一錢 甘草五分

芍藥和血黃芩清燥知母滋陰

凡疫邪游溢諸經當隨經引用以助升泄如脇痛耳聾寒熱嘔而口苦此邪溢少陽也本方加柴胡如腰背項痛此邪溢太陽也本方加羌活如目痛眉棱骨痛眼眶痛鼻乾不眠此邪溢陽明也本方加乾葛

輕輕經此可從汗解如不能汗乃邪入膜原內外隔絕表氣不能通于內裏氣不能達於外此時不可強汗宜用達原飲輕輕重此者胎如積粉不從汗解邪漸內陷舌根先黃以至中央宜三消飲若脈長洪而數大汗多渴此邪離膜原欲表未表而白虎湯症如舌上純黃兼見裏症乃邪已入胃而承氣湯症有二三日即潰入胃者有半月十日不傳者有初得之四五日淹淹反陰病勢張者凡之

氣結於邪，易傳化之氣結於邪亦易化，延纏日久，愈沉愈伏，庸醫誤為怯症，日進參芪，益壅日

益固矣

○傳變不常

疫邪為病，有從戰汗而解者，有從自汗狂汗而解者，有無汗而傳入胃者，有自汗淋漓，熱渴反

甚，終得戰汗而解者，有胃氣壅鬱，必用下乃得戰汗而解者，有表以汗解，裏有餘邪，亦因他

故，越四五日前證復發者，有發黃因下而愈者，有發黃因下而斑出者，有竟從發斑而愈者，有裏

證急，雖有斑，非下不愈者，此疫之常變也。又有男子適逢淫欲，或向來下元本空，邪熱乘虛陷入

下焦，以致小便閉塞，小腹脹滿，夜至發熱，以導赤散、五苓、五皮之類，分毫不効，得承氣湯而小

便如注而愈者，或素有他病，邪乘虛據而傳者，如失血崩帶，經水適來適斷，心疾疝氣，痰火喘急，

凡此皆非常變。大抵邪行如水，惟注者受之，因疫而發舊病，不治其舊，但治其疫，而舊

病自愈也

○急症急攻

疫症發熱一二日，舌胎如積粉，早服達原飲，午後舌變黃色，隨現胸膈滿痛，大渴煩燥，此伏邪潰而入胃也，前方加大黃下之，煩渴少減，熱去六七，晚後加煩躁，發熱，舌上變黑生刺，鼻如煙煤，此邪毒最重，急投大承氣湯下之，自然毒去結解之速，用藥不可不緊，疫症一二日即覺如此類也

○表裏分傳

舌胎白如邪在膜原也，微黃者中央也，邪入胃也，設有三陽現症，須加大黃，名三消飲，以表邪表裏分傳膜原，尚有餘結者宜之

檳榔　草果　厚朴　白芍　甘草　知母　黃芩　大黃　葛根　羌活　柴胡

○熱邪散漫

疫症脈長洪而數，大渴大汗，通身發熱，宜白虎湯，清肅肌表，蓋毒邪已潰，中結漸開，邪氣分離膜原，尚未出表，然內外之氣已通，故汗多，脈長洪而數，白虎辛涼解散，服之或自汗，或戰汗，然而解，若邪已入胃，誤用白虎，不能逐邪，徒伐胃氣，反抑邪毒，致脈細小，又誤為陽症陰脈，為不可治，此當急投承氣，下之脈自復，若雜進寒涼，愈投愈危

石羔二錢又　知母錢五　甘草五分　竹葉　粳米一撮　姜引

○內壅不汗

邪發於半表半裏，一定之法也。至表裏分傳，乃引從治，治之先解其表，乃攻其裏，此大謬也。若以麻黃湯進，不惟無汗，反見煩燥。蓋發汗之理，自內達表，今裏氣結滯，陽氣不能布於外，自四肢未免厥逆，又安能氣液蒸蒸以達表也。譬如縛足之鳥，安能飛升；又如注水閉其後竅，則前竅不得涓滴。凡遇此症，先以承氣通其裏，裏氣一通，不待發散而汗解矣。

○下後脈浮

裏症下後，脈浮而微數，身熱，神思不爽，此邪熱浮於肌表，裏無壅滯也。雖無汗，宜白虎加人參，則汗解矣。下後脈浮而數，原當汗解，遷延五六日，脈症不改，仍不得汗者，以其人或自利經久，或素他病先虧，或本病日久不痊，或反覆數下，以致周身津液枯涸，故不得汗。白虎除肌表散漫之熱邪，以人參助周身之血液，經絡潤澤，元氣鼓舞，腠理開發，故得汗解。

○下後脈沉

裏症脈沈數下後脈浮者汗之不得汗後二三日脈復沈者膜原餘邪復瘀到胃也宜更下之下後脈再浮者仍當汗解宜白虎湯

○邪氣復聚

裏症下後脈不浮煩渴減身熱退越四五日復發熱者此非關飲食勞復乃膜原尚有餘邪伏匿因而復發宜再下之但當少與慎勿過劑以邪氣微也

○下後身反熱　下後脈反數

下後當脈靜身涼反發熱者此因伏內正氣通鬱陽暴伸也如爐中伏火撥開其焰不久自息此與下後脈反數義同　應下失下口燥舌乾而渴身反熱減四肢厥冷欲近火壅被此陽氣伏也既下厥回脈大而加數舌上生津不思冰飲此裏邪去鬱陽暴伸也宜柴胡清燥湯去花粉知母加當歸隨其性而升泄之此症似白虎但熱渴既除又非白虎所宜耳

○因症數攻

時疫下後二三日舌上復生胎刺邪未盡也再下之若熱渴未除再下之熱渴減胎刺除日後復

熱又生，脹利再下之。凡下不以數計，有是證則投是藥。醫師經歷未到，中道生疑，將反致耽
閣。其中有宜間日一下者，有宜連下三四日者，有宜連下二日間一日者。其中寬緩之間，有宜用
清燥柴胡湯者，有宜用犀角地黃湯者。至投承氣，某日應多，某日宜少用，不得法亦足
誤事。此中非可言傳，貴臨時斟酌耳。

〇病愈結存

瘟疫下後，脈症俱平，腹中有塊，按之則疼，自覺膨悶，或時有升降之氣，往來不利，時
作蛙聲，此邪氣已盡，宿結未除也。攻之徒損元氣，氣虛不能傳送，終無補於治結。須飲食
漸進，胃氣稍復，自然潤下。嘗有病後半月結塊方下，堅黑如石者。

〇下格

瘟疫愈後，脈證俱平，大便二三旬不行，時時作嘔，飲食不進，雖湯水嘔吐益甚，此為下格。
然下既不通，必返於上，若誤為番胃，與牛黃狗寶，及誤為寒氣，藿香丁香二陳之屬，為
害不淺。宜調胃承氣熱服，頓下宿結及溏糞黏膠惡物，嘔吐立止。所謂欲求南風，先開北

痛也。嘔以慎勿驟補，中焉急蒸則下焦復閉，嘔吐而仍作也。此症与結胸彷彿，彼則往來蛙声不

嘔而能食，則異此耳。二段大便俱閉，脈靜身涼，一安一危，此只在氣通氣塞之間。

○注意逐邪勿拘結糞

可下之症，仍此所條，不必患其但見舌黃心腹痞滿，即以達原飲加大黃下之。若邪在膜原，已有動

機，得大黃促之，而後開門祛賊之法。二三日後，餘邪入胃，仍用小承氣徹其餘毒。大抵客邪貴

乎早逐，乘人氣血未亂，津液未耗，病尚有力，勿拘於下不厭遲之說。俟其糞結，津液為熱所搏，

使變症迭起也。況多有溏糞失下，但蒸作敗醬色，臨死不結者。燥結之不致損人，邪毒實

致殞命也。假令滯下者危結糞初起，氣實頻數窘急者，宜芍藥湯加大黃下之。

○蓄血

大小便蓄血便血，不論傷寒時疫，每因失下，邪熱久羈，血為熱搏，留於經絡，溢於腸胃，腐為紫黑色。

便色如漆，大便反易者，雖結糞得瘀血而潤下，而真元已敗，多至危殆。其有喜笑如狂者，胃熱波

及血分，血中留火，延蔓心家，仍從胃治。發黃一症，胃實失下，表裏壅閉，鬱而為黃，熱更不

泄持血而瘀。凡熱侵氣不鬱而成黃，熱不干血分而結蓄血，因受其邪，故發黃而兼蓄血也。

但蓄血一行，熱隨血泄，黃隨之減。嘗見發熱而無瘀血，有瘀血而不發黃，故以發黃證主任用。

瘀熱專治，瘀血與之凝氣，胃移熱於下焦氣分，小便不利，熱結膀胱也；移熱於下焦血分，膀胱

蓄血也。小腹硬滿，雖小便不利，今小便自利，此責之蓄血也。小便不利，亦有蓄血，然小便自利

乃為蓄血也。冒寒失下，至夜發熱，此熱為血所支，加失下，更致瘀血。初則晝夜發熱，日晡益

甚。既投承氣，晝日熱減，夜則熱亡，此瘀血未行也。宜桃仁承氣湯，服後熱除為愈。或熱時

前後縮短，再服再短，大勢已去也。亡血已多，餘焰尚存，此宜犀角地黃湯調之。至夜發熱之者

瘴瘧者熱入血室，皆為蓄血，并責於下，宜當桃仁承氣湯

大黃 芒硝 桃仁 當歸 芍藥 丹皮

地黃五 白芍二錢 丹皮一錢 犀角二錢研 先將地黃切片搗爛，加水五瀝入藥同煎

○ 發黃疸是腹痛此係病

疫邪傳裏，遺熱下焦，小便不利，邪無輸泄，經氣鬱滯，其傳為疸，身目如金者，宜茵陳湯

茵陳五錢 山梔仁三錢 大黃三錢 茵陳為治疸退黃之專藥，然疸以胃實為本，黃以小便不利為標，故用山梔

退小腸屈曲之火，而大黃為專功。方以茵陳五倍之，是忌本治標之非，退黃小便之難利也。

○邪在胸膈

瘟病胸膈滿悶，心煩喜嘔，而不得大吐，腹不滿而不痛，欲飲，此邪塞胸膈，宜瓜蒂散吐之。

甜瓜蒂一錢 赤小豆二錢研 生山梔仁二錢 煎二沸，再入赤小豆，男並如無瓜蒂，以淡豆豉二錢代之。

○時疫傷寒辨

傷寒有感冒之因，或單衣風露，四肢拘急，惡風惡寒，頭疼身痛，脈浮而數，脈緊無汗為傷寒，脈緩有汗

為傷風。時疫初起，忽覺凜凜，以後但熱而不惡寒。傷寒投劑一汗而解，時疫發散，雖汗不解。傷

寒不傳染，時疫能傳染。傷寒汗解在前，時疫汗解在後。傷寒解以發汗，時疫解以戰汗。傷

寒發斑則病篤，時疫發斑則病衰。傷寒感邪在經，以經傳經，時疫感邪在內，溢於經，經不

自傳。傷寒初起以發表為主，時疫初起以疏利為主。雖同此二症，皆必傳胃，故用承氣等湯導

邪而出。但疫邪為有表而裏不傳者，外則邪留肌肉，內則邪入胃家，故裏氣結滯，表氣亦因而

不通，下以裏氣一通，表氣亦順，於成斑成汗出後脫也。

○ 發斑戰汗

疫邪留於氣分，解以戰汗；留於血分，解以發斑。氣屬陽而輕清，血屬陰而重濁。故邪在氣分易疏透，在血分多膠滯。陽主速而陰主遲，故以汗故速愈，而發斑故遲也。

○ 戰汗

疫邪先傳表後傳裏，忽得戰汗，經氣輸泄，當即脈靜身涼，煩渴頓除。三五日後不待飲食勞碌而復熱，如表邪已解，裏邪未去，纔覺發熱，下之即解。其裏表分傳也，裏氣壅閉，非汗下不可。汗下之未盡，日後復熱，當再下再汗。疫症下後，煩渴減，腹滿去，飲食知味，裏氣和也。身熱未除，脈近浮，此邪拂鬱於經，表未解也。如未得汗，以柴胡清燥湯和之，復不得汗，從漸解也。不可苛求其汗。應下失下，氣消血耗，既下當作戰汗，但戰而不汗危，以中氣虧微，但能降陷，不能升發也。次日當期復戰，厥回汗出者生；厥不回，汗不出者死，以正氣脫，不勝其邪也。戰而厥回無汗，真陽尚在，表氣枯涸，可使漸愈。凡戰而不復，忽痙者死。痙者身如尸，牙關緊目

上視凡戰而不搖動但而浸漫搖動者戰而中和次日當頭汗戰凡戰汗後下後趣三三日
及腹疼不止者以仍燥下者在證已凡積未充積宜芍藥湯
白芍五 當歸五 梔子二 厚朴五 甘草七 善引裏急後重加大黃紅積芍藥白積倍梔子

○自汗

自汗者不日者發而自汗也伏邪中潰氣通汗出邪亦去也若脈長洪而數身熱大渴宜白
虎湯伏戰汗方解者裏症下後續得自汗三四日不止者則汗出熱減則汗出乃表邪也
汗不止者宜柴胡湯若有三陽經症當用三陽隨經加減法與協熱下利投承氣同意若
誤為表虛自汗用黃芪實表及止汗之劑則誤矣若面無神色唇口刺白表裏無陽症
喜熱飲稍冷則畏脈微欲絕忽得自汗者此虛脫急當峻補不及者死若病愈後飲食
及驚動即汗者表裏虛怯宜人參養營湯倍黃芪

○盜汗

裏證下後續得盜汗者表有微邪也若邪去則伏自汗伏邪中潰則作戰汗矣凡人目張則衛

氣行於陽目瞑則衛氣行於陰行陽則汗者於表行陰則欲降於內々內有伏熱又逼衛
氣兩陽相搏熱蒸於外則腠理開而汗出矣若內伏之邪已盡則盜汗自止不止則宜柴胡湯
候之時疫愈後脈靜身涼數日後反得盜汗及自汗此為表虛宜黃芪湯柴胡湯
之 柴胡三分 黃芩分 陳皮分 甘草分 生姜分 大棗二枚 柴胡湯去加人參半夏々表裏實
邪之用人參々々嘔吐去之加半夏
黃芪三錢 五味子分 當歸分 白朮分 蘇木分 如汗不止加麻黃根牡蠣粉此症實者少而虛者
分虛實々々並手有熱無熱實々虛々誤臨證當慎

○狂汗

狂汗者伏邪中潰欲作汗解因其人稟賦充盛陽氣衝擊不能頓開忽然坐臥不安且狂
且躁少頃大汗淋漓狂躁頓止

○發斑

邪留血分裏氣閉塞伏邪不得外透而內潰下之則內壅一通衛氣疏暢或出表為斑則邪從

外邪解，若下後斑出，而則不可大下，若有下証則少与承氣，得下止，若復大下，中氣不振，斑毒

内陷則危，宜托裏舉斑湯

白芍　当归各一下　升麻五下　白芷七下　柴胡七下　川山甲二下炒　若下後斑出，復大下，斑復隱，反加

循衣摸床，撮空理線，脉沉細，本方加人参。若未下而先發斑，設有下症，少与承氣，須

從緩下

○ 數下亡陰

下症以邪未尽，不得已而數下之，間有兩目加澁，舌反枯乾，津不到咽，唇口燥裂，以其人所禀素

多火而陰虧，今重亡津液，宜清燥養榮湯。設熱渴未除，裏症仍在，宜承氣養榮湯

○ 解後養陰忌投参朮

热邪内鬱，陽氣不得宣布，積陽為火，陰血每為熱搏，暴解之後，餘焰尚在，陰血未復，大忌参

耆白朮，用之反助壅鬱，餘邪留伏，為生異証，或周身痛痺，或四肢攣急，或流火結痰，或

勞嗽涌痰，或氣毒流注，皆驟補之為害也。凡有陰枯血燥者，宜清燥養榮湯。若素多痰

及少年平時色慾過度投之恐有賊膈之禁亦宜斟酌大抵時疫全在調理之劑投之不當莫

加靜養節飲食爲妙

柴胡　黄芩　陳皮　甘草　當歸　白芍　生地　知母　花粉　柴胡養榮湯姜棗引

表有餘邪者宜之

清燥養榮湯　知母　花粉　當歸　白芍　地黄汁　陳皮　甘草　燈心引

承氣養榮湯　知母　當歸　白芍　生地　大黄　枳實　厚朴　姜引

裏症未盡者宜之

蔞貝養榮湯　知母　花粉　貝母　瓜蔞實　橘紅　白芍　當歸　紫蘇子

痰涎胸膈不清者宜之

○用參宜忌有前後不同說

參本以助元氣凡邪在表及半表半裏者投之不妨表有實邪古方如參蘇飲小柴胡湯敗毒散是也半表半裏者如久瘧挾虛用補中益氣不但無礙且有功而使暴瘧邪氣正虛投之不爲之不至脹無裏症也夫裏症投之不至備空時疫傳胃至於裡症氣鬱火鬱血鬱濕鬱痰鬱食鬱之類皆爲裏症投之即脹也以實填實也今時疫下後適有暫時之通即投人參目而不脹醫者以爲參之實知不知參乃行裏之補劑下後且通餘邪尚在助邪壞實前

瘧疾仍有失下之故氣血虛耗也有因邪盛數下及大下而損虛也故以人參為將神氣與留此以為因之再三投之必加變症若下後如因胃空下虛因當補益而愈但留邪未盡者故變而邪大再起愈投而變症愈多矣

○下後間服緩劑

數下後膜原尚有餘邪未盡傳胃邪熱與衛氣相併故熱不能頓除當寬緩兩日俟餘邪聚胃再下之宜柴胡清燥湯緩劑調理

柴胡　黃芩　陳皮　甘草　花粉　知母　姜棗引

○下後反痞

邪留心胸令人痞滿下之痞應去今反痞者虛也其人素以他病先虧或因新產氣血兩虛本賦薄弱故因下益虛失其健運邪氣留止故令痞滿愈下愈痞若更用行氣破氣之劑為即壞症宜參附養榮湯

當歸　白芍　生地　人參　附子　乾姜　果如前症一服痞愈倘有下症下後脈實痞未除也

再下之此虛實之分一此有下證下則減者實一此素有濕熱脈之甚數口不渴下後痞反甚也

為虛若潮熱口渴脈數而痞此攻之死矣　按此當以脈之有力無力為憑

○下後反嘔

疫邪留胸膈胃口熱甚皆令人嘔下之當止今反嘔此胃氣虛寒少進粥飲便欲吞酸者宜半夏

藿香湯一服嘔止

半夏一錢五分　真藿香一錢　乾姜炒一錢　白茯苓一錢　廣陳皮一錢　白术炒一錢　甘草五分　姜引　有前後一證首尾

兩變者有患時疫心下脹滿口渴發熱而嘔此應下之證也下之諸症自去

○奪液無汗

下後脈浮洪當汗解三五日不得汗者津液亡也自下證日久失下延日下利純臭水晝夜數十

行以致口燥唇乾舌裂如斷若誤仲景協熱下利法因與葛根黃連黃芩湯服後

不知熱結旁流急以大承氣下其宿糞狀如敗膠利當頓止再服清燥湯一劑脈尚沉再下之

脈浮此下證減去素有濕熱三四日後而中氣和平飲食漸進十餘日作戰汗可解若係下利日

久患熏枯燥飲食平日津液消滲或誤發汗以重亡其血也可見脈浮身熱而汗不解血燥津枯非
液不汗昔人謂奪血無汗者此義也

○補瀉重施

証本虛人耽閣失治本而傳為霧(?)邪大邪重閉耗氣搏血精神張矣邪大勝正以致循衣摸
床撮空理線筋惕肉瞤肢体振戰目中不了了皆因失下之咎邪熱未除元神將脫補則邪壽
今欲攻則虛不勝攻不得已勉用陶氏黃龍湯本於回生於萬一耳

大黃　厚朴　芒硝　人參　地黃　當歸　按此証因庸醫耽閣失於攻下補虛而
邪回大實不瀉邪何以去此用參地以回虛承氣以逐實補瀉重施之法也若使用承氣下証稍減
神思稍甦旋而肢体振戰怔忡驚悸心內如人將捕之狀四肢反厥眩暈鬱冒項背強直併前
循衣摸床撮空等症此皆大虛之候急用人參養營湯虛証少退可適痊若有偏寒偏熱
俱宜分邪而大熱燥症人參偏于益陽有助火之弊不可不知

人參養營湯　人參　麥冬　五味　地黃　歸身　白芍　知母　陳皮　甘草　如木方

肉食而病，逼暴不改，停積在胃，用大小承氣下之。惟見鼻冰冷甚者，承氣中加人參一味，可以
鼓舞胃氣，宿物必動也。

○藥煩

症下失下，真氣虧涸，及投承氣大吐頻下，汗出聲啞煩躁，頭上汗，手足厥冷，甚則振戰，心煩坐卧不
安，如狂之狀，此中氣素虧，不勝藥，名爲藥煩。遇此症急投姜湯，即以藥中多加生姜煎
服，更宜均兩三次服，以防嘔吐之例。

○停藥

服承氣後腹中不行，本次日方行，或半日仍吐原藥，此因久病失下，中氣大虧，不能運藥，名爲停
藥。乃天元幾絕，大凶之兆也，宜生姜以和藥性，或加人參以助胃氣。更有邪病實病重劑輕
亦令不行，此須以脈之有力無力爲據。

○虛煩如狂

時疫坐卧不安，手足不定，左右擾動，本循衣摸床，撮空撚線，手時伸縮，六脈不甚顯，尺脈不

不回。乃時斷時續。根原虧損。因不勝邪。元氣不能主持。故煩燥不寧。法當大補。然有急下者。或下後厥回。尺脈至。煩燥少定。此邪氣少退。正氣暫復。微陽少伸也。不一二時邪氣復聚。前証又起。勿以前下得效。再下之。再下則死。急宜峻補。此証表裏無大熱。下証不備者。庶幾可生。

〇 神虛譫語

應下稽遲。血竭氣耗。煩熱譫語。諸下証具而數下之。渴熱并減。下証悉去。五六日後譫語不止。此不可為實。此邪熱去而元神未復也。宜清燥養榮湯加辰砂一錢。

〇 奪氣不語

時疫下後。氣血俱虛。神思不清。惟向裏床睡。似寐非寐。似寤非寤。呼之不應。此正氣奪也。若攻之脈反數。四肢漸厥。此虛之禍也。凡見此症。表裏無大熱。宜人參養榮湯。能食者自然虛回而神思自清。不必服藥。不食者正氣愈奪。虛症轉加。法當峻補。

〇 老少異治

三春旱草。得雨滋榮。殘臘枯枝。雖灌弗澤。凡年高之人。最忌剝削。設投承氣。以一當十。設用參朮。則十不抵一。

老年榮衛枯涸，不若少年之血氣充盈也。但內邪氣一陷，正氣隨傷，故以老年情猶少年慎補之誤用也。亦有年高稟厚、年少賦薄者，此又當從權。

○妄投破氣藥訣

時疫心下脹滿，邪在裏也。若用青皮、枳實、檳榔、諸香燥破氣之品，雖暫寬脹，則誤矣。不知內壅氣閉，原有主客之分，假如根本七情之鬱，肝氣上升，飲食之停，胃中填實，本無外來邪毒相干，故木香、砂仁、豆蔻、枳殼之類，氣閉故通矣。今疫毒傳入胸胃，以致升降之氣不利，因而脹滿，但使邪氣一除，本位氣自然升降。若用破氣之劑，但傷正氣，于毒何有？法當用小承氣。若復腸胃燥結，下既不通，中氣鬱滯，而膜原客者表之邪亦無從進退之路，致而痞滿燥實之症，得大承氣一行，誠所謂一竅通而諸竅皆通也。腸胃之氣舒而膜原客之餘邪亦必隨胃乘勢而下，已是邪結並去，脹滿頓除，皆藉大黃之力。大黃本非破氣藥，以潤而能降，故逐邪拔毒，破結導滯，加以枳朴者，不過佐使之爾。

○妄投補劑訣

疫邪不除淹滯日久必至危殆醫者見之輒用補劑不知無邪不病邪去則正氣自復何患虛也今投補劑邪氣益固正氣日鬱轉鬱轉熱愈補愈鬱循環不已以至於亡委而天數究哉

○妄用偏寒藥論

疫邪結於膜原與衛氣并固而晝夜發熱五更稍減日晡益甚與癉瘧相類但時疫熱時長多耳且其始也邪結膜原氣併為熱胃本無病誤用寒涼妄伐真氣此其誤一也及邪傳胃煩渴口燥舌乾苔刺氣噴如火心腹痞滿午後潮熱此應下之症醫師用芩連梔柏專務清熱不知熱邪在胃阻礙正氣鬱而不通智者必投承氣逐去其邪氣行火泄而熱自已若用寒涼何異揚湯止沸不知黃連苦而性滯寒而氣燥與大黃均為寒劑大黃走而不守黃連守而不走一燥一潤一通一塞相去甚遠且疫邪終始通行為治若用黃連等反致閉塞之害邪毒何由泄也

○大便

熱結旁流協熱下利大便閉結大腸膠閉總之邪在裏其證不同在通塞之間耳

協熱下利者其人平日大便不調邪忽入胃便作煩渴一如平時泄瀉稀糞其色但焦黃不敗此伏邪傳裏

不拘時前或胃。至午後。潮熱便作泄瀉。至夜熱退。泄瀉亦減。次日不作潮熱。利之後。腹痛愈。潮熱未除。利不止者。宜小承氣。微下餘邪。再利自止。利止二三日後。午後忽加煩渴。潮熱下泄。仍如前證。此伏邪未盡。復傳入胃也。治同前。

大便閉結者。疫邪傳裏。內熱壅鬱。宿糞不行。蒸而爲結。漸至堅硬。下之結糞一行。瘀熱自除。諸證悉去。

熱結傍流者。以胃家實。內熱壅閉。先大便閉結。續得下利。純臭水。日三四度。或十數度。宜大承氣下結糞。而利立止。若服湯不得結糞。仍下利臭水。及所進湯藥。因大腸邪勝。失其傳送之職。邪猶在也。宜更下之。

大腸膠閉者。其人平素大便不實。設遇疫邪傳裏。但蒸作極臭之物。如膠漆。至死不結。愈蒸愈閉。以致胃氣不能下行。疫毒無路而出。不下即死。但得黏膠一去。下證自除。霍然而愈。

疫痊愈後三五日。或數日。反腹痛裏急。非前病原也。此下焦別有伏邪所發。欲作滯下也。發於氣分則爲白積。發於血分則爲紅積。氣血俱病。紅白相兼。邪盡利止。未止者。宜芍藥湯。

愈後大便數日不行，別無他病，此是三陰不足，以致大腸虛燥，不可攻。俟飲食漸加，津液流通，自能潤下也。或作蜜煎導之，或用豬膽汁導之，甚則宜六味湯。 愈後脈遲細而弱，每至黎明或夜半便作泄瀉，此命門真陽不足，宜七味湯。如有雜症屬實者，宜大黃丸下之乃愈。

六味湯　當歸七五　白芍一錢　地黃一錢　天門冬一錢　肉蓯蓉三錢　麥門冬一錢　日後又服宜六味丸十補湯

六神湯　破故紙炒錘碎二錢　熟附子一錢　遠志肉一錢　白茯苓一錢　人參一錢　甘草八分

○小便

熱入膀胱，小便赤色；邪入膀胱，于本氣分，小便閉澀；于血分，溺血、蓄血，各邪所致，小便數急。

膀胱虛，則小便自遺；膀胱熱，則小便閉塞。 熱入膀胱，其邪在胃，熱灼于下，其在膀胱，但有熱而無邪，惟令小便色赤，其治在胃。 邪入膀胱，此乃瘟邪分布下焦，入于膀胱，從胃宜來，治在胃，兼治膀胱；若純治膀胱，胃邪乘勢擁入，死者治矣。若腸胃無邪，獨小便急數，或白膏如馬遺，治在膀胱，宜豬苓湯。

陶氏曰：凡發汗後譫熱而煩，小便不利，加辰砂，調辰砂末服。昏躁，辰砂除煩熱也。

豬苓湯　豬苓二錢　澤瀉一錢　滑石五分　甘草八分　木通一錢　車前二錢　燈心引。邪干血分，蓄血之

桃仁湯　桃仁研三錢　丹皮一錢　當歸一錢　赤芍一錢　阿膠二錢　滑石五分　小腹按之硬痛，有蓄血也，加大黃三

邪干血分者用此

三和上炒振吉湯

○ 前後虛實

病有先虛後實者宜先補而後瀉有先實而後虛者宜先瀉而後補先虛後實者如他病先虧或因年高血弱或因素有內傷勞倦或因新產下血過多或素有吐血及崩漏之證時疫將發乃留舊疾或吐血或崩漏以致亡血過多而疫症漸漸加重者宜先補而後瀉瀉之如疏導之劑併承氣下藥也此萬不得已而投補劑虛症少退便宜治疫若補劑連進必助疫邪為先實而後虛者疫邪應下失下血液為熱搏盡原邪仍在宜急下之邪退六七急宜補之虛回五六勿再補下後果虛添虛證此方補若意揣其虛不見虛證輕用補劑貽害不淺

○ 脈厥

時疫見裏症神色不敗言動自如別無怪證忽然六脈如絲細微而軟甚至於無然其症不應有是脈今有此者係應下失下內結壅閉營氣逆於內不能達於四末此脈厥也亦有過用黃連石膏諸寒劑強遏其熱疫邪愈結脈益不行若以為陽症陰脈以為不治誤人性命多矣若以人參生

脉散補之，補之旋遶矣。宜承氣湯下之，下之一脉自復。

○脉证不應

表证脉不浮者，邪微也，非弦痛引正氣也；汗之。裏证脉不沈者，邪微不弦，邪鬱正氣也，沈下之。陽证見陰脉者可生也，神色不敗，言動自如，乃稟賦脉也，再問前此脉，乃脉厥也。下後脉實之者，愈也。但内症減，後有痰脉，乃天年脉也。夫脉之一道，兩取須以神色氣形色病证相參，以决安危。

○體厥　陽症陰脉，月次如此，為体厥。

有稟賦肥白之人，月鬼時疫，症口燥舌乾，脉刺如錐，不時太息，咽喉腫痰，心腹脹滿，按之痛甚，渴思冰水，日晡益甚，小便赤澀，涓滴痛甚。下证悉具，但通身冰冷，指甲青黑，二脉如無，似有似無。醫者指為陰症，引陶氏以脉分陰陽，全在有力無力，主用附子理中湯。予以脉证相參，表裏互較，此為陽症之極也，因内熱之極，氣道壅閉，乃至脉厥，乃陽鬱則四肢厥逆，况且素稟肥盛，尤易壅閉，今亢陽已極，以至通身冰冷，乃体厥也。擬急投承氣湯，而醫者指為陰毒，進附子湯，下咽如火，煩燥頓加，逾時而斃。

○乘除

病有先虛後實非補即瀉何有乘除設遇既虛且實如補瀉兼用當詳孰先孰後須少俟可後乃免隨其症而調之　有寡婦青年鬱怒且有吐血證歲三四載三月間忽而發熱頭疼身疼不惡寒而微渴若惡寒不渴乃當冒風寒今不惡寒而渴故疫也至第二日舊病大作吐血倍常更加眩暈手振煩燥飲食不進抽搐加重移時煩燥醫以指為舊症以發熱為陰虛火旺以瘀身疼為血虛甚議補劑余曰吐血內有結血瘀血不歸經所以吐也結血牢固所以吐矣今日瘀而發熱為虛邪去而實如投補劑必則以實填實虛者補益結則以實填實血必上溢若攻之其結則中和後阻血自歸經矣於是暫用人參以以茯苓歸芍枝之兩劑虛症稍減熱亦稍退醫以為用參得效遂多續進漸覺心胸煩悶腹中不飢有氣衝歲不息此氣不時上升便秘以燥心下難過終夜不寐時喜按摩搥擊此皆外加者之變症也所以然者由有三分之瘀已之虛三分之熱遂有七分之虛任彼枯澀陽氣內陷故有十分之熱分而言之其內是三分實熱七分虛熱也而則本氣空虛不當邪搏故之有餘之證但虛之任邪懊憹鬱冒眩暈而已今

投補劑，反助疫邪，正邪相搏，於加者所以變症百出，不知氣[illegible]之以[illegible]

○ 雜氣論

疫邪之來，皆有之，如一時衆人發頤，或時衆人頭面浮腫，俗名大頭瘟，或時衆人咽痛，或時音啞，俗名蝦蟆瘟，或時衆人瘧痢，或為痺氣，或為痘瘡，或為斑疹，或瘡疥疔腫，或時衆人目赤腫痛，或時衆人嘔血暴下，俗名為瓜瓤瘟、探頭瘟是也，或時衆人瘿痎，俗名疙瘩瘟是也。為病種種，難以枚舉。大約病偏於一方，延門合戶，衆人相同，為病雖是雜氣之一也。雜氣為病最多，而擧皆拘於五運六氣，如霍亂吐瀉、瘧痢、暴注腹痛、傷腸痢之類，俱是雜氣，未嘗一類也。至一切雜症，無因而生，並皆雜氣所成，惟向風寒暑濕所見之氣求之，錯認病原，何以為治。

○ 論氣盛衰

時疫盛行，無不傳染，人皆知為疫。若其年疫氣少衰，沿門不拘，而以為傷寒，不知脈症與盛行之年纖悉相同，用藥無毫無差別。至於時疫之時，皆有疫氣流行之年，衆人以[illegible]目為名，某投以藥劑之劑，要之皆大實，每誤投溫[illegible]，尚謹誤用補劑及過下之藥，而為痼疾矣。

○蚘厥

疫邪傳裏，胃熱如沸，蚘動不安，下既不通，必反而上。但治其胃，蚘厥自愈。醫家妄引傷寒論臟寒蚘上入膈，又云胃中冷必吐蚘之文，輙用烏梅丸、理中安蚘湯，細辛、附子、乾姜、川椒皆辛熱之品，如火上添油，誤人多矣。

○呃逆

胃氣逆則為呃逆。吴中稱為冷呃，輙認胃寒，不知寒熱皆令呃逆，必以本證相參，不可輙用丁茱姜桂也。治法各從其本證而消息之。如見白虎證，則投白虎；見承氣證，則投承氣；膈間痰閉，則宣導其痰；如果胃寒，丁香柿蒂散宜之，不若四逆湯功効殊捷也。要之，但治本證，其呃自止，他可類推知。

○似表非表，似裏非裏

時疫初起，表裏阻隔，裏氣滯而為悶，表氣滯而為頭疼身痛。醫見頭疼身痛，認為傷寒之表症，用麻黄、桂枝、香蘇、葛根、九味羌活之類，強發其汗，妄耗津液，使氣先傷，邪氣不潰，依然若熱又有熱邪傳裏表氣不能通於內必壅於外每至午後潮熱々甚則頭脹痛熱退則已誤為表症妄投升散之劑使氣愈實邪氣上升則疼轉甚下後裏氣一通使氣降而頭疼立止若果感冒頭疼無時不疼為可辨也且有別症相參不可一途而取若汗下後脈靜身涼渾身肢節反加疼痛一如被杖一如墜傷少動則痛苦呼號此經氣虛營衛行澀也三四日經氣漸回其痛自止不可妄引經論認風濕相搏一身盡痛迭投疏風勝濕之劑也 傷寒傳胃便作譫語下之時疫初起便作潮熱熱甚亦作譫語者誤為裏症妄用承氣伐無辜矣若伏邪附近於胃邪未入府亦潮熱譫語如未瘥熱甚亦作譫語惟瘧不惡寒但作潮熱之間作胃實即表裏不明何以用藥

論食

時疫有首尾能食者邪不傳胃也有愈後數日潮熱不思食者微邪在胃正氣衰弱強與之即為食復者下後一日便思食々之有味當少與之不可過之如有加吞酸反覺無味胃氣傷也當停穀一日胃氣復々思食之漸進之有愈後十數日脈靜身涼表裏俱和但不思飲食者中氣不振當以粥飲迎之得穀氣則思食是久餓而厭食也以參一錢煎湯與之少引胃氣思食即勿服

○飲水

煩渴思飲酌量與之若引飲過多水停心下名曰停飲宜五苓散如大渴思冷不冷此時當酌與內熱之極飲冷相救古冝如不與飲冷當以沸湯與之至不思飲則胃和矣

四苓湯　茯苓二錢　澤瀉一錢　豬苓一錢五分　陳皮一錢　取長流水煎服

○損復

邪之傷人也如傷氣傷血傷肉傷筋傷骨邪既退如復氣復血復肉復筋復骨以至脆者易損之易復也今以脉証俱平飲食漸進忽然肢体浮腫則有二説若此爲氣復未病後血未復氣暴復血乃氣之依歸氣來依歸故爲浮腫靜養自愈忌妄用行氣利水藥也病後三焦受傷不能通調水道下輸膀胱肢体浮腫此水氣也與氣復絕宜金匱腎氣丸及腎氣藥若誤用行氣利水藥虛而又虛凡水氣見於肢体常疑而畏又有大病後四肢脫力若癱瘓約數日手足方動之宜靜養爲宜

○標本

說竅爲人身之戶牖，邪自竅而入，亦自竅而出。經曰：未入於腑者，可汗而已；已入於腑者，可下而已。麻徵君復立汗吐下三法，總是導引其邪從門戶而出。今時疫首尾一於熱，獨不言清熱者，是因邪而發熱，但治其邪而熱自已。夫邪之與熱，形影相依。若連解毒湯、黃連瀉心湯，以寒涼清熱，既無汗吐下之能，焉能使邪從竅出，是忘其本而治其標，何殊小兒捕影。

○ 行邪伏邪之別

凡邪所客，有行邪，有伏邪，故治有難易，取效有遲速。行邪如正傷寒，始自太陽，或傳陽明，或傳少陽，或自三陽入胃，其無根蒂，在經汗解，入胃下之，藥到便能獲效。若時疫伏於膜原，營衛所不關，藥石所不及，至其發也，邪毒漸張，內侵於腑，外淫於經，諸症漸顯，乃可得而治之。此時然使邪毒速離膜原，便是治法，全在後段工夫。識得表裏虛實，更詳輕重緩急，投劑不致差謬，百當受之，最爲切要，誤治之失，致殞命之理。

○ 應下諸症

舌胎由白變黃　邪在膜原舌白，入胃則變黃，胎老而沈香色宜下

黑胎　邪毒在胃熏騰于上而生黑胎，有黄胎老而焦色，故有津液潤澤作燥黑胎，故有舌上

乾燥作破黑胎，故下之，次黑皮自脱。又有一種舌上全黑而色胎，此任氣，亦下後始得多

見此陰證之有此。下後裏證去者，舌黑胎皮未脱也，不可再下，有下證方可下也

舌芒刺　熱傷津液，此疫毒之最重者，急下之。老人微疫，無下證，舌上乾燥易生胎刺，用生脉散

生津潤燥，芒刺自去

舌裂　日久失下，血液枯極，多有此症；又熱結旁流，日久不治，在下則津液消亡，在上則邪火上炎

之，有此症，急下之，裂自滿

舌短　舌硬　舌卷　皆邪氣勝，真氣虧，急下之，邪毒去，真氣回，舌自舒

白砂胎　舌上白胎乾硬如砂皮，一名水晶胎，乃自白胎之時，津液乾燥，邪入胃而不知變黄，宜急

下之　白胎潤澤者，邪在膜原，邪微胎亦微，邪盛則胎如積粉，未可下，久而胎色不變，别有下

症，服三消飲，次早舌即變黄

唇燥裂　唇焦色　唇口皮起　口臭　鼻孔如烟煤　胃家熱毒有此症，固當下，唇口皮起仍

用別証互發鼻孔煤黑疫毒在胃下之無疑

口燥渴 豈有下症者宜下之下後邪去胃和渴自減若服花粉門冬知母葛根生津止渴誤矣若大汗脈長洪而渴不可下宜白虎湯汗出身涼渴自止

目赤 咽乾 氣噴如火 小便赤黑 涓滴作疼 小便臭 揚手擲足 脈沈而數 皆為內熱之極下之無疑

潮熱 邪在胃者宜下又有不可下者詳在於裏如裏熱入血室神昏譫語三條之下

善太息 胃家實呼吸不利胸膈痞悶每欲引氣下行故然

心下滿 心下高起如塊 心下痛 腹脹滿 腹痛按之愈痛 心下脹痛 皆胃家邪實內結氣閉宜下之氣通則已

頭脹痛 胃中實氣不下降下則頭痛立止如起頭疼別無下証者不可下

小便閉 大便不通氣結不舒大便行小便立解誤用行氣利水藥無益

大便閉 豈有下証下之無疑有血液枯竭無表裏証為虛燥宜蜜導膽導

大腸膠閉　平日大便不實適疫邪入裏但蒸作極臭狀如粘膠愈粘愈閉以致胃氣不能下

疫毒無路可出不下即死但得粘膠一下證自除而愈

協熱下利　熱結傍流　並宜下

四逆　脈厥　體厥

並屬氣閉陽氣內鬱不能四布於外胃家實也下後反見此証乃因虛憊宜補

發狂　胃實陽氣盛也宜下之　有虛煩似狂有因欲汗作狂忌下

○應補諸症

向謂傷寒無補法謂邪閉其毒邪火益熾也此言其常也若其變則又有應補者或日久失下形神

幾脫或久病先虧或先受大勞或老人枯竭皆當補瀉兼施虛証少退切忌再補補後虛証不

退及加變症者危下後虛証不見乃宜之度其虛極須補劑凡用補本日不見好處乃不宜補若人

參為益元氣之極品開胃氣之神丹下咽後效當立見若用參之後元氣不回是投之不當也急宜

另作張主治之用之恐生變症

○陰症罕者論

傷寒陰陽二症，方書皆對待言之。讀者每遂謂二症世間均有之，所以臨證之際，先將陰陽縈繞於胸次，最易成誤。不知陽症似陰，世多有之，而已。傷寒時疫待入胃家，陽氣內擾而不能外布者，每有之逆，所謂陽厥也。厥微熱亦微，厥深熱亦深。厥深者，甚至冷過肘膝，脈沉而微，甚至通身冰冷，脈微欲絕，互有輕重，總是陽厥。夫時疫熱病也，從無感寒，陰自何來？治疫數百人，總是一二正傷寒；治傷寒數百人，總是一二真陰症。何況時疫，並是熱而陰症耶？

○陽症似陰

凡陽厥，手足皆冷，甚者冷過肘膝，甚至指甲皆青黑，通身冰冷，血凝青紫成片，或六脈無力，或脈微欲絕，乃審因症氣噴如火，齦爛口臭，煩渴譫語，口燥舌乾，舌苔黃黑或生芒刺，心腹痞滿，小腹疼痛，小便赤色，涓滴作疼，非大便燥結，即大腸膠閉，非協熱下利，即熱結旁流之真症。凡陽症則不陽厥，不發斑，誤投溫劑，禍不旋踵。　陽症似陰者，時疫由膜原傳氣先熱，目見黃熱，以致四肢逆冷。傷寒由陽經發熱，脈浮而數，自外傳裏，裏氣壅閉，脈

伏方脈乃至四肢厥逆者死一日半共真陰先竭則更定而不黄熱也脈沉但有四肢逆冷

急投附子回陽湯十二失治即死　凡陽症似陰者外寒而内熱故小便赤澀陰症似陽者格

陽之症也上熱下寒故小便清白如小便赤者熱甚不失一

〇　腹脹浮腫

時疫潮熱而渴舌黄身疼心下痞悶腹時喉脈數乃下之症也外有通身及面目浮脹喘急不

已小便不利此疫毒小腸因三焦壅閉水道不行也但此大疫小腸自已宜小承氣湯而有單

腹脹而後疫也治在疫者早年曾患水腫因疫而發也治在疫脹自愈者通身浮腫下

俱蓋也臍凸陰囊及陰莖腫大色白小便不利此水腫也繼又身大熱午後益甚煩渴心下

滿悶喘急大便不調此又加疫也下後腫不除反加腹滿宜承氣加甘遂二分弱人量減此水

腫兼疫水在表疫在裏也故兼治之時疫愈後數日先目足浮腫小便不利腫漸至心腹

而喘此水氣也治在水時疫愈後數日先目足浮腫小便如常至通身浮腫而不喘別無所

苦此氣復也蓋血乃氣之依歸氣先血而生無所依歸故浮腫了時疫身体羸弱言不足以聽

氣不足以息。得下証者，與氣下証皆屬虛。虛之眩暈欲死，氣虛不足以勝也。但救肺氣，宜補
則心腹脹悶。攻之不可，補之不可，宜之。則元氣不敷，故邪沈匿膜原，日惟咳，小愈，以後忽加心腹脹
滿煩冤。如內見沈匿之邪，方引伏表裏也。宜承氣去營，陽設表脹未除，宜微汗之。時疫內
裏症失下，以致面目浮腫，及肢體微腫，小便自利，此表裏氣滯，非水腫也。宜承氣下之，裏
氣一通，表氣自順。若元氣敗，期月猶有脾虛者腫，補之可愈。姙婦多此病，治同前，但當少
與之，逐劑下。

○ 服涼劑反熱

陽氣通行，溫養百骸。陽氣閉塞，鬱而而為熱。火鬱又根於氣，須氣為之運也。設以火隨氣弱
之，陰氣陷。陰氣者阻滯火氣，屈曲而熱。亦有疫邪者，未出膜原，氣為之阻。時疫則胃氣求伸
而不能遂，遂之以寒劑，遏抑胃氣，益不伸，火更鬱，是以反熱也。往往服苓連梔柏之類，
病人反覺其熱，學者不可不究心知。

○ 知一

凡受疫邪始則晝夜發熱或頭身疼舌上白胎漸加煩渴乃人之常也至于變則或嘔或吐或咽喉乾燥或痰涎湧甚或純發熱而兼寒寒或先寒而後發熱或先惡寒而後發熱以後或寒少而熱多或晝夜發熱或但潮熱余時稍緩隨外解者則戰汗狂汗自汗盜汗盜汗或發斑或淋滴尿閉結者或胸膈滿悶心腹脹滿心疼腹痛胸膈痛大便不通或便泄瀉閉協熱下利熱結旁流黃胎黑胎口燥舌裂舌生芒刺舌色紫赤鼻孔如煙煤發黃畜血吐血衄血大小便血汗血嗽血齒衄血有發頤疙瘩瘡者有首尾能食者有絕穀一兩月者有無故反覆者有愈後退爪脫髮者有言語顛倒口噤不能張昏迷不識人足腫不能伸唇口不住牽動手足不住振戰直視圓睜目瞑上視口張聲啞舌強遺尿遺糞項強發痙手足俱痙筋惕肉瞤循衣摸床撮空理線種種不同因其氣血虛實不齊臟腑稟賦各異所以受邪氣亦因其所受之經輕重兼雜氣而病一氣自為一病故病又因人而變學者能通其變則治疫必當矣

○四損不可正治

凡大勞大欲及大病久病後氣血兩虛陰陽俱竭名爲四損此時又加疫正氣先虧邪氣自陷
氣不足以息言不足以聽或欲言而不能感邪雖重反無脹滿痞塞之症誤用承氣正氣愈損邪氣
愈伏矣　若真血不足者其面色萎黃唇口剝白或因吐血崩漏或產後亡血過多或腸風藏毒所
致感邪雖重面目無陽色誤用承氣營血愈消邪氣益加沈匿　若真陽不足者或四肢厥
逆或下利清穀肌体惡寒恒多泄瀉至夜益甚或口鼻冷氣感邪雖重反無發熱燥渴胎
刺等症誤用承氣陽氣愈消陰凝不化精加委頓真陰不足故五液乾枯肌膚甲錯感邪
雖重應汗無汗應厥不厥誤用承氣津液枯涸邪氣留滯而病益加也凡遇此証當從其損
而調之調之不愈者稍以常法治之治之不及異俟于第一下

○　勞復　食復　自復

疫邪初退脈証俱平但元氣未復或因勞動諸証復起惟脈不沈而弱此爲勞復蓋氣爲
火之舟楫真氣方長勞而復折某經氣陷則火隨陷于某經陷于經絡爲表熱陷于臟腑
爲裏熱虛甚熱甚虛微熱微治法輕則靜養重則大補氣血忌用承氣及寒涼之劑宜安

神養血湯使真氣一回表裏通暢所陷之火隨氣輸泄自然熱退 一若飲食所傷者吞酸
吐噯者心腹滿悶而加熱輕則損穀自愈重則消導之 若无故自復者以伏邪未盡當問前
得某證所發亦某證稍與前藥撤其餘邪

安神養氣湯　茯神　棗仁　當歸　遠志　桂枝　白芍　地黃　陳皮　甘草　加龍眼肉　黃

○ 感冒兼疫

疫邪伏而未發因感冒風寒觸動疫邪既有感冒之因復有風寒之脈證先以發散汗之
一二日續自頭疼身痛潮熱煩渴不惡寒此風寒去而疫邪發也以疫法治之

○ 瘧疾兼疫

瘧疾二三發或七八發後忽然晝夜發熱煩渴不惡寒舌生苔刺心腹痞滿飲食不進下證漸具
此疫著而瘧隱也以疫法治之　疫症晝夜純熱心腹痞滿飲食不進下後脈靜身涼或間
日或每日時惡寒而後發熱如期此疫解而瘧邪未盡也以瘧法治之

○ 溫瘧

瘧之寒熱如期何時脈靜身涼此常瘧也設傳胃者必現裏症名為溫瘧以疫治者生以瘧治者死裏證者下證也下後裏證除寒熱獨存者是疫減而瘧仍在也瘧邪未去者宜疏邪去而瘧勢在者宜截瘧在而挾虛者宜補疏以清脾飲截以不二飲補以四君子

○ 疫痢兼證

下痢膿血更兼發熱而渴心腹痞滿嘔而不食此疫痢兼證也最為危急夫疫胃家事也既傳入胃每從下解必借大腸之氣而傳送而痢則大腸家事也大腸不能傳送故正糞不行何能載毒而出毒氣羈留在胃敗壞真氣耗氣搏血神脫則死凡遇疫痢兼者痢尤為吃緊宜檳榔順氣湯治其下痢頻數裏急後重舌苔黃色有裏症者

檳榔　白芍　枳實　厚朴　大黃　生薑引

○ 婦人時疫

婦人偶有時疫與男子無異惟經水適斷適來及崩漏產後與男子不同夫經水之來乃諸經血滿歸注於血室下為月水血室一名血海即衝任脈也為諸經之總任經水適來疫邪不入胃乘

势入于血室故夜则昏热谵语盖卫气昼行于阳不与阴争故昼则明了夜则与邪搏故昏热谵语昏热而谵语故曰为热入血室有轻重之分不可胸膈并胃成邪勿以谵语为胃实妄攻也但使热一随血下自愈若有结胸状者血因邪结也当刺期门以通其结柴胡汤治之未任小通欲血室也虚邪乘虚入任气不振不能鼓散其邪最为难治且不从血泄邪何由解与适来者有血虚血实之分宜柴胡养荣汤新产亡血过多冲任空虚与素善崩漏任气久虚皆能受邪与经水适断同法

妊妇时疫

孕妇时疫设有下证即随证施治慎勿惑于参术安胎之说也若用参术邪火壅郁热毒愈烁胎愈不安用承气逐去其邪火毒消散气回而胎自固大黄为反为安胎之圣剂若腰（腹）痛如锥腰疼如折此将堕兆主堕之候服药亦无及惟投承气可以全母命盖一有内换故不可已但当从其权而调之产后同法如其权而误补必死

小儿时疫

小兒諸胃風之症痢等證或共為一道時疫但凡其身熱而發其氣疾身痰也但凡其不思飲食心胸膨脹謂其內傷乳食而發其疫邪侍胃也但凡其嘔吐更心口渴下利謂小兒吐瀉之常而發其協熱下利也小兒脾弱嬌嫩筋骨柔脆一染時疫延挨失治或二目上視而發驚搐肢作發痙十指鉤曲或則角弓反張謂謾驚風故抱龍丸等或神門眉心亂灸艾火如火加油死者何可勝紀夫時疫流行大人皆染小兒豈能不染因氣血柔脆故死之甚者耶

小兒太極丸

天竺黃半 膽星半 大黃三錢 射香三分 冰片三分 僵蚕三錢 共為細末端午日午時

仍合糯米湯為丸硃砂為衣姜湯送下

○ 主氣交

凡人素有脾虛羸弱等症或久病或內傷虧血或吐血衄血咳血用力過勞遺精白濁精氣枯竭必致崩漏帶下血枯經閉之類皆肌肉消瘦肺氣不足此際積感疫氣醫家凡其穀道食慾絕胸膈痞悶身疲發熱微夜不眠指為原病加重以絕穀為脾虛以身疲為血虛以不寐為神虛遂投參朮歸地茯神棗仁之類愈進愈危殊不知疫法治之發熱減半而時時醒穀食稍進

但數脈不去，肢体時疼，胸脇錐疼，已嫁不愈，此時補〻則邪愈熾，瀉〻則損脾壞胃，滋〻則

膠邪愈固，散〻則經絡益虛，疏〻則精氣益耗，守〻則日漸近死矣。但若其伏邪已潰，表裏

分傳，裏證既除，正氣衰微，不能脫出表邪，留而不去，因與血脈合而為一，結為痼疾也。肢体時疼

者，邪與營氣搏也；脈數而熱不去者，邪火內鬱也；脇下錐疼者，火邪結於膜膈也；過期不愈

者，凡疫邪交卸，近在一七，遠在二七，甚至三七，過此不愈者，因失其治，不為壞證，即痼疾也。客邪膠固

於血脈，久而愈錮，治法當乘其大肉未消、真元未敗，以三甲散治之。

鱉甲一錢 龜甲一錢，酥炙 川山甲土炒黄，研五分 蟬退五分，洗乾 僵蚕白硬者，切斷，生用五分 牡蠣煅為末五分，咽燥者斟酌用 䗪虫三個，乾者

擘碎，鮮者搗爛，和酒少許取汁入湯藥同服，渣入諸藥同煎服 白芍酒炒七分 當歸五分 甘草三分 素有老瘧或瘴瘧加牛夕一錢、

何首烏一錢；有鬱痰者加貝母一錢；有老痰者加瓜蒌霜五分，善嘔者勿用；若咽乾作癢者加花粉、

知母各五分；素燥嗽者加杏仁搗爛一錢五分；內傷瘀血者倍䗪虫，炒乾漆炒烟盡為度，及桃仁搗爛一錢，服

後病減半勿服。

○統論疫有九傳治法

疫邪之來，入於鼻口，伏於膜原，已發之後，其證加發熱，脈洪而數，此其證同，宜達原飲疏之。及其傳變，有當以其表裏分異耳。有但表而不裏者，有但裏而不表者，有表而再表者，有裏而再裏者，有表裏分傳者，有表裏分傳而再分傳者，有表勝於裏者，有裏勝於表者，有先表而後裏者，有先裏而後表者，凡此九傳，其病則一也。

試詳但表而不裏者，其證頭疼身痛，發熱而復凜凜，內無胸悶腹脹等症，穀食不絕，不煩不渴，此邪外傳，或自斑消，或從汗解。斑則有斑疹、桃花斑、紫雲斑，汗則有自汗、盜汗、狂汗、戰汗，此病氣使然。但得汗斑即愈，間有汗出不徹而熱不退者，宜白虎湯；斑出不透而熱不退者，宜舉斑湯；有汗斑並行而愈者；若斑出不透，汗出不徹而熱不除者，宜白虎合舉斑湯。

間有表而再表者，膜原伏邪未盡，或二三日，或四五日，依前發熱，脈洪而數，及其解也，斑者仍斑，汗者仍汗，如前愈，仍照前法治之。

但裏而不表者，外無頭疼身痛，繼而亦無三斑四汗，惟胸膈痞悶，欲吐不吐，雖得少吐而不快，此邪傳裏之上，宜瓜蒂散吐之，邪減病已。若邪傳裏之中下，心腹脹滿，不嘔不吐，或大便燥結，或熱結旁瀉。本協熱下利，本大腸脫閉，並宜承氣等去其邪，邪去病已。上中下皆痛者不可下，下則爲逆，但宜承氣等。立上上邪順法而下，嘔吐止，心脹液消治。

復發熱，反加孔痰，身疼，脈浮者，宜白虎湯汗之，服之不得汗者，精液枯竭也，加人參覆汗則汗解。

若大下大汗之後，表裏之證悉去，繼而遍身疼，身如被杖，甚則不可反側，周身骨寒而痛，非表證也，經氣斷回，身疼自愈。

凡疫邪再表再裏，或再表裏分傳，如醫家不鮮，反責病者不善調理，病者反誤用藥，有誤致病復起，不知病勢尚有者，但以病者精神完固，若再三反復，可以隨復隨治，惟虛怯之家間有延挨失治，或治不得法，日久不除，精神耗竭，嗣後更投藥，固當與邪拔，暫而自效，殊不知膜原尚有伏邪也。一二日前症復起，反加循衣摸床，神思昏憒，目中不了了等證，大凶之兆也。當以之參攻之，則元氣不勝，微補之則邪益熾，守之則正不勝邪，必無生理矣。

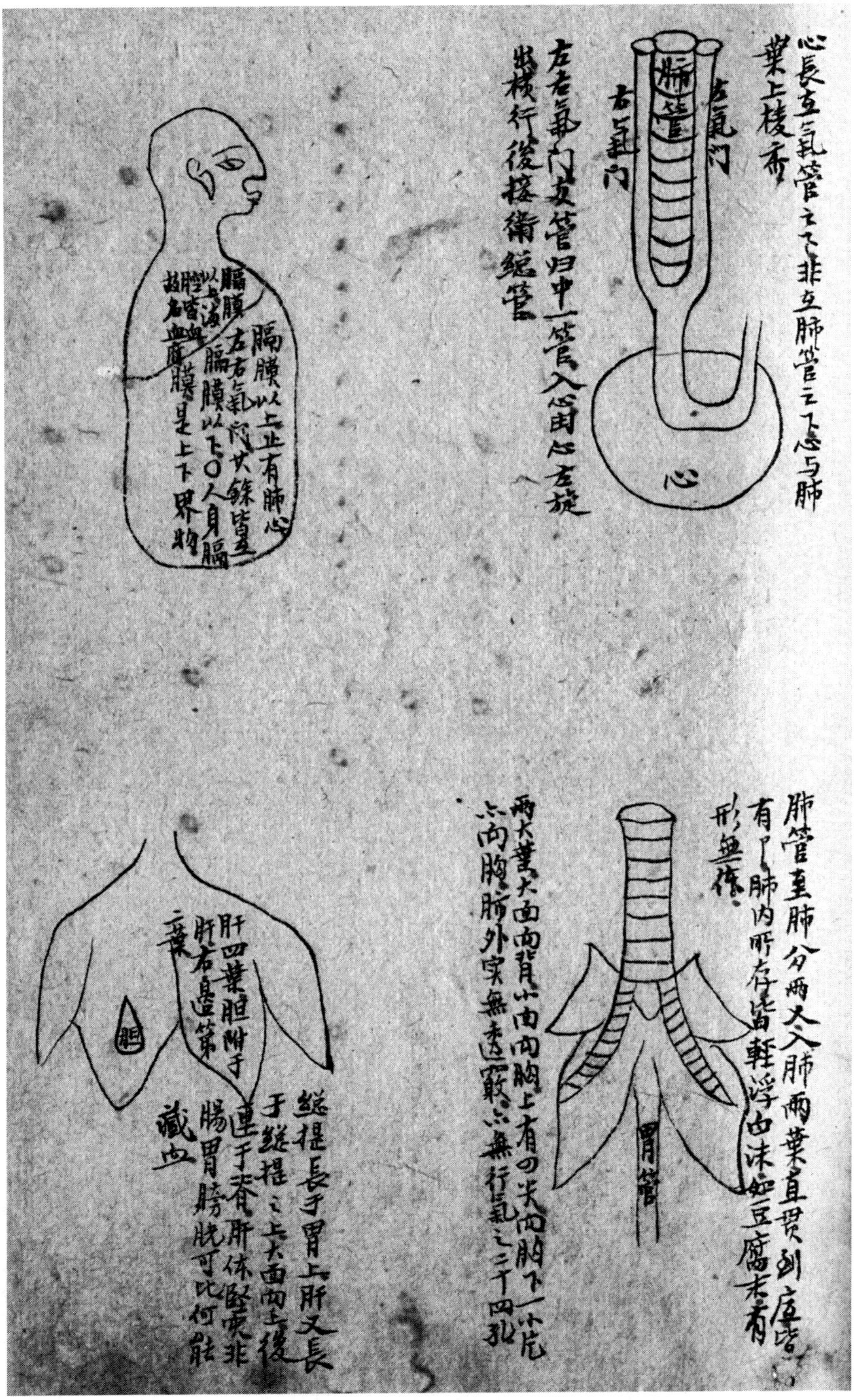
心長在氣管之下非在肺管之下心與肺
葉上棱齊
肺管
左氣門
右氣門
心
左右氣門支管歸中一管入心由心左旋
出橫行後接衛總管
膈膜以上止有肺心
左右氣門其餘皆在
膈膜以下〇人身膈
膜是上下界物
膈膜以上滿腔皆血故名血府
肺管至肺分兩叉入肺兩葉直貫到底皆
有節肺內所存皆輕浮白沫如豆腐沫有
形無體
兩大葉大面向背小面向胸上有四尖向胸下一小片
亦向胸肺外實無透竅亦無行氣之二十四孔
胃管
肝四葉膽附于
肝右邊第
二葉
膽
總提長于胃上肝又長
于總提之上大面向上後
連于脊肝体堅實非
腸胃膀胱可比何能
藏血

胃府之体上口賁门在胃上正中下口幽门亦在胃上偏之右幽门之左寸許名津门胃内津门之左有疙瘩如棗名遮食胃外津门左名總提肝連于其上

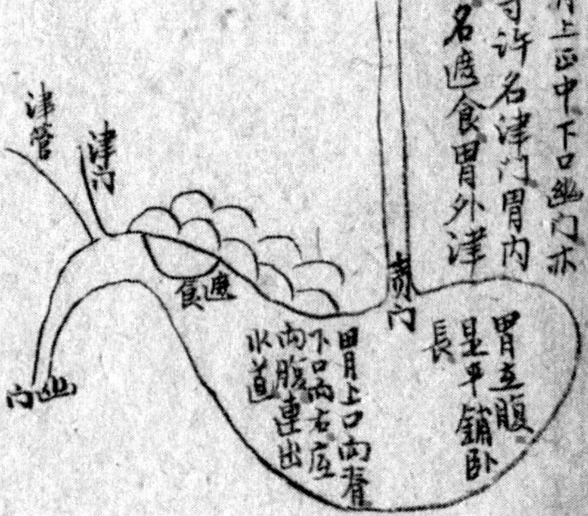

氣府俗名雞冠油下棱包小腸其府内小腸外乃存元氣之所元氣化食人身生命之源全在於此

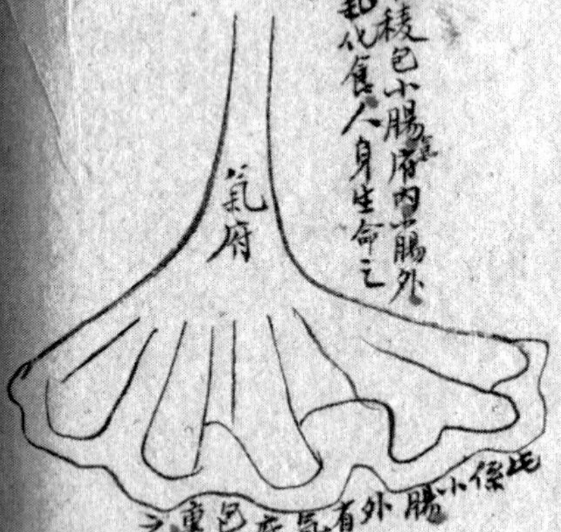

脾之長短与胃相等脾中間一管名曰瓏管另画瓏管者以有出水道令人易辨也

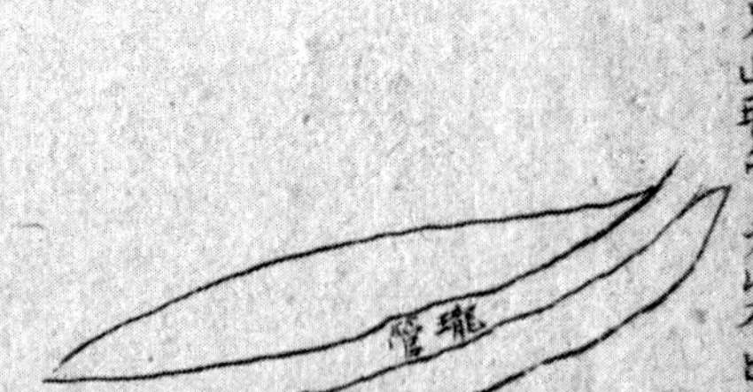

中是瓏管水由瓏管分流兩邊出水道由水道滲出沁入膀胱为尿

出水道中有回血管其餘皆係水管

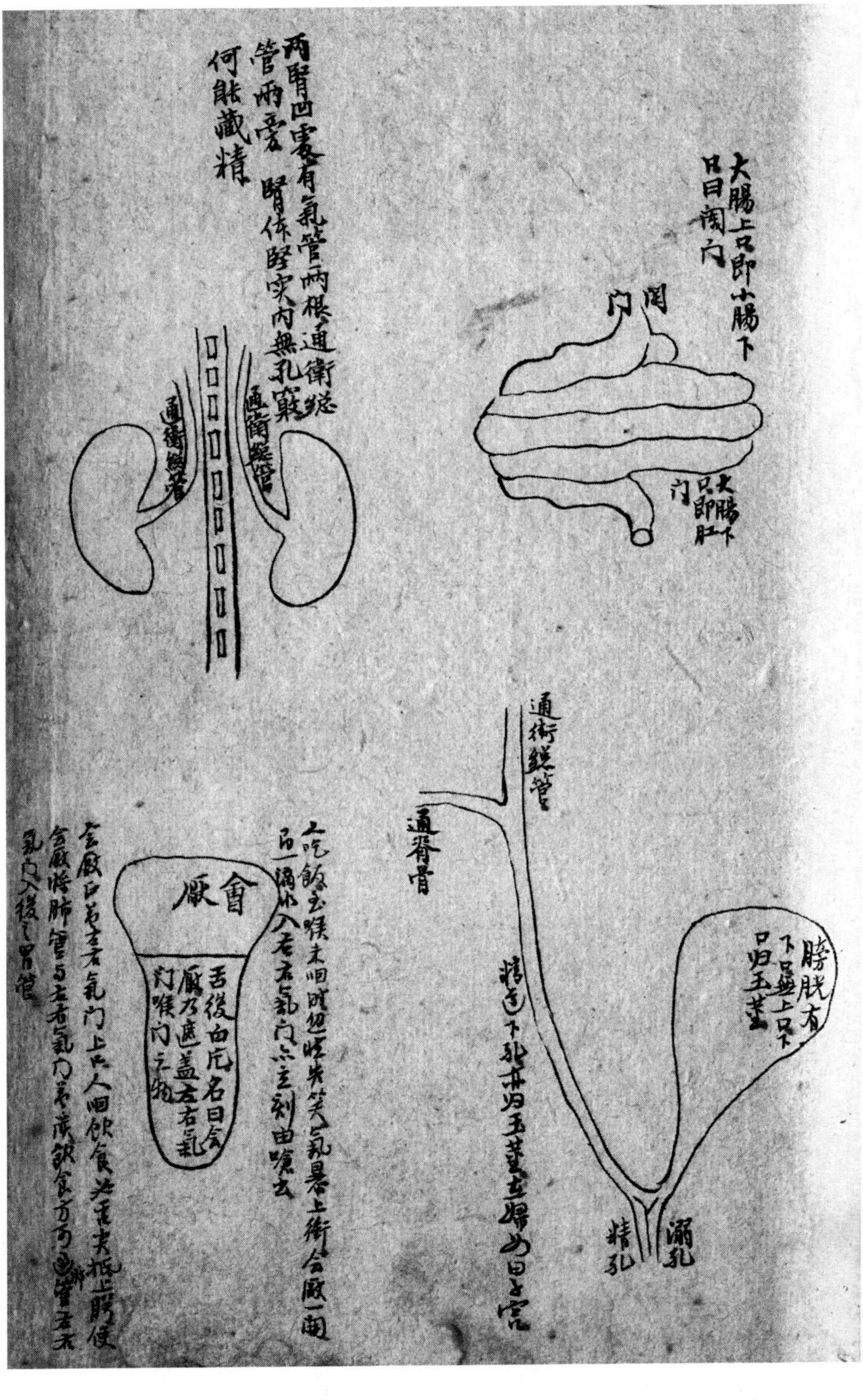
兩腎凹裏有氣管兩根通衛總
管兩旁　腎体堅實內無孔竅
何能藏精
通衛總管
通衛總管
大腸上口即小腸下
口曰闌門
闌門
大腸下
口即肛門
通衛總管
通脊骨
膀胱有
下口無上口
精孔
溺孔
會厭

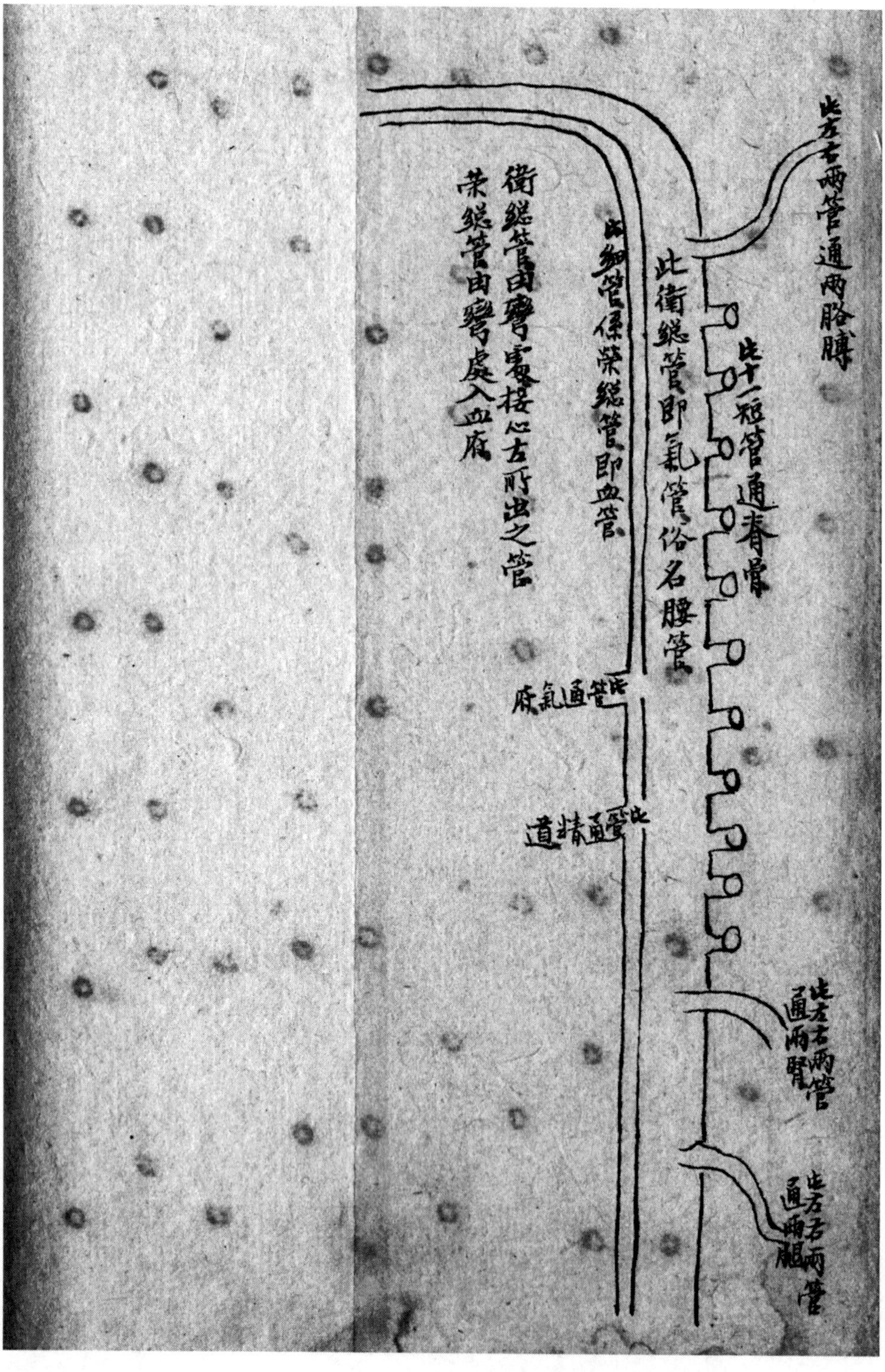
此左右兩管通兩胳膊
此十一短管通脊骨
此衛總管即氣管俗名腰管
此細管係榮總管即血管
衛總管由彎處接心左所出之管
榮總管由彎處入血府
此管通氣府
此管通精道
此左右兩管通兩腎
此左右兩管通兩腿

會厭左右氣門衛總管榮總管氣府血府記

古人謂舌根曰嗓，嗓係氣之門，入肺管上口也。嗓之後曰咽，咽乃飲食入胃，即胃管上口也。咽食入胃，人所共知，惟喉中出入之氣，殊多明白，不知肺兩葉大面向背，上有四管向胸，下有小尖之向胸，肺管下分兩叉，入肺兩葉，每叉分九中叉，每中叉分九小叉，每小叉長數小枝，枝之盡頭之處，並無孔竅，其形仿彿麒麟菜，肺外皮亦無孔竅，其內所存輕浮白沫，肺下實無透竅，亦無行氣之竅。古人謂吸肺滿，呼則肺虛，不知氣向裡吸，乃肚腹大，非肺大也；氣向外呼，乃肚腹虛小，非肺小也。氣之出入，咳痰吐飲，唾津流涎，與肺無干。肺管之後，胃管之前，左右兩邊凹處，有氣管兩根，其粗如箸，上口在會厭之下，左曰左氣門，右曰右氣門，痰飲津涎，由此氣管而出。古人悞以咳嗽喘急哮吼等症為肺病，此以病在胸中，身臨症見外感用發散為當，燥痰用清涼為當，積熱用瀉火為當，氣虛用補中為當，陰虧用滋陰為當，瘀血用逐瘀為當，遂認為肺病，不知左右氣門，其管由肺管兩旁下行至肺管前面半截處，歸並一根，如指頭大，下行入心，由心左轉出，粗如

其管從心右脇行由肺管左邊過肺入脊旁下行至尾骨名曰衛從管俗曰腰管自
腰以上向腹長兩管粗如筋上一管通氣府俗名雞冠油如倒提雞冠此氣府乃包
小腸〻之物小腸在氣府是橫長小腸外氣府內乃存元之氣〻元之氣乃人生命〻源食由
胃入小腸全恃元氣蒸化元氣足則易化虛則難化此記向腹之上一管也下一管大約是
通男子精道婦人子宮係再參衛從管對背心兩邊者兩管粗如筋向兩肩長對腰者
兩管通兩腎腰下者兩管通兩胯腰上對脊正中者十一短管連着此管皆行氣行
津液氣足火旺時津液煎稠曰痰氣虛火衰不能蒸發津液〻津液不行曰飲痰飲
在管從心管中之氣上攻上行之氣由肺管旁氣管中出左右氣門痰飲津液隨本
氣管中物因不知肺管旁有氣〻管相連而長以知痰飲津液自肺胸中來係腸分肺
中物耶衛從管行氣〻府其中多血若血與氣府血者隨氣而出上行則吐血下行則便
血使血衛從管〻外相連而長粗如筋名曰營從管即血管盛血與衛從管長短相
等其內〻血由血府灌溉血府即人胸下膈膜一片其薄如紙最為堅實前長與胸心齊

從兩脇至腰上順長如坡前高後低低處如池池中存血乃精液所化名曰血府精液詳

津門條下會厭後之白尾乃遮蓋左右氣門之物也

津門津管遮食總提瓏管出水道說

古人畫胃圖上口曰賁門下口曰幽門言胃上下兩門不知胃是三門在腹是平鋪卧

長上口賁門向脊下底向腹下口幽門之在胃上偏右脇向脊幽門之左寸許另有一

門曰津門津門之上有一管曰津管是由胃出精汁水液之道路津管查看最難上有

總提遮之總提俗名胰子其體長於賁門之右幽門之左正蓋津門總提下前連氣

府提小腸後接提大腸在胃上後連肝肝連脊此膈膜以下總提連貫胃肝大小腸之體

凡飲食入胃食留於胃精汁水液先由津門流入津管津管寸許外分三叉精汁清者

入髓府化髓濁者由上叉臥則入血府化血其水液由下叉從肝之中間穿過入脾之

中間有一管體相玲瓏名曰瓏管水液由瓏管分流兩邊入出水道出水道形如魚

網名曰網油水液由出水道滲出滲入膀胱為尿自嘉慶二年所見臟腑出水道有波

水飲錯也者無水飲錯也從以畜穀隨喂隨穀也個由彼水飲錯三日不喂喂穀

穀無水飲錯則生水道生水無路前之飲食入胃精汁水液自津門流出津門既孔

如筋大抵向外流精汁水液歸併皆不能流出不知津門百相之筋其柔胃俾也為之

圖景膈縮小故也然生而食不能出者胃之內津門之旁一分遠有一痞痞形如棗大曰

遮食乃撞食之物待精汁水液流盡食方腐熟滲入小腸化而為糞小腸由所化

食而糞小腸外有氣府氣府包小腸小腸外氣府內乃存元氣之所元氣化食此氣

與之氣府秀者化糞乃入大腸

腦髓說

方書論病有云靈機發於心記字之性藏之二云靈機發於心不知咽喉兩旁有氣管

其根行至肺管氣管歸并一根分入由心左轉前過肺入脊名曰衛總管前通氣府精道後通

脊上通兩肩中通兩腎下通兩腿此管乃存元氣與津液之所氣之出入由心所過心乃

出入氣之道路何能生靈機貯記性靈機記性在腦者因飲食生氣血長肌肉精汁之清者

所以腦髓由脊骨上行入腦名曰腦髓盛腦髓者名曰髓海其上之骨曰天靈蓋兩耳通腦所聽之聲歸於腦腦氣虛腦縮小腦氣與耳竅不接故耳虛聾耳竅通腦之道路若有阻滯故耳實聾兩目即腦汁所生兩目系如線長於腦所見之物歸於腦瞳人白色是腦汁下注名曰腦汁入目鼻通於腦所聞香臭歸於腦腦受風熱腦汁從鼻流出涕濁氣臭名曰腦漏看小兒初生時腦未全顖門軟目不靈動耳不知聽鼻不知聞舌不言所以小兒無記性者腦髓未滿也高年無記性者腦髓漸空也李時珍曰腦為元神之府金正希曰人之記性皆在腦中汪訒庵曰今人每記往事必閉目上瞪而思索之腦髓中一刻無氣不但無思兼無知覺死於一刻試看癇症即是一時元氣不能轉入腦髓所以癇人腹中有氣向上衝抽搐也所以腦無氣腦髓無氣故耳聾鼻塞目天吊如死也有先喊一聲而後抽者因腦先無氣胸中之氣暴向外出也正抽時胸中有漉漉之聲者因津液在氣管腦無氣故津液吐咽津液逗留在氣管故有此聲也抽後頭痛昏睡者氣雖轉入於腦尚未足也小兒久病後元氣虛抽風大人暴

得氣脈時是脈中其第於病人毫無知識以此參之豈非靈機在腦之證也

氣血合脈說

氣府存氣血府存血衛總管由氣府行周身之氣營總管由血府行周身之血衛總管體薄形粗長在脊骨之前與脊骨相連散佈頭面四肢近筋骨長即周身氣管營總管體厚形細長在衛總管之前與衛總管相連散佈頭面四肢近皮肉長即周身血管氣在氣府有出有入出入者呼吸也目視耳聽掌握足步靈機使氣之動轉也血自血府入營總管由營總管灌入周身血管滲於管外長肌肉也氣管近筋骨內藏難見血管近皮肉長外露易見氣管行氣氣行則動血管盛血靜而不動頭面四肢按之跳動皆是氣管如兩眉棱骨後凹處俗名太陽穴是處肉少皮連骨按之跳動是通頭面之氣管兩足大指次指之端是處肉少皮連骨按之跳動是通兩足之氣管又手腕橫紋高骨之上是處肉少皮連骨按之跳動是通兩手之氣管其管有粗有細有直有彎如人之體質不同也胳膊肘下近手腕

內是氣管外露者短胳膊肘下近手腕內者屬氣管外露者長如外絡中人風入氣管其
管必粗撲々者虛空入氣管々中津液必險々則阻塞其氣撲々跳動必澀大入氣管者氣
上並跳動必急人若邪氣入管中氣必撲々必實大者為人體正氣衰管中氣必撲々必
虛小無力久病氣生機々人元氣必停如上行下面必動無氣下行都是由撲々不敲至手
腕氣管撲々似有似無乍細如無乍指下斷々亂動乍撲々不動忽然一跳皆氣將絕々歸
此乎人々氣管者粗細如直々不同管者長短者因手腕々內者厚薄之撲々大小如虛實也
跳動々急慢者空大々分也脉法之脉為血府而欲貴通之脉無血管氣血並由此通周
而復始者以此通訊別此處血向彼處流彼處血向此處流其中為有空隙々如有空隙
則無血處無空隙々如血流何處那書人不知脉是氣管並非血管之說甚多部位實一
人一樣大半不然相同診脉該死生為都病難治病要說全在所向氣血無該外邪內傷
要審初病傷人何物不然傷藏府不然傷筋骨不然傷皮肉或傷其無非氣血氣有
虛實々者邪氣實也虛者正氣虛也當與半身不遂內四十種氣虛々症之見抽風門

二十種氣虛之症參看血有虧損血虧而有血虧之因一曰吐血一曰便溺一曰破
傷損血過多一曰崩漏產後傷血過多血瘀有血瘀之症可查後有五十種血瘀
之症互相參看惟血虧之血瘀而不流最難分別後半白晝輕前半夜更甚後半
夜輕前半日不燒此是血虧血瘀血瘀之輕者惟日夜前後燒兩時再輕者或燒一時此
內燒並身熱而已若午後身涼晝燒夜和乃氣虛參藍之症若天明身不熱晝
燒止一時乃參附之症未可含混須辨之

瘟毒吐瀉轉筋說

上吐下瀉轉筋一症，古人名爲霍亂，宋時太醫院立霍香正氣散，治之以邪氣傷正氣之病，反用攻伐正氣之劑，於理未安。迄光緒己巳瘟毒流行，吐瀉轉筋者數，有彼時業醫者，有用冬朮姜附，凡致此便謂陰寒；有用芩連梔柏，凡致此則云毒火。或從姜附熱，芩連涼，皆足致何也？余曰：芩連致其初病人壯邪勝時，姜附致其毒敗人弱氣衰時，或謂有芩連姜附殺之，皆不致反有害，此何也？余曰：試看針刺而愈，此所流盡是紫黑血，豈非瘟毒燒鍊瘟毒自鼻口入氣管，自氣管達血管，將氣血凝結，壅塞津門，以不自出，故上吐下瀉。初得用針刺尺澤血管，毒隨血出而愈。從之用針刺而愈，此皆因大氣有餘之症，不足之症，愈針愈壞。愈之時取其捷便耳。一面針刺，一面以解毒活血湯治之，活其血，解其毒，可以速愈。但此症得之甚速，傷元氣最快，若吐瀉一兩時後，一刻腿抽，便是腿上氣無；一刻胳膊抽，便是胳膊氣無。若見眼胞塌陷，汗出如水，肢冷如冰，此時各訴舌乾口燥，大渴飲冷，一時飲水數桶，放心用姜附回陽湯，尚可以奪命，此法非淺醫所能窺也。

解毒活血湯

連翹二錢　葛根二錢　柴胡三錢　當歸二錢　生地五錢　赤芍三錢　桃仁八錢研　紅花五錢

枳壳一錢　甘草二錢　此症服此方而初得吐瀉而亡者見汗多脈沉眼塌不可用

救急回陽湯　黨參八錢　乾姜四錢　附子八錢　白术四錢　甘草三錢　桃仁研二錢　紅花二錢

此症服此方吐瀉一見轉筋身涼汗多非此方不可而以大渴飲冷畏而不敢用也

兩方界限分明活自在手而愈

辨方效經錯血化為汗

本問全論臟腑圖經絡是氣管皆本於衛總管由衛總管散佈周身是周身經絡通達何以仲景著傷寒論按足六經之現症立一百一十三方分三百九十七法其方效者頗多余曰弟觀其首篇論足太陽膀胱經為寒邪所傷則令人頭疼身疼項强發熱惡寒乾嘔無汗用麻黃湯治之若此症如前而有汗為傷風用桂枝湯治之足太陽專通兩足而不通兩手其論傳經則傳足六經不傳手六經試思初得傷寒頭疼身疼項强發熱惡寒未有兩胳膊而兩手不疼痛發熱惡寒者若仲景以前有人親見臟腑發明經絡貫通仲景必言外來寒邪入周身之經絡用麻黃湯發散周身寒邪一言可了以桂枝湯治傷風謂未見效意以式

時身疼發熱者，旣原於傷風，乃另又可謂之瘟疫也。或問：寒邪在表，自當見頭疼身疼發熱惡寒，無汗之表症，初因傷寒並未傳裏，如何即有作嘔之裏症？仲景甚詳，亦未明作嘔之所以然原。曰：寒邪從入毛孔，由毛孔入皮膚，由皮膚入絲絡，次入陽絡，次入經，次入衛總管，由衛總管橫行入心，由心上行入左右氣門管，由左右氣管上攻左右氣門，故作嘔。此表症作嘔之本源也。服麻黃湯，其藥汁由津門流入津管，過肝入脾中之瓏管，泛水出水道，滲出入膀胱，其藥之氣即藥之性，由津管達衛總管，由衛總管達經，達絡，達絲絡，達皮膚，達毛孔，將寒邪逼出毛孔也，故發汗，邪隨汗出，故嘔止。此周身經絡內外貫通之次第也。又問：仲景論目疼鼻乾不得眠是足陽明胃經之表症，以葛根湯治之，方內仍用麻黃何也？余曰：寒邪由表入經絡，正氣化寒邪為熱毒，上攻頭頂，腦為熱毒所擾，故不得眠；目系通於腦，熱邪由腦入目，故目疼；鼻通於腦，故鼻乾。明是邪熱上攻之火症，並非足陽明胃經之表寒。用葛根而命以葛根，非溫散之品，乃清散之藥也。用麻黃以發散在表未化之寒邪也。又問：仲景論胸脇疼身熱口苦寒熱往來而嘔，其症在半表半裏，是足少陽膽經之病，用小柴胡湯治之，其方極效。此症不在膽經，方內所以效者，在膽係膽在膈膜之下，其瘀又在胸脇，何也？余曰：試看藏府圖，膈膜以上之血府，便自明白。邪熱入血府，故搏其血，故胸脇作疼。邪向內攻，血向外抗，一攻一抗，於是寒熱往來，起灼，左右氣門氣上下不順，於嘔而苦口苦。邪熱上攻於耳，於是耳聾、目眩。柴胡能解血府之熱，熱解汗自出，邪隨汗解，故愈。至論汗乃血化，乃丹溪朱震亨之說，景岳駁其非，却未指出汗之本源。古人之說錯，由不知人氣血在兩管。氣管通皮膚，有孔竅，故發汗；血管通皮膚，無孔竅，故不發汗。試看生瘡破流黃水者，其毒由氣管而出，但流黃水，皮膚不紅。癰毒者在血管，初起皮膚必紅，皮膚潰爛，以流出者是膿血。再看瘟毒發瘢出疹，小兒出痘，色皆紅而不流血，豈非血管通皮膚無孔竅之明証乎？

○半身不遂本源論

或問：君言半身不遂，虧損元氣是其本源，何以虧至五成方病？余曰：元氣藏於氣管之內，分佈周身，左右各得其半。人行坐動轉，全仗元氣。元氣足則有力，元氣衰則無力，元氣絕則死矣。若十分元氣，虧二成剩八成，每半身仍有四成，則無病；若虧五成，每半身只有二成半。此時雖未病半身不遂，已有氣虧之症，因不疼不癢，人自不覺。若元氣一虧，經絡自然其虛者也虛之證難見其氣歸併一邊歸併於右則右半無氣歸併於左則左邊無氣則不能動故以謂半身不遂也不遂者不遂人用也如睡時氣一歸併不能自覺不已醒時方能轉身惟醒時之歸併自覺受病之半身向不病之半身流動坐時歸併身必歪斜行走歸併半身無氣故以跌仆人便謂跌仆而病半身不遂不知實因氣虧而半身不遂以致跌仆也

論半身不遂

靈樞經云邪客於身也其入深也内居營衛營衛衰則真氣去邪氣獨留發爲偏枯偏枯者半身不遂也東垣曰中風者氣虛而風邪中之有中藏中府中血脉中經絡之分景岳謂半身不遂大体属氣虛易中風之名甚能風之說其似名字之殊大概曰風曰火曰氣司痺故云之分俱散風清火順氣化痰之者謂因氣血虛弱而中風邪者於清風散火中加補氣養血之藥有云陰分虧虛而中風邪也於滋陰補腎内佐以順氣化痰之品往往不效夫風之中人必由皮膚入經絡之必有由表入裡之症可見何此症

初得時。并未發熱惡寒之頭痛身疼目痛鼻乾寒熱往來之者症。則知風邪在中可知。如係風火濕痛。無論由外中。由內發。必歸經絡。經絡既痹。然氣血。氣血不風痹阻滯矣。有疼痛之症。疼痛之症。乃身痛之痺症。非半月不愈也。

口眼歪斜說

蓋凡此症。痛左者往往歪斜在右。痛右者往往歪斜在左。總由一邊無氣。則一邊縮。如壯盛之人。無半月不愈之症。忽然歪斜。乃風邪阻滯經絡。氣血不和。上達之痛。口眼。歪。斜。用通經絡散風之劑。一藥可愈。照此推之。凡口角流涎。屬於脾胃之氣虛也。如。面。浮。腫。如小兒之流涎。高年人氣衰收之流涎可見。

小便頻數遺尿不禁說

凡溺時莖內疼痛。一滴一點而止。兼有紅色。乃是火症。若老年人尿長而痛。其色淡。乃腎氣虛。不禁或尿去不知禁止也。此專指小便自痛而言。若半月不愈。小便頻數。無疼痛之病。乃氣虛。而固攝也。觀老人臨危遺尿可見。

辨口噤咬牙

本因肝加風火而口噤咬牙，今見口噤是實，咬牙是虛，實口噤是口緊閉不開，咬牙是口
齒有聲。古傷寒瘟疫雜症婦人科有虛症口噤者，實症咬牙者，此指半身不遂有
口噤而咬牙之有，口噤太甚下牙裡收如鋸，似咬牙實非咬牙之虛症也，如半身不遂文
是純症相兼，勿見口噤不開乃風邪阻滯經絡，氣血上逆，此用疏通經絡之劑即愈

小兒半身不遂說

小兒周歲至童年皆有，或有哭叫，病後或因傷寒瘟疫痘疹吐瀉，或以致元氣虧
面色青白，漸漸手足不動，甚至筋攣，皆因氣不達四肢，以風治誤矣

補陽還五湯　治半身不遂，口眼歪斜，言語謇澀，口角流涎，大便乾燥，小便頻數，遺

原方煎　生黃芪四兩　歸尾二錢　赤芍一錢半　地龍一錢　川芎一錢　桃仁一錢　紅花一錢

小兒服初次加防風一錢，若病久太虧，肩膊脫落，搬手於直，膀孤拐骨向外倒，啞
不能言者，亦易愈

通竅活血湯　赤芍一錢　川芎一錢　桃仁三錢研　紅花三錢　老葱三根切細　鮮薑三錢切

紅棗七枚去核　麝香五厘絹包　用黃酒半斤煎三中去查入麝香再煎二沸臨卧服

此方治紫癜風白癜風年久耳聾耳內小管通腦管口有瘀血蒸擋其管故聾　男女乾勞不見瘀症

交節病作由係吐血交節即發者多是血瘀

牙疳痒牙出血也傷寒瘟疫等症皆如燒血血瘀牙床者用涼藥可以奏效不穿

服此早晚服此白日兼黃芪八錢煎服

男子乾勞說

初病四支痠軟無力肌肉消瘦飲食減少面色黃白咳嗽吐沫心煩急燥午後潮熱

天亮多汗補補無效則曰不受補不知係傷寒癆疫大病後氣血虛弱因虛弱而病

自當補虛本不虛而病因病致虛雖病去而元氣自復若本外無表症內無裡症

亦見之病多是血瘀服此方後如果氣虛弱每日服黃芪八錢此攻補兼施之法也若氣

不虛則不用黃芪婦人經水三四月不見或五六月不見咳嗽喘急飲食減少四肢無力午

以黃糖丸晚先七粒服此

小兒痞症說

痞病初起屬於未消年深漸熱日久青筋露外腹大堅硬面色青黃肌肉消瘦皮毛憔悴眼時發腫古人以此症在大人爲勞病在小兒爲痞症皆用枳子川連散等大寒之品謂係乳食已飽甘肥無節停滯中脘腸胃所傷則生積熱熱也咸所消耗氣血熱灼津液新用大寒以清積熱細思其說飲食無節此是積食不宜大寒之品腸胃所傷而生積熱之是虛熱豈耐大寒之品年久漸熱晚命者此乃積瘀血也青筋暴露此血管也非青筋也色青者內有瘀血也腹大堅硬所現乃瘀血凝結而成用通竅活血散以散血管用血府逐瘀湯青年成潮熱用膈下逐瘀湯消化積塊三方輪服乃愈

血府逐瘀湯　當歸三錢　生地三錢　桃仁四錢研　紅花三錢　枳殼二錢　赤芍二錢　柴胡一錢　甘草一錢

桔梗一五　川芎一五　牛膝三錢　水煎服

治胸痛外感者有發熱惡寒之表症表解可愈積熱則舌乾口渴承氣湯可愈氣

虛弱似瘧之候用參芪可愈若年泄瘧忽起忽發誤為不效則用此方

胸疼在前面用木金散可愈通背之疼用瓜蔞薤白白酒湯可愈在傷寒用瓜蔞
柴胡可愈有忽然胸疼前方不效用此方

天亮出汗醒後出汗曰自汗出汗而醒曰盜汗最能耗散氣血用滋陰固表補氣
降火之劑不效而反加重此血瘀亦令人自汗盜汗也服此

燈籠病身外涼心內熱曰〃〃〃內有瘀血認為虛熱補〃益甚認為實火涼〃愈
凝服此　夜不眠用安神養血藥不愈者服此　心跳心忙用歸脾安神方不效此
服此　夜不安者將臥則起坐未穩又欲睡夜無寧刻此血府血瘀也服此
乾嘔無他病惟〃〃血瘀也服此方　每晚發熱每晚內熱兼皮膚熱一時此
飲水即嗆會厭有瘀血也服此　呃逆

呃逆說

因血府血瘀將通左右氣門歸並心上一根氣管從外擠嚴吸氣不能下行故呃逆若血瘀

上氣管閉塞出入之氣不通則悶絕矣余製此方無論傷寒瘟疫雜症一見逆即用此

膈下逐瘀湯 靈脂炒二錢 當歸三錢 川芎二錢 桃仁研三錢 丹皮二錢 赤芍二錢 烏藥二錢

元胡一錢 甘草三錢 香附一錢半 紅花三錢 只殼一錢半 水煎服

此方治小兒痞塊肚大筋青總是血瘀此方與通竅方輪服痞不移處凡肚疼不

移動是血瘀服此皆消用之妙凡四神丸不效皆由此積塊

積塊說

積聚一症有五積六聚七癥八瘕等名詳思腹中之積在胃必食也在腸糞也非

積塊日久飲食如故自然不在腸胃腸胃之外無論何處皆是氣血有血管氣有氣

管氣無形不能結塊必有形之血也血受寒則凝結成塊受熱則煎熬成塊既是血塊

則為發燒要知血府血瘀則發燒血府血之本根瘀則損命腹中血瘀不發燒腹中血

之積未無論其在左肋上下其按之跳動皆以此方治之氣弱者加人參三五錢

可保立蘇湯 治小兒因傷寒瘟疫痘疹吐瀉等症病久氣虛四肢抽搐項背 以

閉目天吊，口流涎沫，昏迷不省人事。生黃芪五錢 党參二錢 甘草二錢 當歸二錢
白芍二錢 棗仁炒三錢 山萸一錢 枸杞子二錢 杜仲一錢 胡桃一個連皮碎 水煎服
此症係氣滯，驚風兩目天吊，口噤不開，乃氣虛不能上升也；口流涎沫，乃氣虛不固
津液也；咽喉往有痰聲，非痰也，乃氣虛不歸元也。於此症尚由傷寒瘧疾大病之後。此方
分兩指四五歲者，一二歲則減半服。

少腹逐瘀湯 小茴香七粒炒 乾薑二分炒 元胡一錢 沒藥二錢研 當歸三錢 官桂一錢 川芎一錢 赤芍二錢
生蒲黃三錢 五靈脂二錢炒 此方治少腹積塊疼痛，或疼痛而無積塊，或少腹脹
滿，或月經見時先腰痠少腹脹，或經一月三五見，接連不斷，斷而又來，其色或紫黑，或
塊，或崩漏，兼少腹疼痛，或粉紅兼白帶，或少婦體壯氣足，並無傷損，多次小產，
流墮者，並健脾養胃安胎保胎，一概無效，不知子宮內先有瘀血占其地，胎至三月
漸長，內無以容，胎胞從旁流而下，故先見血，血既不入胎胞，胎無以養，故小產。凡懷胎動
小產者，必三月前服此，將子宮瘀血化淨，之妙種子

古開骨散 專治難産 當歸一兩 川芎五錢 龜板八錢 血餘一團燒灰 疼加生芪四兩必應

古沒藥散 治胎衣不下 沒藥三錢 血竭三錢 共為末開水沖

黃芪桃紅湯 治産後抽風兩目天吊口角流涎項背反張昏不省人事

黃芪八兩 桃仁三錢研 紅花二錢 水煎服

古下瘀血湯 治血臌皮臌脹有青筋須與膈下逐瘀湯輪服 桃仁八錢 大黃五分

䗪蟲三個 甘遂五分 共為末酒沖服

抽葫蘆酒 治腹大周身腫 用乾葫蘆一個為末黃酒沖服三錢

蜜蔥豬膽湯 治一身逐腫 豬膽一個取汁 白蜜四兩四錢合調膽汁 蔥孔四個 黃酒

斤煎蔥熬沸沖膽蜜熱服

痹症有瘀血說

凡肩痛臂痛腰與腿痛或周身疼痛總名為痹症明知受風寒濕熱者散之效明知

有濕熱利濕降火之之功久則肌肉消瘦議論滋陰亂用滋陰藥之不效試思風寒

熱入皮肌膚何處作痛主氣管痛必流走主血管痛不移處所以謂虛弱上因病治虛
非因虛致病皆從陰外受之邪歸於何處總滯於血管濕熱已勝之血受而瘀滯所以通
風邪之游結肉內、肉風寒不足所以氣滯痹內難愈因之

身痛逐瘀湯　秦艽一钱　川芎二钱　桃仁三钱　紅花二钱　甘草二钱　地龍二钱去土　羌活一钱
沒藥二钱　當歸三钱　五靈脂炒二钱　香附一钱　牛膝三钱　濕熱加蒼术黃柏　虛弱量加黃芪

西紅

硇砂丸　治瘰癧破爛流膿流血流胸　硇砂研細二钱　皂角子百個　乾醋一斤　上三味浸三
日入河鍋熬將乾將鍋底硇砂拌在皂子上候乾微火焙為末早晚滾湯送下

癲狂夢醒湯　治癲狂哭笑不休乃氣血凝滯腦氣與臟腑氣不接如作夢一般
桃仁八钱　柴胡三钱　香附二钱　木通三钱　半夏二钱　赤芍三钱　大腹皮三钱　青皮三钱
陳皮三钱　桑皮三钱　蘇子四钱研　甘草五钱　水煎服

龍馬自來丹　治癇症每晚先服黃芪赤風湯一付臨卧服此或作丸藥服

馬前子八兩 地龍八條焙研 香油一斤入鍋內熬滾入馬前子待馬前子內有响聲之聲取一

切作兩半看其內以紫色為度研為末再與地龍和勻麵糊為丸菉豆大每付三分晚

臨卧送下小兒減小之分

又

黃芪赤風湯 生黃芪二兩 赤芍一錢 防風一錢 水煎服小兒減半

治癱瘓腿以腿自動為度亦可再多服治諸瘡諸病本日病後虛弱服之皆效以其

能使周身氣通而不滯血活而不瘀也

又方人參三錢土炒 黃芪一兩 當歸三錢 白芍二錢 升麻一錢 茯苓三錢 槐米一錢 薏仁五錢 連服四劑 又方 黃芪當歸各五

黃芪防風湯 治脫肛諸穀 生黃芪四兩 防風一錢 水煎小兒減半

一錢 升麻一錢 五味子十粒

黃芪甘草湯 治老年溺而痛者 生黃芪四兩 甘草八錢 痛甚者日二付

木耳散 治潰爛諸瘡 木耳一兩焙乾研末 白沙糖一兩 溫水調勻敷

加減陽和解凝膏 牛蒡梗子鮮者連根葉半斤 白鳳仙花連根葉莖四兩鮮者 用香油一斤熬枯去查再入

附子 桂支 川軍 當歸 肉桂 官桂 川烏 草烏 地龍 僵蠶 赤芍

白蘞 白芷 白及 川芎各三 防風 續斷 荊穗 木香 香櫞 吳臍

因大風而腿疼

頭頂痛加麻

上升提之藥方

用歸腿風之藥加

石羔一錢 熟地一兩

丹皮一錢 當歸三錢

地榆一錢 槐花一錢

芥穗炭三錢

又方 地榆三錢 當

歸又 元參又 生地又

廣陰皮水洗二 熬枯濾清入炒丹七兩 熬至滴水成珠離火再入製乳香 沒藥末水各五錢 蟾酥

各三兩 元射三下 攪勻傾涼水內拔去火毒 攤貼筋骨疼

保安萬靈丹 專治四時感冒瘟疫傷寒偏身疼痛發熱惡寒癰毒初起等症

蒼朮 全蝎 石斛 天麻 當歸 蒜 川芎 羌活 荊芥 防風 麻黃

細辛 川烏 草烏 何首烏 各一兩 為末 麵糊為丸 雄黃為衣

半靈天 加味 元胡索各五錢 當歸五下 杜仲 桂枝各三錢 麻黃三錢 山甲 牛夕 白芷

宣木瓜 羌活 獨活 僵蠶 千年見 鑽地風 尋仙 川芎 川續斷 蒼朮 紅花

全蝎 防風 沒藥 乳香 青皮 骨碎 乳香 荊芥 白藤各二錢 麻油炒枯 槐角八錢 為末煉蜜為丸 服七五下

三仙丹 火硝七錢 枯礬八錢 水銀四錢 研為細末加珍珠辰砂

玉龍膏 即玉勝膏 治跌打損傷 香油一斤入鍋熬滚入白蘞 升麻 川芎 當歸

連翹 銀花 甲片 川烏 象皮水洗四 桂皮 去查入官粉三兩 熬至滴水成珠去

火入乳香 沒藥 輕粉三錢 血竭研 射香研入三下 攪勻再入白占二兩 攪勻攤貼

此方去官桂乃理子藥貼破爛注瘡神效与木耳散皆潰爛注瘡之良方也

論抽風不是風

抽風一症頭背反張兩目天弔口噤不開口流涎沫咽喉痰聲昏沉不省此病多由傷寒瘟症麻痘疹吐瀉等症病久而抽則曰慢驚風三字相連不但文義不屬之未細審病源也風之中人必由皮膚入經絡之必由表入裏之症不有頭背反張四肢抽搐手足拘固乃氣虛不固肢體也兩目天弔口噤不開乃氣虛不能上升也口流涎沫乃氣虛不固津液也咽喉痰聲往來氣虛也乃氣虛不歸源也試看高年人久病壽終時項強身重來露睛天弔來牙緊流涎來痰聲拽鋸來汗淋漓一切氣脫之症與抽風參互相看則氣虛之極元氣既虛而不能達於血管血管無氣必停留而瘀以氣虛血瘀之症反用散風清火之方安得不錯服散風藥無風服之則散氣服清火藥無火服之則血凝再服攻伐剋消之劑氣散血亡安得不出者凡業小兒科閱歷多者絕不誤人因抽風古方不效則棄而不治亦有高手看小兒現出之症知將來必抽風如見頂門下陷昏睡露睛口中搖舌不能啼哭哭無眼淚鼻孔煽動咽喉痰聲頭低不抬口噤無聲四肢冰冷口吐白沫胸高如碗喘急氣促面色青白汗出如水不能裹乳大便綠色腹

內空鳴下陣上嗽肌肉跳動俱是抽風之兆前二十症不必全見但見一二症則可預防發抽搐中
者可治也有不可治也如此製可保之魁湯若頸疆天弔不食不哭腹鳴氣喘痛甚泄可治唯天庭
灰色腎子上縮或脈洪細或脈全無外症百難不治

論痘兼胎毒

小兒痘瘡自漢以後著書立方者不可勝數大抵不過分順險逆辨別輕重死生因小兒壯弱而補
泄清涼諸法以救人有遵保元湯用黃芪參朮者有遵歸宗湯用大黃石羔者有遵解毒湯
用犀角黃連者痘本一經而用藥不同者未知痘之本原也辨明本原則險逆之症自有眉目
可尋如余之治閉症不出周月攢簇細密如蚕殼平板如蛇皮不熱即出見點紫黑周身
細密色滯紫白灰色相間若頭額已額項托肥皮肉不腫通身水泡不起膿行漿不化膿
結痂之症見足汗抽風不止九竅流血咳嗽聲啞飲水即嗆六七日作痒抓破無血七八日肚泄胃
口不開去危之時頸不能抬足趾不正兩目天弔頭背後反等逆症初見之時辨明虛實
皆可治也若論胎毒向以漢人以前所未[illegible]此症不知痘兼胎毒乃胞胎內血中之濁氣也兒在

母腹始因一点真精凝結成胎，以後藏府肢体全賴母血而成。胞胎内血中濁氣降生後仍藏榮血之中，遇天行疫氣由口鼻而入氣管，由氣管入血管時，血中濁氣達出皮膚，受瘟疫輕出表而順，受瘟疫重疫邪直内逼留不能達，隨氣出者表而陰，受瘟疫毒重疫毒直内燒煉其血，血而凝而色紫，血死發黑，痘之紫黑是其證也。死血阻塞道路，疫毒不得由皮膚而出，而内攻臟腑，臟腑受毒熬煎，遂生各臟逆症，此前痘科書所言某經逆痘，不知死某經逆症，乃某經所受之疫毒也。痘之順逆，視疫毒之輕重，治痘之緊要，在除疫毒之方法。痘科書中但論治胎毒，不論治疫毒，乃不治疫毒而不知痘毒之本源在血。若辨明疫毒之輕重，氣血之通滯虛實，主治逆痘方可，實此所謂知其要者，一言而終也。

論痘漿非血化

痘出紅色，五六日後忽變清漿，次變白漿，次變混漿，次變黄膿，終而結痂。昔人謂漿是血化者，是血化何以能變白色？痘本血管内血中濁氣，遇天行瘟疫自鼻口入氣管，達血管時，血管中濁氣與血並氣管中津液逼之，自毛孔而出，其形圓，色紅，五六日後痘中之血乃退還

血管痘由祇有濁氣與津液津液清而後漿疫毒淤伏蒸熱稠而色白再稠而混再稠而黄
黄膿鍊乾而結痂痘不行漿皆因血不足還血管無不足還皆因血管內有疫毒燒灼阻
塞血管之脈若是其瘀滯何患漿之不行耶

論出痘飲冰而愈

出痘四五日七八日飲水即愈故昔人謂毒火壅于咽喉別立一治法由不知咽喉左右氣門之體
質乃未說而喉名肺管喉後而咽名胃管咽前喉後兩邊四寸有氣管兩根名左右氣門末
根有一白尼名曰會厭正當肺管左右氣門上口今疫毒燒灼會厭血凝不能蓋厭氣門故飲水
從入口噎食不嚥故同時有不能故從水而食不能入故不嚥既開會厭中瘀血其噎自止

論七八日痘作癢

痘作癢者當先分明皮膚如人湯燙火燒隨起一泡其皮如紙為膚膚裏肉外為皮痘正六
七日疫毒濁氣津液盡歸於皮皮外膚膚內痘窠中正氣虛不能逐痘中行漿化膿結痂
以致疫毒外不得出膚內不得入皮毒在皮外膚內故作癢甚則抓擾疾療皆屬于火隨用清

流之劑，先伐生氣，而但痛不治，必胃氣大傷，有用補氣攻氣，愈補而血益瘀，血瘀氣更不能達於

皮膚，此時用補氣破血之藥，通開血氣，達氣達皮膚，其痛立止

通經逐瘀湯　桃仁八錢研　紅花四錢　赤芍三錢　山甲四錢炒　皂刺六錢　連翹三錢去心　地龍三錢去心

柴胡一錢　麝香三厘絹包　水煎服，大便乾燥加大黄二錢，便利不用。五六日後見清漿白漿去

麝香，加黄芪五錢，山甲皂刺減半，至七八日後，桃仁紅花亦減半，黄芪用八錢。此分兩指四

五歲以內言，歲數年多年少酌量加減。此方所治痘形攢簇，蒙頭覆釜，周身細碎成

片，或夾疹夾癍，渾身水泡，其色或紫或暗或黑，其症或乾嘔煩燥，晝夜不眠，逆形逆症，

皆血管瘀血凝滯，並宜此方治之。此劑不大熱大寒，不大攻大下，較平允也。

會厭逐瘀湯　桃仁五錢炒研　紅花五錢　甘草二錢　桔梗三錢　生地四錢　當歸二錢　玄參一錢　柴胡一錢

枳殼二錢　赤芍二錢　水煎服。此方指痘五六日後飲水即嗆而言，若抽風並飲水嗆者，乃氣

虛不能而使會厭蓋嚴氣管，照抽風方治之。

止瀉調中湯　黄芪八錢　党參三錢　甘草二錢　白朮二錢　當歸二錢　白芍二錢　川芎三錢　附子一錢製

良姜五卜 官桂二卜去粗皮 水煎服 此方治痘後六七日泄瀉而又手足(?)日泄瀉之治以(?)抽風重(?)者(?)

瀉欲亡之效 初出痘泄瀉亦忌之

保元化滯湯 滑石一兩末 白沙糖五錢 黄芪一兩 先將黄芪煎湯沖滑石白糖 晚間服之

治痘五六日後痢疾或紅或白或紅白相兼亦能治小兒及大人初痢久痢皆治雖(?)大人初

痢滑石用兩五錢 白糖一兩 不用黄芪 久痢加黄芪

助陽止瀉湯 黄芪一兩 桃仁二錢研 紅花二錢 皂刺一錢 赤芍一錢 山甲錢炒 此方治痘六七日

後作瀉而止抓破無血兼治失音聲啞者一二日作瀉者不宜用

足術和營湯 黄芪一兩 當(?)二錢 白朮二錢 黨參三錢 白芍二錢 桃仁研一錢五 烏梅(?)七(?) 棗仁二錢

紅花一錢五 水煎服 此方治痘後抽風 兩目天吊 項背反張 口噤不開 口流涎沫 昏沈不省

人事 周身潰爛 膿水直流 皆治之 屬(?)因傷寒時疫雜症病久氣虛抽風另有專方

法製清寧丸 即大黃丸 大黃斤 陳黃酒斤 浸三日 亮半乾

第一次將大黃入砂鍋內用側柏葉墊底蒸一炷香取出晒乾 二次用菉豆熬濃汁將大黃拌勻晒乾另換柏葉墊底蒸一炷香取出晒乾 三次用大麥熬濃汁將大黃拌勻晒乾另換柏葉墊底蒸一炷香取出晒乾 四次用黑豆熬濃汁將大黃拌勻晒乾另換柏葉墊底蒸一炷香取出晒乾 五次用槐葉熬濃汁將大黃拌透晒乾換柏葉墊底蒸一炷香取出晒乾 六次用桑葉熬濃汁拌透晒乾另換柏葉墊底蒸一炷取出晒乾 七次用桃葉熬汁 八次用車前葉熬濃汁 九次用厚朴熬濃汁 十次用陳皮 十一次用半夏 十二次用白朮 十三次用香附末 十四次用黃芩 十五次用無灰酒 各次用藥一兩 蒸好加薑汁二兩 童便二兩 黃牛乳二兩 和勻搗爛丸如梧子大 無牛乳以蜜代之 小兒加麝香五分 硃砂為衣 滿引開服

男瘧凡頭痛身熱背熱口乾作渴 薄荷湯下 頭左邊痛 紫蘇湯下 右邊痛 桑白皮二分下

頭兩太陽痛 白芷 石羔 藁本 各二分煎湯下 頭時時眩暈 燈心下 頭頂痛 藁本三分 升麻二分 煎湯下

眼病初起疼痛異常先用羌活一錢 白芷二錢 蟬殼一錢 川芎一錢 紅花三分 甘草四分

先用黃芩三錢 陳皮一錢 赤芍四錢 蔥頭二根 水二碗煎服再用圓丸甘菊湯下

眼痛久不愈 二錢 歸身 甘菊一錢 煎湯下　眼勞碌即疼內見黑花就服七分煎湯下

耳聾聲 燈心下　耳鳴 淡鹽湯下　鼻生紅點乃心火上炎熏灼肺經 桑皮 燈心引 須多服

鼻孔生瘡 枇杷葉引　口舌生瘡 竹葉 燈心下　口唇腫脹 燈花 燈心下

口舌腫破生瘡 生甘草三錢 引　牙疼 升麻 石羔一錢 三錢 煎湯下　咽喉腫疼咽津難咽 桔梗甘草湯 引下

咽喉生蛾不論單雙 牛夕湯下　吐血 紅花一錢 煎湯 生童便下　嗽血 麥冬三錢 下　鼻中出血不止 燈心湯下

吐紫血成塊多為馬當畜血 紅花三錢 歸尾一錢 甘草梢三錢 煎湯沖童便半中下　從高墜跌蓄血不思飲食 蘇木一錢 沖童便下

溺血人身本壯實平素喜吃炙煿之物者 燈心下　年老体弱溺血乃膀胱血熱腎水不足宜

早服地黃丸晚服紫丸 淡鹽湯下　溺血於盆中頃如魚蝦者乃自幸不謹腎水不足也

牛夕一錢 煎湯沖服三錢　溺血管中疼者 麥冬三錢 下　大便囊前下血 歸身三錢 生地一錢 白芍一錢 川芎一錢 煎湯送下

囊後下血者 槐花一錢 地榆一錢 煎湯下　大便下血血帶紫色者 紅花二錢 下　純鮮血者 當歸二錢 煎湯下

遺精淡鹽湯下　白濁燈心下　淋症燈心下　淋症萆薢或海金砂三錢煎湯調下

傷寒汗後餘熱未清白滾水下　傷風咳嗽汗後熱解仍咳嗽不止薑湯下

久嗽氣虛乾嗽或麥冬湯下　久嗽有痰諸藥不效或陳皮薑皮各五煎湯下

瘧疾久不退或柴胡湯下　煩渴飲水不退休或燈心[illegible]湯下

痢疾初起薑皮湯下　久痢不止烏梅一錢煎湯下　噤口痢陳米湯下

胸中作脹薑湯下　胸中時疼時止口吐酸水檳榔半個切片煎湯下

胸脘作痛飲食減少薑湯下　反胃煨薑棗湯下　嘔吐煨薑棗湯下

吐痰涎薑汁沖下　乾嘔薑湯下　水腫麥冬湯下不宜久病致發腫或中虛薑皮燈心下

霍亂羌活湯下　傷暑甘菊湯下　陰陽不和霍亂薑湯下　哮喘大腹皮湯下

盜汗浮小麥湯下　濕痰注經初起薑湯下　驚悸怔忡石菖蒲湯下

自汗龍眼肉湯下　不寐酸棗仁湯下　小便不通燈心湯下

心神不安夜夢顛倒茯苓遠志湯下　人身時時作癢壘塊如紅雲久則成瘋荊下

眼目昏針大亡冬至此胸膈有痰遏火薰蒸痰入心竅故昏沈狂亡〻日ヲ瞑
湯下　小腸癰腫腹中疼痛臍下去膿水小便短少灯心湯下
咳嗽吐痰腥臭如膿血胸中作疼之外於熱肺癰也薏苡仁湯下
蠱脹大腹皮湯下　老年大便結燥当归湯下　大腸瘡肛门墜下登厠並
冬葵子紅白小粳米湯下　左癱右瘓秦艽三钱生姜七片煎湯下
黄疸眼目皮膚如金色茵陳三钱煎湯下
遍身筋骨疼痛の肢無力不能行動痛入骨髓反側艱难故木通一钱菜湯送下桑根の
婦女経水不调の物湯下　骨蒸麦想地骨皮湯下　潮熱盗汗浮小麦湯下
胸膈不寛香附湯下　胃脘作痛姜湯下　孕婦遍身作腫大腹皮湯下
行経逆紫黄腹疼蘇木三钱煎湯冲姜汁三匙下　経行遍身作痛黄如桃三钱煎湯送下老加童便
産後大便不通肛门塵腫归身三钱紅花七分煎湯下　産後小便不通利木通一钱下
小兒吐乳姜湯下　小兒初生急將口内污血拭去甘草調七厘灌之以去胎毒

230

大便結燥　蜜一匙沖湯下　角弓反張　天麻末　薑湯下

急驚風　鈎藤　薄荷　各末　薑湯下　慢驚風　人參　仁三　鈎藤末　棗湯下

黃疸　燈心下　重舌　燈心下　痛瘡　燈心下　鼻血不止　茅根搗汁沖湯下

小兒夜啼　睡卧不安　終夜啼哭　鈎藤　薄荷　末各一　薑湯下

小兒心痞　舌紅　昏熱　作瘦　小便短少　喜食辛辣之物　茯苓末　燈心　棗湯下

脾痞　面黃　作瘦　大便泄瀉　喜食甜物　或泥土　飲食無厭　好睡　兵榔末　煎棗三枚

棗湯下　傷風熱退　作嘔　薑茶湯下　蟲積　楝樹皮末　棗湯下

肝痞　面黃青瘦　目黃　性急　發熱不止　小便黃赤　喜食酸物　銀柴胡末　薑湯下

中風脫瘋　蒼朮三文　薑湯下

鍼砂丸　鍼砂二兩　皇礬二兩　赤羅麫三兩　糖獅面四兩　大棗肉和為丸

是方每服一錢十日後加五分至二錢為止

廉瘡方 臁瘡經年
津丹一兩 陸石灰五分
共末香油調攤
紙上先以米泔水
淨洗瘡搽再帖
此藥

雷音丸 治氣臌水腫 陳皮四兩炒黃 砂仁炒 川軍二兩生熟 乾姜各五錢
牙皂二兩去筋炒 甘遂一兩用甘草水浸三日晒乾 共為細末薑汁(?)打麵糊為丸梧子大每服三十丸加至(?)
丸身弱者廿丸加至卅丸 忌鹽醬醋五日見効則不忌
乳香 沒藥 血竭 兒茶 白礬 枯凡 松香 津丹各三錢 為末香油調搽
瘰癧方 枯凡 乾姜 等分為末 先用鹽水洗淨 搽此末
腸癰湯 治肚腸兩骨痠痛 桔梗 巴戟各一兩 人參一兩 熟地一兩 山萸五錢 茯苓五錢 水煎服
一劑服一月 外用 花椒 生附子各三錢 丁香(?) 砂仁三錢 細辛三錢 瓜蒂三錢 …二錢 …子
共末蜜調 男搽莖頭直根下 女搽陰內 必發痛(?)者而止也
又方 熟地二兩 巴戟天一兩 肉蓯蓉 麥冬 棗仁五錢 當歸一兩 水煎服 服盡(?)再服
受孕隨後先天(?)二蠶湯 陳皮 老蔻末炒焦黃色為末 一年醋芒硝拌勻 …銀鍋內 …炒乾
研末三錢 二味調勻 加紅糖用酒(?)調服三錢 …
陳皮 茯苓 白朮 白芍 …藿香 人參 川朴 山查 厚朴(?) … 甘草
桃仁三錢 香附子 粳米(?) 芡實 …
生姜丸 治…

231

肝脉弦长右 生地炭三钱 黄芩一钱 紫菀一钱 女贞子一钱 秦艽一钱 西

丸桐子大每三十丸乌梅汤下 间服紫菀茸阿胶 苍朮一钱 紫菀三

香附一钱五 郁金一钱 槐花一钱 丹皮二钱 连翘一钱 青皮二钱 川芎一钱 当归一钱 生

地黄一钱 水煎服

北党参二钱 云苓二钱 白芪二钱 制半下二钱 米仁一钱 玉竹三钱 煎

橘红一钱 沉香三分 姜山栀二钱 枣仁一钱 杜仲二钱 或加牡蛎 骨碎补 各二

炼蜜为丸桐子大外加红丹为衣每服五十丸

狼毒膏方 香油四两 丹二两 狼毒四两 生乳香 生没药 各五钱 木鳖子三个

不拘多少 先将香油先用艾叶艾根荆芥烧开小葱洗好再将丹熬膏

又飛烟疮方 金银花三钱 北党参 薏苡仁 黄芪三钱 当归 枸杞 麦冬

杏仁 川杜仲三钱 薏苡 炒熟姜 川贝母三钱 玉竹 桃花 各三

红糖四两 蜂蜜二两 元肉四钱 土四两

雞眼膏方 乳香 没药 血竭 各钱三 儿茶 皂刺 钱五 山甲

赤芍 川芎 桐油 香油各二斤 猪毛一具

治偏正对口方 核桃二枚 打碎 香油四两 用豆腐十二两 在黑碗内 煎

黄酒冲服出汗

8

医学精義（三）

三

風　頭眩　頭痛　面風　眼　耳　鼻　唇　牙齒　痛風　痺風　斑疹　遊風

中風卒倒分真似　風爲百病長，善行數變，爲卒中昏倒，爲竄視喎邪，爲搐搦反張，寒爲寒中，熱爲熱中，或爲癘風。入陽經則狂，入陰經則顛，入皮膚則痒，入筋則攣急，入骨中則痛，入面分與衛氣相搏則不仁，與營氣相搏則半身不遂，入經癱瘓，入絡膚頑，入腑則不識人，入臟則舌強吐沫、抽搐則痿緩，挾火則拘攣，挾濕則腫，復有真中、重中、似中之分。陽症身熱

陰症身冷

養血當歸地黃湯　當歸　川芎　熟地　白芍　藁本　防風　白芷　細辛

資壽解語湯　羌活　羚羊　桂枝　附子　天麻　酸棗仁　甘草　竹瀝　姜汁

口眼喎邪，語言難　不語有數端：風中心脾者，資壽解語湯；風中心經者，小續命湯去桂附，加菖蒲；痰塞心竅者，導痰湯加菖蒲、人參、竹茹，或吞遠志丸；舌強硬語不正者，用蝎梢二分，茯苓一錢，薄荷二錢，爲末，酒服二錢；風熱雍者，血虛氣虛及腎虛，及老人無言不語者，十全大補湯去桂，加菖蒲、遠志。

導痰湯　陳皮　半夏　茯苓　甘草　南星　只殼　姜汁

痰塞喉中聲噫　同上　卒倒吞針不語，名風懿，身熱有汗者生，汗不出身

直者無痰由外而制于大關塞心竅不評此热用滌痰散加川連或牛黄清
心丸虛用星香散三生飲導痰湯小者風湯星香散 胆星八钱木香二钱名為米黄湯下名
半身不遂四肢痛 此名偏枯言不變知不亂病在膚腠之間須温卧取汗痱
者四肢不收也名風痱知亂不甚言微知難治其症全無痛楚緩則四肢不舉急
則一身皆仰或左癱右瘓或一臂不遂以搜風調氣化痰養血為主脾實
者當悪之痰非肝腎虛者搜風順氣丸脾虛者十全大補湯萬病回春湯

搜風順氣丸 獨活九蒸 防風 麻仁 檳榔 枳殼 郁李仁去皮 山藥 牛膝酒 山茱萸 車前子 菟絲子各

又有類痺類風狀四症全無莫混呼 中暑中寒中濕痰厥氣厥食厥
热厥虛暈等症皆卒倒不語但風必有痰餘攜擬之症皆内傷無中也
然四症只一便作風治者輕者傷急之又輕者若之如昏口不能言手足顫掉
此大有風湯防風羌活加人參從等分水煎熱服得汗則愈或四肢無
力口喎語澀此方防風湯入射干原調服内奪如厥者為癰痛為腎虛

有風湯 防風 羌活 半夏 黄芩 甘草 宜以白水煎服合服

防風湯 防風 羌活 人參 白术 生芪 熟地 杜仲 白芍 官桂 蒜 附子

西北風高真中宜分治東南風濕兼中審實虛主大主氣或主濕内傷兼

似晝相同　三子之說相因，在湿則中氣不運而生痰，痰曰大動而生風也

氣衰邪賊本無虧　氣血壯盛腠理密緻，風何由入，惟中年氣衰腠理空疎，加以七情勞役內傷之氣，賊風乘虛而入藏府血脈，故有東垣所謂本氣病也。有破傷風頭面多汗不濁者曰漏風，宜黃芪建中湯加參朮桂附；飲酒當房勞中風下体多汗曰內風，十全大補加附子。皆風成之風為腦風，去腠理曰伸風，久偏風曰但身不痛，身久則成腦風，食成曰首風，又名其夫食中風，久則成之下典者，傷食必成昆厥之類，中風但飲食則胸中痞而煩探吐及理脾胃者，有停濕痛之類，中風須停濕盛者，內傷熱症似中風之者雜症虛症似中風之均，互考風症

大動中氣無疑源　中氣之論決身後以爲痰涎，如思慮內脫，憂積肢痿非哀筋攣之喜皮槁，盛怒腸癥，即河間所謂將息失宜，五志之極則心火暴甚，腎水雖制，熱氣怫鬱，昏倒而筋骨不用，久則癱瘓，忘狀風發重之辨

八味順氣散
人參 白术 茯苓
青皮 陳皮 白芷
台烏 甘草

順風匀氣散
白术 人參 天麻
沈香 白芷 青皮
蘇葉 甘草 木瓜
烏藥 姜引

順氣散實此之治，宜辨症用藥。

真中之府，其四肢 手足拘攣，或中身前、身後、身側，可治。脉浮者表受之，邪惡寒，宜排風湯，用風藥汗解，通聖通用之。或用防風黄芪湯置床下，薰入鼻中，良久能言，再進藥。

中藏閉竅多昏危 中藏之候，其口眼俱閉，可治。入藏深，其心絕口開，肝絕眼閉，脾絕手撒，肺絕痰如拽鋸鼾睡，腎絕遺溺，或大吐大泄，下血吐血，皆死。宜三化湯、搜風順氣丸、麻子仁丸攻裡，忌腦麝牛黄，引風入骨，芫花甘遂損傷氣血。如汗多病少，此忌滲動營竭，以劑加頻，損命也。使熱退汗出，少便自利，方保寧也。

中血脉絡則口眼歪 或近於府外，有六經形症，則從小續命湯加減微汗。或近於藏內，有便溺阻隔，則從三化湯加減微利。

又有中經，亦要知內 便溺 外 六經 無症，從中治 不可汗下，蓋風本於熱

熱勝則風動宜養血以勝燥大秦艽湯依經加減或天麻丸羌活愈風
湯外汗愈風湯加麻黃內汗利加大黃中腑宜汗之多則近陽中臟
宜下之多則近陰若腑臟兼見者先汗而後利表裡兼通者防風通聖

羚角湯 胃 生地
熟地 茯神 人參
麥冬 棗仁 香附
柏子仁 五味子

散

口不能言肢不持 手足不能運動乃血弱不能榮筋之由也
左為死血與少血 四物少加防風羌活主之瘀血加桃仁紅花
痰與氣虛身右痿 血虛則痰火流注於左而為癱氣虛則痰火流注於
右而為瘓急治則愈久則鬱結難治痛者為實先與二陳有風之熱治痰
從以防風通聖散瀉青丸之屬治大小痰為虛血虛者四物保用薑汁竹瀝
加竹瀝薑汁肥人濕痰少加附子行經瘦人火動加竹瀝氣虛者四君
虛之遺尿聲鼾睡者濃煎參芪加附子薑汁勞傷者補中益氣加竹瀝
痰者二陳加薑汁竹瀝不能食者用竹瀝此丹溪雜病通用法也

通治開關化涎沫　開關散吹鼻取嚏牙關緊閉藥不得入南星五分冰
腦一錢　端午日午時合之每用一字五分擦牙熱自開痰甚者量虛實吐之虛
用稀涎散滲吐之實用瓜蒂散炒黃五分至一錢入蝎末半分吹鼻中至吐
不吐用酸齏汁調下但不可輕用吐以損陰降火利氣安神之劑

順氣活血風自離　風症皆以痰為患故以開關化痰為治急則祛風緩則
順之氣久則活血如真氣欲復痰飲欲消乘虛有風邪未退羌活愈風湯
調之實者川芎茶調散虛者萬寶回春湯未可全以風治之大抵外來重而內
傷輕重者先調補氣血痰為主次分藏府經絡祛風外感重而內傷輕者
先分表裡祛風為主次用氣血痰藥調治此活法也

若覺膚頑肌蠕動預防之法亦詳推　如眉稜痛風之兆也宜大防風湯加
參連史國公浸酒方　當歸　鱉甲炙　羌活　萆薢　秦艽　防風　牛夕　松節　枸杞　乾茄根　晚蠶沙　虎脛骨

大防風湯　人參　白朮　防風　羌活　黃芪　熟地　杜仲　官桂　赤芍　白芍　牛夕　附子　川芎　一方有當歸

用無灰酒浸罈日飲三次以藥查為丸米湯下

冒風惡風多虛肺　肺主皮毛通膀胱最易感冒新咳嗽惡風鼻塞聲

重而喘逆煩也紫蘇[illegible]湯參蘇飲冬月麻黃杏仁飲重者頭痛身痛不換

咽乾音啞紫蘇桔梗湯防風沖和湯虛者川芎茶調散痰多者金沸草

散挾熱人參敗毒散升麻葛根湯挾寒十神湯挾濕消風百解

湯散挾濕神术散挾暑香薷湯時行紫蘇升麻湯

消風百解散　荊芥
白芷　陳皮　麻黃
蒼朮　甘草　頭痛
加川芎乾葛湯加
咳嗽者有熱加紫
理石熱加杏仁喘
加杏仁氣促加桑
皮胸痞痰多加姜
仁只殼胸痞痛加
枳殼桂枝

河間地黃飲子
熟地　巴戟天　山萸
蓯蓉　附子　石斛
五味　石菖蒲　官桂
茯苓　遠志　麥冬

內因慎勿專治外　飲食過度素有痰火時常鼻塞聲重咳嗽畏被

外感則宜防風通聖散或大黃黃芩芎丸白术湯以參虛者用防

風羌活川芎加之補藥痰飲中傷食加白朮青皮陳皮山查麥芽挾荊

寒飲作加姜桂挾房勞加參朮歸地勞役傷氣補中益氣加羌活防風

風虛宜羌活丸主之

重則傳變輕不傳久則氣血虛無熱　風熱蒸血散氣加方用枳附

八味芎湯久不愈者宜三白湯加減飲之初宜發散宜用上等麻黃

三化湯　川朴姜炒　大黃　只實　羌活

寒 咳嗽 霍亂 心脾疼 腹痛

中寒無汗肢體僵 傷寒循經而入中寒者不問冬夏或為風寒凉或生地受冷肅殺之氣自皮膚入藏府倒仆四肢拘急項直厥冷與中風相似惟牙緊四肢不動而畏寒為異以蔥餅熨臍並灸氣海厥回則生不冷極厥逆無脈則死舌卷囊縮者不治

急分三陰緩下知 倉卒難經絡急用姜附理中散之次審中脘疼痛中太陰者理中湯臍腹是從中少陰者四逆湯加吳茱萸臍腹痛五積散加吳萸小腹痛中厥陰者當歸四逆湯加吳茱萸再無陰下如陰盛煩燥極劇於飲或用後藥不到須中散定煩補下之陽氣自復切忌吐下宜補血兼寒血虛者忌之

血凝於脈而血泣

感冒尋常和表裏 四時普受寒得非時暴寒常發熱表症見者九味羌活藿芎芷香蘇散受之腸胃霍亂轉筋傷洞泄下痢乾嘔吐逆五積散扶食

寒暑

行度此人參養胃湯　夏秋暑令於裏脾濕調中湯附下　凡常將患者

瘦瘧痞癥瘕腰膝作虛勞陰瘧諸疾皆宜氣血兩補挾風眩暈不能扶但

四肢腫痛宜詳辨

內傷補益加薑湯　內傷勞役病宜固保補中益氣加薑附如內傷生冷者

寒腹疼臍脘者附子理中湯　臍脘之建湯或緩臍沒內傷房室成寒厥

逆四逆湯

五積散　當歸　川芎　白芍　茯苓　桔梗　蒼朮　白芷　川朴　陳皮　只殼

麻黃　半夏　肉桂　乾薑　甘草

暑　瘧　痢

暑熱汗渴審虛實　暑病身熱自汗口渴而脈虛弱症皆日間侵暑或兼內傷宜

清暑益氣素弱或壯實宜祛暑和中

陰陽經絡最難拘　靜居高堂大廈而病似熱症屬心脾經者中暑陰

症動作田間道途而病似傷風症屬膀胱經者中暍陽症故自諸暑氣

桂苓甘露飲
滑石　石羔　茯苓
寒水石　朮　澤瀉
肉桂　猪苓
子和方　滑石
人參　朮　茯苓
甘草　石羔　寒石
乾葛　澤瀉
官桂　木香　藿香
玉女煎　生石羔
熟地　麥冬　知母
牛夕　或加五味　澤
渴甚加人參
梔子仁湯　梔子仁
赤芍　大青　知母
升麻　柴胡　黃芩
石羔　杏仁　甘草
豆豉

內經曰中暑自被日逼內經曰中暍暑初入自口鼻牙頰達手心主胞絡以次傳入於諸經取於他臟既勿臟入肝則眩暈頑麻入脾則昏睡不覺入肺則喘咳痿躄入腎則消渴非專心主心而專傳入也

中傷冒伏分輕重　中暑歸心神昏卒倒傷暑肉分周身煩燥或如針刺或有赤腫蓋天氣傳於地表於人氣之傳於肌表也冒暑入腸胃腹痛惡心嘔瀉暑即冒暑久而伏於三焦腸胃之間熱傷氣而不傷形或旬月不覺發出寒熱不定霍亂吐瀉膨脹中滿瘧痢煩渴腹痛下血等症但暑症多不身痛間有痛挾或兩溪水濕相搏耳

暑風暑厥又何如　即暑暍症但手足搐搦為風手足逆冷為厥與傷寒熱厥兼內勞連香薷飲暑風乃勞役內動五臟之火與外火交熾金衰木旺而生風也香薷散加羌活或六和湯合消風散素有痰飲因暑觸動痰壅生風者六合湯合皂香散若道途卒倒湯藥不便恐氣絕難治急扶陰涼處

不可卧冷湿地，掬道上热土放脐上，作碗令人尿其中，再或生姜或蒜嚼烂
以热汤灌下，或童便灌下，外用布蘸热汤熨气海，至醒后，不可饮冷水，以大剂
滋补药补之，如人参、茯神、牡蛎用五苓散，熬心因危后砂调服，有汗加黄芪、玉田
呕吐最入腹，痛甚或当桂加黄连或辰砂、蔚䓖、梅、姜之，用益元散量加硃砂研细
须冰调服之，又降胃火，治烦热、利湿、止渴之要药
痧大绞肠俱不吐　暑毒痧大寒塞胸中，量其虚实吐之，大郁蓄之之气也，如
痧喘气急痰塞，入药不得者，急应以和胃调胃散二钱服，绞肠痧腹痛不可
忍，或连心痛，腰胁在地，手足冷，痛在于此，乃肠绞在腹也，急用热汤调盐一
碗灌入，即安，或再用三阴阳、阴艾、阴樟木、阴壁土等分，水煎，连进三四服，利出
详见急救门
诸暑中和症皆除　夏日人多饮冰食冷，故宜利湿，更以清暑，汗多者忌渗，诸暑
香薷散、黄连解毒汤、清肺生脉散、白虎汤加参芩，寒热不定，小柴胡汤

暑

和中大小調中湯藿香湯枇杷葉散胃苓湯桂苓甘露飲六和湯隨症施用

寒鬱甚者須用 伏陰在內之時因過食生冷外又禁陰冷之氣鬱遏周身

陽氣宜辛溫解散藿香正氣湯之屬若外既受寒內復傷冷加乾姜砂仁神

曲若外感暑氣內傷冷食以致外熱內寒宜清暑益氣湯若外不受寒止內

傷生冷腹痛吐瀉宜理中湯加麥芽砂仁或大順散或二氣丹冷水下丹丸皆

治因暑傷冷非陽症治暑之法不可誤服黃芩黃連苦寒血悶亂而死

內傷滋補免身癱 內傷勞役或本氣血虛弱病暑者皆以滋補為主慎用

大熱大涼之劑暑重而血虛者清暑益氣湯暑輕力倦者補中益氣湯中暍者

暫加香薷而至陰虛者滋陰降火湯或腎氣丸

三伏炎蒸尤可畏 大熱傷氣養生家須此時縱慾令人內腎腐爛至秋

方書

預防不將養香薷 常時變異體實者香薷飲散虛者忌用若脾虛者不

因畏勞役受傷改病者春末夏初頭疼脚軟食少身熱名注夏病宜補
中益氣湯去升麻柴胡加芍藥柏白芍五味子麥冬有痰加半夏薑汁炒却
暑之吐瀉也以氣衰精神不足炒湯懶食生脈散諸行丸等病者暑散
清暑益氣湯 即補中益氣加青皮五味子去柴胡 清燥湯即此方加生地茯苓澤瀉之人
柴胡川連去甘麻葛根青皮

羌活除濕湯
羌活 黄芪 防風 藁本 蒼朮 人參 荊芥 防己 白朮 枳殼 蒼朮 白芷 升麻 再煎

8

濕

痞滿 疝痛 泄瀉 吞酸 黄疸 水腫 脹滿 赤白濁 腰痛 脚氣

濕症須分寒熱濕熱多煩渴小水赤澀大便秘結脈洪滑數宜治宜清利如寒濕大小分
濕氣之來分内外 風寒暑傷人便覺濕氣所中人多不覺有外入者長夏鬱
内飲茵蔯飲之屬去濕熱之也元氣壯者猪苓車前結不通方可利推薦
熱山嵐瘴氣冒雨涉行濕衣汗沾衣多腰腿腫痛自内伏者生冷麵濕脾生
若全身熱症熱脈後而不濕易以清濕本係同氣惟濕中有火則濕熱薰蒸停鬱
濕鬱熱多肚腹腫脹西北人多内濕東南人多外濕
而熱濕中無火則濕氣不化而流聚而爲故凡病由濕而多屬氣虛之人氣屬陽陽虛則
内外又分上下中 濕在上宜微汗在中下宜利二便或用升提
宜信中由寒生則濕氣由之此陰陽之性理本自然因之在外中於濕乃外濕也腫脹泄
初入沉重多困倦 或肢節疼或身不疼者則濕聚而痰昏不省人爲直視
濕滯後多有之痛之頭也宜濕宜利宜燥如平胃散五苓散除濕湯之類痛之在也如用
鄭聲

濕

温補俠陽氣所傷陰邪自退如八味丸理中湯玉朮益奏健開胃益薛氏加減腎氣

上蒸喘咳目如蒙　首似高氣傷濕蒸則如有物蒙單蒼朮膏如啊

陽之虛　宜温之氣中者外攻而內生不同宜温而兼散如五積散平胃散加減不居散之掾令正

者茯苓湯

氣滯之虛

著脾腫脹大便泄　腫脹來臍下硬皮退黃丸世用利附湯三白湯滲濕湯

治濕之法古人云宜理脾清熱利小便故曰治濕不利小便非其治也然濕熱之症宜清利之

著腎腰腳少便澀　濕性下先受之故腰腳痠痛腎著湯生腎湯當歸拈痛湯

濕多而宜利至凡濕之蒸多由陽氣之虛利多則傷氣陽無所處則濕之濕處故濕而利

兼青娥丸

自表之而來大實者邪是也濕熱之居於外者以濕熱傷陰陰氣既傷而復利之則邪濕未除

治外微汗通經絡　微汗如防己黃芪湯羌活勝濕湯參汗如五苓散加蒼朮

而亦出熱多汗多而傷其燥而燥之亦乘者中氣之虛便如數切勿利之此竟損

通經絡如神仙飛步丹乳香黑虎丹

津液也凡治陽虛者宜補陽陽勝則燥陰濕自退陰虛者宜壯水裹水既少邪濕自去故云宜兼和

治內滲利而竭之　滲通小便利通大便或用五苓散茵陳加茵蔯一併月痛加

防己黃芪湯　防己　黃芪　甘草　白朮　生薑　大棗　喘加麻黃　胃不和加白芍　氣上衝加桂枝　下有寒加細辛

羌活一錢　濕勝腫脹者以辛散之通苓散利水行氣為主而以參朮茯苓為佐

本以二朮為君以利水為佐濕鬱腹脹或痛身浮腫者皆因濕也量虛實

利之而利者退黃丸為妙

四氣相兼濕熱也　除濕湯兼風合桂枝湯兼寒合防風湯敗毒散兼寒合五積散

除濕湯 半夏
蒼术 川朴 茯苓
陳皮 藿香 甘草

升陽除濕湯 升麻
柴胡 羌活 防風
半夏 益智仁 甘草
神曲 澤瀉 陳皮
麥芽 猪苓 蒼术

白术除濕湯 人參
赤茯苓 柴胡
白术 生地 地骨皮
知母 澤瀉 甘草
每服五七錢作剂
去澤瀉

羌活除濕湯
升麻 蒼术 羌活
防風 藁本

或去姜附湯重者合五苓散大抵為病屬風則必惡風有汗眩暈屬寒則必
惡寒無汗或攣痛屬暑則必面垢煩渴屬濕則必腫滿沈重氣互相兼
併惟寒濕濕熱為病濕熱尤多以麻赤有濕為濕熱多鼻之人以便傳之濕為
寒濕多食陵之人若人專以五積散治寒濕防風通聖散治濕熱實邪
清熱燥濕兼補中 此治濕熱法也凡內傷勞役七情飲食以致脾虧大動肺金
受傷則木旺侵脾飲食不化鬱而痞積者則腹脹浮腫實者下之虛者補
脾利濕消導兼以清熱清燥湯是也濕鬱筋痿熱鬱筋縮者大宜
通用燥脾兼升散 燥脾枳术丸木安丸單蒼术丸升陽除濕湯通用二陳
湯或平胃散加桑皮為主濕在上焦加羌活蒼术微汗之有熱加黃芩
中焦濕加猪苓澤瀉利之熱加川芎下焦濕加升麻防風升提熱加防己
黃柏 凡肥胖之人多濕加蒼术滑石瘦人多熱加芩芍沈困加參术
實者大便方可攻 元氣實而濕熱在者導水丸除濕丹

羌活除濕湯 羌活 獨活 藁本 防風 蔓荊子 川芎 甘草 如身重腰痛沉沉者
經有寒也加酒防己黑附子

8

燥 消渴 燥結

雞子湯飲 治熱病食後狂言叫走
雞子二枚 芒硝研 寒水石研 新汲水一中碗攪勻索雞子汁調服

麥門冬湯 長流水
麥冬 去心 黃芩 各 紫苑茸 知母 桔梗 熟地 生地 淡竹葉 生姜 姜引

當歸黃芪湯 當歸 黃芪 各 糯米 合

燥有內外屬陽明 外因時值陽明燥令久晴不雨黃埃蔽空令人狂咳皮膚乾枯屑起內因七情火燥或大便不利亡津或金石燥血或房勞竭精或饑飽勞役損胃或炙煿厚味塘丸偏助火邪消爍血液

總由金被火相刑 六氣風熱火屬陽寒燥濕屬陰但燥兼屬秋陽反同風熱火化者火盛則金被熱傷木無以制而生風之勝濕熱耗陰入肝則筋脈動強緊急口噤或為風癇或手足痿癱偏枯或為雀目內障入心則昏冒僵仆譫語寒熱入脾則脹滿痞悶或易飢而瘦或停積痰食水腫濕脹入肺則毛焦乾瘁膹鬱咳嗽之證則津液竭而煩渴多飲歲秘傷肺金氣主陽明主肺為表裏也

皴劫渴秘雖風熱表裏俱宜潤肺榮 表病皮膚皴揭之證加芎川芎合生脈

散加知柏花粉，或單天門冬膏。如筋攣不能運動者，大秦艽湯、裡病清湯、活血潤燥生津飲。口燥結，因肝木之旺而肺風入大腸，曰風燥，搜風順氣丸。曰臟腑積熱，或久病鬱熱者，曰熱燥，潤腸湯加大黃、桃仁等丸服。大便秘者，導滯通幽湯；小便秘者，導氣除燥湯。陰虛大燥者，曰虛燥，單黃柏丸、補陰丸、腎氣丸。若氣虛燥者，補中益氣湯。通用四物湯為君，二冬為臣，瓜蔞為佐，升麻、紅花、甘草為使。風加秦艽或牛蒡，熱加黃芩，血虛生地湯加花粉、五味。又閉結加大黃、麻仁，氣虛者加參芪，陰虛加知柏。大抵宜甘寒潤劑，忌辛香動火及一切發汗之藥。經曰：燥者潤之，養血以濡之。又燥則血澀而氣滯，潤則血旺而氣流，而之官通，內神茂而外色澤也。夫積液而生氣，積氣而能生液。氣虛者瓊玉膏，非虛者單天門冬膏，血虛者地黃膏。凡遇火燥，保宜此等潤劑也。

通幽湯
甘草　生地　熟地　歸尾
紅花　桃仁泥　川芎
升麻　或加麻仁　煎
名潤燥湯

瓊玉膏　人參十二兩　茯苓十五兩　琥珀　沉香各五錢　生地汁十六斤　白蜜十斤　熬膏法：先將地汁同蜜熬沸，濾去渣，再入銅鍋內和諸藥末，再煮去火氣，白湯送服。

清心湯 川連
麥冬 梔子 連翹
薄荷 蘇 芒硝
大黃 竹葉
清胃飲 石膏
梔子 川連 黃芩
當歸 生地 白芍
蒼朮 青皮 甘草
藿香 荊芥穗
升麻 丹皮 葛根
瀉黃散 治脾火
山梔 石膏 藿香
防風 甘草
拌蜜炒為末
水下

火 脇疼 夢遺 小便不通 小便不禁 脫肛 淋

火

凡實火易治虛火難明虛火亦假熱症也一曰陰虛者熱此真陰虧損水不制火也二曰陽
火因內外分虛實 外因邪鬱經絡積熱蘊腑為有餘之火內因飲食情志氣
虛之故者熱此元陽敗竭火不歸源也此病原之二也其外症者一曰陽戴於上而見於頭
咸以火為有餘中之不足陰虛火動乃水不足之火火因脈細數無力不虛火
面咽喉之間此是上則熱宣炒咳氣根之火也二曰陽浮於外而發於皮膚肌肉之間此外
大有力為實火
至熱而內則宣諸絡陰陽之火也三曰陽陷於下而見於便溺二陰之間此下有熱而中則宣
性暴多常主病多 大病傷人者暴變化之甚一動即傷元氣偏勝移害
於臟腑之火也四曰陽存陰而見於精血髓液之間此命門水虧而錯於諸臟陰虛之
在經內經病機十九條屬火者五河間推廣五運之病屬肝者諸風之火屬
心至者惟以陰虛陽虛為之辨陰虛之火惟一曰命門敗是也陽虛之火者
脾胃者諸濕痰之火屬心肺者諸熱實火屬腎者諸虛之火數者各經之火
三曰上中下並也若果陰虛火盛則治當壯水水之法只宜甘潤不宜辛熱若陽虛者
入氣分者根之火入血分者清陰伏火故曰諸病尋痰火痰火生異症
熱則宜知之法只宜温熱大苦清潤第恐熱熱數甘潤力微而清潤之
實火渴閉熱氣間 實火內外皆熱日夜皆潮熱口渴二便閉
終不宜多挾表則有以甘寒若甘寒未效則惟甘温一法所以實而生氣
虛熱者間 虛火潮熱有間口燥不渴
之挾然加清除以扶陰 此藥最為不可安!
瀉實補虛升且降 實火因外邪鬱者表者九味羌活湯半表半裏者小柴胡
湯入裡大承氣 燥渴白虎 口舌爛者此黃連解毒湯 防風通聖飲 三黃丸

大金花丸 裡熱重加丸〇 虛火 氣虛火盛因勞倦傷胃氣乏力身熱宜保元湯
氣本虛陽之不足則火從內生 火從內生則陽氣浮越而外散 此乃虛火假熱也 假空之
補中益氣湯加白芍黃柏知母四服參之 如大病及吐瀉後身熱如焚命門脈脫
病者弱者 虛火實火總由中氣有虛實也 凡氣實者內必實火 如虎之陽伏
為陽衰之病 宜辛熱溫養其火則熱自退 附子理中湯辟霆散主之
於下而陰浮於上 故冰雪陵地而井泉溫暖也 氣虛者內必熱也 如風多陰盛於內而
故虛火動 傷於色慾午後發熱 宜四物湯滋陰降火湯 加味逍遙散 人中白
陽浮於外 故炎暑逼人而關泉清冷也 天地之理不出乎此 故上下易見 拘之乃定之宜
散 若腎水虧傷者 此之參茸膏主之 相火旺 七氣從臍下起 此正氣陽坎
治法 結於中空虛之寒之
離丸 如氣從湧泉穴起入腹 此虛極難治 四物加馬腰骨 降陰火以代參茸
火者虛實相兼 有真假之雜 實者中氣內固 外症亦見也 故凡假熱加參中空也
或人中黃之類 外用附子木律調塗足心之者 退熱拔毒也
假空之 中內熱之中空則為陰症 內熱屬至陽症 內有火抑而假之初
飲食鬱火 因內傷生冷及飲食不化 遏抑陽氣於脾土之中 故熱如燎 以升散之
鬱熱之火 宜散而解之 如外邪鬱伏而熱也 宜以柴胡飲 亦升陽散火湯 鬱熱者陰而
紛者 升陽散火湯 大鬱湯 瀉陰火升陽湯
癰疽 宜逍遙散加丹皮 當歸大補者之說也
七情不遂之火起 宜隨其經絡調理 大怒火起於肝 則手搽自眩 當瀉肝湯加龍膽
虛火與假熱本相類 然陰陽偏勝之者 何因 如陰虛生熱也 此是陽勝也 治當補陰宜
惟蓋達丸 醇飲火起於胃 療寒腫 瀉黃散 四七丸 草石羔丸 理之 急火起於
一陰煎 左歸飲 六味地黃湯之類 皆此也 主之
肺氣逆 胸膈煩悶 瀉白散加黃芩並蒼蘆 草黃芩丸 房勞火起於腎 骨蒸潮熱
如空極生熱 火不歸源 為陰盛格陽 治宜溫補氣血其熱自退 宜理陰煎 右歸飲 大補元

已嫌桔梗 柴胡
防風 陳皮 白芍
黃芩 甘草 升麻加
腰熱加蒼朮 加
知黃芩 加川朴
腰加羊下

陽升陽散火湯 柴胡
葛根 升麻 羌活
獨活 人參 白芍
防風 炙草 生草
連翹 歸尾 三錢
連翹 歸尾 甘草
銀花 紅花
以血虛者加熟地
去風加柴胡

三才封髓丹 天冬 熟地 人參 黃柏 砂仁 甘草 以肉蓯蓉切片酒浸一宿 次日煎 空心服

益之以回陽飲，故稱益火之源也。又曰補陰大熱

大補陰丸 滋腎丸 單黃柏丸 心火熱，則煩熱痛痒，單瀉心湯，重則身熱面

凡假熱之症，以陽陷於陰而虛陽飛越，陽而陰浮於外，故多外熱，此內真寒也，加大補真陰則元氣

者，黃燥脈絶暴氣，故曰五志之火動極不治

之陰虛由勞而發，其之齋治勞熱，以加減八味丸料一斤，納肉桂一兩，以六七碗用水浸，服後與細

君相民皆靜且和。五行惟火有二，心爲君火，爲一身之主；腎爲相火，游行於身，常寄

此陰虛者，崔氏八味丸料，或方用飲治陰虛假熱，傷寒及勞熱煩渴等症，服此虛

於肝膽三焦胞絡之間，膀胱爲民火之府，於歸此皆天賦之火也。若五志之

宜素召力匯以補

火則由於人，是以內傷火多，外感火少。意火不妄動，動由於心，靜之一字，其心中

凡火虛中有實，實中有虛，中有實者以補爲主，而曰不可過，以補陰爲陽，陰虛則虛

之水乎

補陰丸之屬，寒中有虛，故以清爲主，而兼以和補，如清化飲、徙薪飲、大補陰丸之屬，未服虛

從治 虛火可補，實火可寫，輕者可降，重者從其性而升之，君火正治，可以直折，可

虛宜從脈補，相火宜從陰治，不可攝，使歸於虛而從其所補，得真寒也。以虛依其性，相八

以水滅相火，及治惟宜從其性而伏之，如實火，黃柏宜硝黃三黃正治，虛火黃柏

太過則傷及元陽，須審此義

先以養陰，然後補陰，其火自降，凡火雖盛，亦可捺用滋陰，用溫物也。或壺

溫散升陽，又有可發汗也，凡寒邪鬱火也

大補陰丸 黃柏四兩鹽水炒 知母四兩鹽水炒 熟地六兩 龜板六兩酥炙 猪脊髓蒸熟和丸，加二丸，空心白湯鹽湯下

砂仁爲從陰降火湯

補脾湯 人參
白朮 茯苓 川朴
陳皮 炒乾薑
炙草 川萸 麥芽

養胃湯 藿香
川朴 製半夏 茯苓
炒黑 陳皮 人參
白朮 附子 茯

扶陽助胃湯
炮附子 炒乾薑
炒白芍 益智仁
枸杞 木香
官桂 白芍 草果
吳萸 陳皮
另棗ㄑ引 右宜
空寒客中 腹脹
用以補中氣湯
以助元氣

8

調理脾胃 傷食 積聚 癥瘕 蠱脹

調理脾胃濕與熱 脾性濕主血陰也胃火化主氣陽也太濕則氣滯太乾則血燥濕熱調停則能食能化而氣血生旺若空濕傷脾則停飲難化或不思食燥熱傷胃則停食不消或善食而瘦由是脾胃不和不相為病胃瘦為空脾瘦為熱大約以脈浮而緩而遲來常得為空滯濕脈浮緩而寬來細而弱為燥熱又肥人多濕瘦人多熱更參以飲食之厚薄可也

且按心口疼不疼 勞傷按心口不疼食傷則疼

食傷初空久則熱 勞傷初熱久空也 勞倦傷初起熱中宜甘溫補中益氣

空中宜辛熱溫中 飲食傷初起空濕宜辛燥消導久而濕熱宜辛甘苦寒潤之

熱病大便難吐痰 眩暈之是痰之或大便閉結

濕病腫脹脅難停消補清熱與燥濕 勞傷之氣不足宜補益食傷氣滯

脾胃

宜消。蓋勞役飲食俱傷，補兼消導兼行；若中夾積，兼清熱；夾痰，燥濕補

用補中益氣湯等，用枳梃二陳湯加山查、麥芽，枳朮丸，傷飲胃苓湯加半夏

化痰丸；清熱，小調中湯、橘皮竹茹湯、三黃枳朮丸、保和丸；燥濕，二陳湯、六君子

湯、理中湯、生胃丹、單蒼朮膏。

乘勝虛實脈甚憑。脾胃爲五藏主，風寒暑濕燥一氣偏勝，皆能損傷。如脈

弦，風邪所勝，胃風湯、黃芪建中湯、三白湯；脈洪，熱邪所勝，瀉黃散、清胃散、調

胃承氣湯；脈濡，濕邪所勝，八珍湯、錢氏白朮散；脈沉細，寒邪所勝，益黃散、

散、人參養胃湯丸、附子理中湯丸、補真丸；脈緩濡，氣分時來隱伏，正氣虛

損也，四君子湯、參苓白朮散；脈緩大也，濕邪亡也，平胃散。

胃風湯　人參　粟炒　茯苓　當歸　川芎　白芍　桂　加棗、米百。修莊俞氏加竹瀝、夜露、石羔、竹葉、生地汁、醋、升、大升、麻黃根、甘炒

保和丸　山查三兩炒　神曲　茯苓　半夏各一兩　陳皮　蘿卜子炒　連翹各五錢

益黃散　陳皮　青皮　訶子肉皮炮去　炙甘草　丁香

四磨飲 治氣逆 沉香 烏藥 各等 檳榔 白湯磨細 加木香 為五磨飲

七氣湯 製半夏 人參 肉桂 炙草 薑引

四七湯 半夏 茯苓 川朴 紫蘇 或加 白芍 陳皮 橘紅

加味七氣湯 半夏 川朴 白芍 茯苓 人參 肉桂 青皮 紫蘇 薑引

菖蒲湯 石菖蒲 錢 香附 錢 通脈三錢 吳茱萸 白芍 八分 佛手 八分 山楂 錢 廣木香 三錢

8

氣　氣滯　氣刺痛

諸氣皆因火作孽 七氣者喜怒憂思悲恐驚也 又曰凡七氣或挾外感寒熱而之

人身陰陽正氣呼吸升降流行營衛生養藏腑 雖七情痰火傷肺閉塞清道

故上焦不納 中焦不運 下焦不降 氣得火盛 薰蒸津液成痰 痰鬱成積 初起

宜四七湯 七氣湯 辛溫消散 稍久宜二陳湯加芩連山梔香附撫芎丸 木香

檳榔丸 以辛溫散之 最忌辛香助火耗氣 如木香之類上升 必佐以知母黃

柏 丹溪云 上升之氣自肝而出 中挾相火 其熱為甚 自覺冷者 非真冷也

間傷生冷與寒熱 以飲食生冷嘔逆積痛 或治中湯加木香 或蟠蔥散 丁香

脾積丸 或七情鬱逆 飽太實痛者 木香丸 因七情之飢胃脘痛者 四君子湯 挾寒

則腹脹痛而氣亂於中 五積散入理中湯 挾風 分氣飲 風寒氣脹 羌活附子

湯 挾寒濕 五苓散 五苓散升降 欲氣通三焦 非特治初起 凡此熱劑 必明知係生

於受寒氣乃敢用之 發汗也 高陽生 ... 生冷生氣 況更挾暑熱 則腹脹而

而汗勞外　黄連香薷散加參根或清暑益氣加木香

喜怒驚勞散真元　喜動心氣散不收逆則健忘歸脾湯　恐傷腎精怯不升逆則下真脹皮　三和散　補中益氣　驚傷膽神亂不定逆則怔忡失志妙香散　十味溫膽湯　三者皆令真元之耗散多不足之症　又勞則喘息汗出之令氣散之宜補益

十味溫膽湯　棗　只半　陳皮　茯苓　人參　熟地　棗仁　遠志　五味　炙草

怒憂悲思急逆滯結　怒傷肝氣上逆甚逆則嘔吐　枳梗二陳湯　借味正氣天香湯　熱或勞陰湯　憂傷肺其氣聚逆則喘促　蘇子降氣湯　分氣紫蘇飲　噎膈此暫用五膈寬中散　悲傷心胞及肺系其氣急逆則為痞結　枳殼煮散　升陽順氣湯　思傷脾其氣結逆則痞皮宜越鞠氣湯　溫膽湯　木香化滯湯　木香枳朮丸　四般皆令邪氣鬱結　又急逆則氣滯之令氣結　重用橘皮一物湯

結為積聚散虛中　氣結為五積六聚癥瘕疝氣大實痛此暫用[illegible]散　阿魏撞氣丸　大黄備急丸　氣散則虛中使息多亢短氣不足以息宜調

烏藥順氣湯
烏藥 橘紅 川芎
白芷 六売 桂枝
麻黃 炮姜 炙草

正氣天香散
香附八个 烏藥二个
陳皮 蘇葉各一
乾姜八卜

中益氣湯人參養榮湯自汗喘急者養正丹俗云氣無補法不思氣虛不運邪著為病不補氣何由行耳如喘咳氣鳴以枳梗姜橘蘇桂調其氣以星半細辛豁其痰而終不下降者氣之所藏無所收也必佐以破故紙補腎氣歸元佳白佳ぁり丶散丶黃丶是也

走注眩暈吞酸噫

素々文積或濕氣入經絡則攻刺肩背胸脇有積或濕氣滯胸腹腸胃脇肋若有一塊則眩暈嘔吐吞酸噎膈痞痺惟宜心腹後痰法氣飲子見上或木香勻氣散枳姜飲香金丸清膈蒼莎丸通用之

胸痞痺腫二便難

胸膈痞塞枳梗湯胸脇氣塞浮腫木香流氣飲大便難三和散四磨湯秘傳降氣湯燥者麻仁丸熱者小承氣湯壯盛人氣閉胸悔百藥不效者木香通氣湯小便閉者五苓散

兼血兼痰宜審別

血滯則氣之滯の物加香附側柏葉瘀血加桃仁紅花承痰之通氣散痰壅則氣逆順氣導痰湯蘇子降氣湯古者稀涎散開吐之

治水痰積當為先降火清心尤好訣

不問內傷外感久皆鬱熱滯而痰積

氣

況七情之火，丹溪曰不起；五味之偏，丹溪曰不積。此丹溪、河間立方之大也。然七情總發於心，七情氣總隸一氣，氣之陽也，動則為火，故以降火化痰消積分治，畧其說秉虛實而加減之。大約氣虛四君，氣實烏附湯為主，火多合黃連解毒湯加當歸；如痰多合二陳湯，積多合平胃散，痛加元胡、青皮、莪朮，寒加官桂、吳萸，便閉加木香、檳榔。男子血虛及婦人胎產氣病，合四物湯。

木香順氣散　木香　香附　檳榔　青皮　陳皮　枳殼　砂仁　川朴　蒼朮　柴胡

加味七氣湯　半夏　蘇梗　香附　青皮　陳皮　桔梗　官桂　藿香　益智仁　莪朮

8

張氏曰：血脫者當益氣，血滯者當調氣，一定之法也。

血

吐嘔衄　咯血　溺血　便血　傷風　蓄妄

諸血先須分各經，逆則上行，順下行。血乃水穀之精，生化於脾，主息於心，藏於肝，布於肺，施於腎，脈絡藏府耳目手足，資為運用。然陰道易虧，一有其傷，調理失宜，致陽盛陰虛，錯經妄行，火迫逆則上行，外挾濕則下行。故上逆

當歸尾 紅花
血眼法
赤芍 歸尾 生地
桃仁炒 紅花 生地
香附 酒炒 川芎
丹皮 元胡 黃連 炒
三稜 炒 青皮

溢清道從鼻而出曰衄留滯濁道從胃脘而出曰而咳嚥傳入腸間從下部
出為血痢結於腸胃則為血瘀於經之之嘔吐胃也咳唾衄肺也痰常
血脾也溺血腎也溺血小腸膀胱也下血大腸也牙宣者胃熱兼腎虛火炎也血
從汗孔出者謂之肌衄從舌出者謂之舌衄心與肝也從委中穴出者謂之膕衄腎與
膀胱也大約逆行難治順行易治

外症有潮熱反重　無潮熱者輕潮熱者重脈大者不依血虛之法作潮日輕
夜重者血分陰也如九竅出血身熱不臥者死

量人虛實氣須清　氣行則血行氣止則血止氣溫則滑氣寒則凝故治血必
先清氣如血出某經即用某經清氣之藥氣清則血自歸經若有瘀血凝
滯又當先去瘀後調氣氣和則血自止甚之氣本虛又因甘於勞役損胃失血者則
宜溫補斂而降之切忌清涼反致傷胸損不救

外感積鬱宜涼解　外感之氣邪傷經絡從汗謀下以致邪迫經血妄行風症

色青多鼻衄者金沸草散去麻黃加桂枝枇杷葉桑白皮參蘇飲加黃芩。口瘡色黯鼻衄點滴者九味羌活湯麻黃升麻湯暑熱嘔血色紅者則用黑梔茅花煎湯調五苓散暑毒攻心嘔血者枇杷葉散去丁香加黃連。濕瘧色如烟塵多下血者胃風湯當歸和血湯時毒身熱吐膿者陽毒升麻升陽湯積熱因飲酒煿炙蓄熱三焦者黃連解毒湯黃連枳殼二陳湯瀉腦龍腦雞蘇丸四生丸大金花丸犀角丸瘀血因跌撲損傷瘀聚胸膈者犀角地黃湯桃仁承氣湯

內傷滋補火自平。內傷七情暴喜動心不能生血暴怒傷肝不能藏血積憂傷肺思傷脾失志傷腎皆能動血治宜開鬱順氣二陳加酒炒紅花升麻歸身川連虛者加參朮及附子一服熱者加炒梔丹皮茜草生地木香氣急者加棗仁桂枝勞力心多汗者茯苓補心湯有[illegible]者歸脾湯鬱者清肝解鬱湯氣逆者蘇子降氣湯如果血因傷七情四物加木香檳榔陰虛者去木香檳

加人參黃柏枳殼　内傷飲食生冷滯胃傷逆氣因血亂者理中湯加葛根
川芎炒梔　内傷勞逸氣虛火盛者犀角湯或四君加黃蒲黃人乳藕汁
傷力吐血者桃仁蘇木白芨末合或花蕊石散　内傷氣散汗出後或去如衃
婦人者黃芪建中湯炒香散　或男胎髮燒灰合心胭血中全大補湯内傷思
虛色枯血衰火燥者滋陰降火湯加味逍遙散若六味湯腎氣丸
吁嗟男女血為要　人知為痛生於氣血之為痛人所不知凡心腹跌撲諸痛
癥瘕積痞如瘀如狂驚悸迷悶瘀痿癖閉遺溺等及婦人經閉崩中帶
下諸血症必通用四物湯血心加黃連　小腸加梔子木通　肺加枯芩　大腸條芩
肝之條芩膽加川連　腎與膀胱加黃柏　脾加生地　胃加大黃　三焦地骨皮　心胞丹
皮　傷氣血與胞絡加青皮　肺加枳殼　肝加青皮柴胡　脾加白芍　胃加石羔乳香
大腸三焦加連翹　小腸赤苓　膀胱滑石　歸頭破血加桃仁紅花韭汁童便以
引血歸經加芎歸之參以散血不止者加炒蒲黃茅根久不止者加升麻引

血

人參養榮湯
人參 白朮 茯苓
甘草 黄芪 桂心
陳皮 遠志 當歸
白芍 熟地 五味
姜棗引

血脫血止後加炒黑乾姜引血歸元，血虚加當歸，血燥加人乳。

保全脾胃可長生　血痛每以胃爲收功，胃氣一復其血自止，他如嘔吐後黄熱，但用調調和胃氣自然捷，可見脾胃和從氣血也。

[illegible]四物湯　即四物加炒梔、黄芩、丹皮

大金花丸　黄連　黄柏　黄芩　大黄　加梔子去大黄名黄連解毒湯，又名梔子

金花湯

蘇子降氣湯　蘇子　橘紅　半夏　當歸　前胡　川朴薑汁　肉桂　甘草　或加人參、五味子

復元活血湯　柴胡五錢　花粉　當歸　山甲炒　甘草　紅花各三錢　桃仁去皮尖研五十粒　大黄一兩

每服兩酒煎

茯神補心湯　當歸　川芎　白芍　生地　茯神　桔梗　前胡　紫蘇　陳皮

半夏　乾葛炒　甘草　人參　木香姜汁炒　各一錢

8

痰

喘 哮 惡心 嘔吐 呃逆 膈噎 嘈雜 關格 痙癇 癲狂 驚悸 怔忡

健忘 咽喉

痰分新久內外邪

痰乃津液之因，隨氣升降，氣血調和則流行不聚，內外感傷則壅逆為患。新而輕者形色青白稀薄，氣味亦淡；久而重者黃濁稠粘，咳之難出，漸成惡味，酸辣腥臊鹹苦。痰症初起頭疼發熱，類外感表症；久則潮咳夜重，類內傷陰火。又痰飲流注肢節疼痛，類風症，但痰症胸滿食減，肌色如故，脈滑不匀，不定為異耳。

化痰丸 天冬 黃芩 海粉 姜仁 橘紅 連翹 桔梗 香附 姜汁炒 青黛 芒硝 煉蜜入姜汁少許為丸，姜湯下。治一切老痰。

瓜蔞丸 治食積作痰，壅滯喘急。瓜蔞仁 半夏 山楂 神曲炒 瓜蔞汁和丸，姜湯下五十丸。

游溢諸經主病脉

人知氣血為病，不知痰病尤多。生於脾則四肢倦怠，或肚疼腫脹泄瀉，為濕痰；若挾食積瘀血，即成窠囊痞塊，為食痰；留於胃脘，多嘔吐吞酸嘈雜，上衝頭面烘熱，為火痰；若因飲酒乳酪嘔吐留脇痛，又名酒痰。升於肺多毛焦面白如枯骨，咽乾口燥，咳嗽喘促，名燥痰；久為老痰、鬱痰。又七情痰滯咽膈，多胸脇痞滿，名氣痰。達於心多怔忡癲狂，夢寐奇怪

痰

名熱痰，動於肝，多眩暈掉風，眼瞤昏瞀，耳輪瘙癢，脇脹痛，左癱右瘓，麻木蹊跛奇症。曰風痰，聚於腎，足膝酸軟，腰背強痛，肢節冷痹，骨痛，曰穴痰，亦曰虛痰。凡渾身習習如虫行，或身經絡不仁不腫，或頸項經絡似癧非癧，或走馬燥痺，或胸腹間如有氣上噎塞煩悶，或背中常有一點如冰冷痛，或心下冰冷頸痛，或四肢腫硬似痛非痛，或骨節刺痛無常處，或吐冷涎綠水黑汁，或大小便膿，或關格不通，心包痹瘵，昔往婦人經閉，小兒驚搐，皆痰使之，去敗痰，再方調理，化開如家，胸骨撲傷刺痛之症，散血之劑，散血之劑同功，使心包痰飲之須臾吐瘀，其痛立止，百病惟痰諸如此也。

風清青寒黑濕色白　凡痰外來賊邪，或雨風攢捷色青，雨濕風虛之生飲。風熱不清風痰，搜風化痰丸、竹瀝導痰。寒痰曰形寒飲冷，色青，俱青黑如痰。熱痰或喘，輕者五積散，重者潞中化痰丸、青半礞丸。濕痰或外感濕滯，或停飲不散，色白，喘急，或手昏悶，心痞者，草半丸、或術丸。濕熱色黃

者中和丸清膈蒼砂丸立東散青礞石膏
熱甚黄色帶紅些　熱痰因厚味積熱或兼年深溫熱故色黄甚則帶血
或紫清氣化痰丸兼服大金花丸滚痰丸
火鬱稠粘氣如絮　火痰因飲食辛辣之厚大甚津液因痰之陰加芩連山
梔或潤下丸鬱痰　即火痰鬱于心肺日久凝結胸膈稠粘難咯忌南星半
下等燥藥宜開鬱降火清金潤肺化痰節齋化痰丸清金丸單貝如
丸天露膏氣痰七情鬱悶咯之不出嚥之不下形如破絮或如梅核之隔久
者燥藥丁加芩連山梔淡右三仙丸千金指迷丸

三仙丸　南星　半夏
香附　黄芩　姜自然
汁丸　前藥色如
會曲之陳皮用
麹糊丸

酒食痞膈脇痛加　食痰因飲食不化結成痞塊積聚枳朮丸痰壅喘急者瓜
蔞實丸山查麥芽煎湯下除痞化蔞白丸備治心中堅大如杯此名氣分相
朮丸料煎服痰癖硬如杯時有水聲者羅備丸治痰小調中陽香附瓜
蔞青黛丸主之

痰

痰飲有五因此一汗吐下溫用莫差　痰伏胞絡自肺竅嗽出涎伏脾元
自口角流出飲自胃脘自食脘吐出五飲之症留飲伏飲皆因飲水及茶酒
停蓄不散加以外邪生冷七情相傳因痰即停痰久而得揚也與傷寒水症大
同脈多弦滑或伏眼下皮如黑灰痰飲水停腸胃腹轆轆有聲令人暴肥
暴瘦懸飲水流在脇咳唾引痛懸懸思飲水溢飲水流四肢身體重痛支飲
水停膈上咳逆倚息短氣留飲水停心下背冷如手掌大或短氣而渴四
肢歷節痛脇痛引缺盆咳嗽轉甚伏飲停膈痰嘔吐喘咳發熱惡寒腰背
疼淚出或身惕瞤伏者治從飲在皮裡膜外表分宜大小青龍汗之在胸膈
者瓜蒂散吐之在四肢經絡脇肋者五苓散分利之在腸胃裡者宜以十棗湯下兼
之若從經治可用參蘇飲吐用二陳湯加防風桂枝發之分利用五苓湯下部
閉結枳朮丸中間間以小半夏湯去葶藶散枳朮湯中化痰丸清氣化痰丸半
夏溫肺湯隨虛實加減予之

偉氏曰痰飲之脉皆弦滑陰陽者左右關脉大者虛偏而大者皆痰也治法痰因火動降火爲先火因氣逆順氣爲要宜判實爲力割著宜攝其熱之相生之宜木相似金木相似土相似木金相似火水相似土

常法順氣与分導　古法順氣而先分導從之然氣升原於曰氣動故曰痰氣順氣導痰湯因火動故曰痰火清熱導痰湯因濕動故曰濕痰導痰湯主之二陳湯便大便潤而小便長尤為分導要藥風加南星皂角白附子竹瀝宜倍半下加姜附姜汁火加石羔青黛濕加蒼朮白朮燥加蔞仁杏仁老痰加海石芒硝瓜蔞食積加山查麴麥芽飲水加檳榔痰在脇下加白芥子行痰在四肢加竹瀝痰在經絡用此搜法痰在皮裡膜外加白芥子竹瀝姜汁

隧下湯中潤肺宣之　痰原於腎動於脾客於肺於外火降脾胃調和痰何由生陽虛腎寒不能收攝以氣冷痰逆上或暈咳喘上氣故八味丸三味丸黑錫丹鎮墜之如痰壅昔厥故三乾子降氣湯二生飲青礞石丹脾虛不能運化故宜補中燥濕六君子加竹瀝姜汁勞役傷脾米升降故補中益氣湯加半下竹瀝姜汁氣血虧之痰客中焦閉塞清道以湯中燥脾用二陳湯氣虛合四君血虛合四物陰虛腎火炎上肺燥故二陳合四物去川芎半下加

痰

麦冬、姜、仁、桂枝，润而降之。秦肾氣丸，许云痰多補法，且走痰游，固非哲用

温药引导，正相推於风寒痰氣内鬱，不用温散，徒滞而不开。此方难拘於

多補之说也。凡痰喘声高肺数者，皆由肝不化，故难治。

茯苓丸 制半夏二两 茯苓一两 又枳殻半两炒 又风化硝二钱 共末，姜汁糊丸，姜汤下。

8

鬱 与氣類参看 實鬱如心脾腹痛，大鬱如胁痛跌撲瘀血，湿鬱如腰脚疝痛

分見各類

六鬱仍分痰火積 鬱者病結不散也。六鬱，氣血痰食湿热也。氣鬱則生湿，湿鬱

則成热，热鬱則成痰，痰鬱則血不行，血鬱則食不化，而成癥痛之者相因而病者

升降不得升降，為变化不得变化，故治以顺氣先而升降，火化痰消積分多

少，治之与調氣大同。凡病者鬱久而痰火，有则急治之，否则依雜病治之

久則升散三焦通 鬱久病久不解，因服药雜乱而成之者，鬱者久生病，或俱宜

加味越鞠 香附 白芍 桑 茯苓 紫苏 桔 丹皮 梔子

六鬱治方附
橘紅　蒼朮　撫芎
半夏　香附　炒梔
茯苓　砂仁　氣鬱
加烏藥木香檳榔
紫蘇乾姜濕加
白朮挾加茯苓倍
梔子痰加南星只
殼小皂莢血鬱加
桃仁紅花丹皮食
鬱加山查神麴麥
芽

升提鬱在中焦用蒼朮川芎開提其氣以升之食在氣上提其氣則食自消痰
鬱火邪在下焦便小利者二陳加加升麻柴胡川芎防風升者之提鬱升陽散火
湯当看發自何經加各經散火藥
氣痰胸滿血結食　丹溪論六鬱氣用香附血用川芎痰用二陳时以六鬱湯升參之
氣鬱胸脅臍痛脈沉濇加木香檳榔烏藥蒼朮川芎倍香附砂仁痰鬱
胸脅動則喘息起臥怠惰寸脈沉滑加南星香附瓜蔞海石血鬱四肢無力
能食小便淋大便紅脈沉芤濇加桃仁韭汁丹皮
食脹濕痛熱目赤　二陳為主食鬱噯酸惡食黃疸鼓脹痞塊氣口緊盛
加山查麥芽神麴傷冷食胃脘痛加草豆蔻乾姜濕鬱周身走痛或
又物暴遇陰寒便發脈沉濡加白朮蒼朮附子熱鬱目蒙口乾
舌燥小便赤澁脈沉數加川連倍山梔連翹六鬱之外風寒亦風寒鬱無汗
但欲鬱挾風加防風羌活挾寒加吳茰香附蘇葉

開鬱正元散　白朮　陳皮　青皮　香附　山查　海粉　桔梗　茯苓　元胡　砂仁　麥芽　甘草　神曲

脫營內傷眠食廢　因七情鬱病從內生，飲食無味，形傷肌瘦，名脫營內損之。寒丹外用香鹽散臨臥擦牙。有鬱在脾，半年不食，或午後發熱，酉戌時退，來煩悶作渴，加嘔，來因臥必瘀患，內裡生，婦人經少，男則不便，亦滿當胃。憂思氣結，治宜溫膽湯，或二陳加參朮歸芪。瘦甚者以後藥吐之下之，後用越鞠丸調理。越鞠丸　香附　山查　神曲炒　麥芽炒　撫芎　蒼朮　炒梔

有志養陰神自充　平人上納下化，水穀滋養，陰氣自生。如過於勞倦，形氣衰少，穀氣不充，上焦不行，下脘不通，而胃熱熏蒸胸中，則內熱，宜養陰降火。三白湯加陳皮、蒼朮、川芎、山梔、香附，口乾甘草，血少入薑汁少許，煎服以散其熱。加當歸、黃柏、何參、元參以養其陰，瘦加貝母，夏加麥冬，冬加炮薑，當歸隨參隨補血，白芍隨之，朮除陰濕。因食飲鬱遏陽氣於脾土中，多因血得之，亦用炒梔解其鬱。鬱結少陰血者，不早治，再假經急者，入癆瘵。

附子瀉心湯 黃芩 黃連 大黃 附子
半夏瀉心湯 半夏 黃連 乾姜 黃芩 甘草 人參 大棗
涼膈散 大黃 芒硝 梔子 連翹 甘草 黃芩 薄荷 淡竹葉
清胃散 升麻 黃連 丹皮 生地 當歸 石膏
涼膈散加葛根
導赤各錢香薷
治心經積熱加
代薷散名瀉青丸
金丹 治肝經風熱
龍膽 青黛 蘆薈 梔子 黃柏
治上焦濕熱
清心蓮子飲 黃芩 麥冬 地骨皮 車前 甘草 石蓮肉 茯苓 黃芪 人參 炙甘草 當歸 黃

8

積熱

積熱三焦，審虛實。口乾煩渴，大便窒。實熱因過食煿炙，夜卧熱炕，或火燃衣被，久則蓄積熱毒。上焦則咽乾口燥，内臭舌糜唇瘡；中焦則胸液乳嘔作渴；在下焦則二便閉。治當清心解毒。上熱，涼膈散；中熱，調胃承氣湯；下熱，八正散。三焦俱熱，三黃湯。虛熱因情慾鬱，以相火上炎，口燥煩渴，精泄，輕少人心情，自汗，懶於動作。治當降火滋水，三補丸、率清之潤之。

實分氣血，清各經。氣分實熱，白虎湯，或敗毒散加荊芥、青皮、白朮；血分實熱，四順清涼飲。氣血俱實熱，瀉心散、甘露飲、涼膈湯。心熱，瀉心湯；肝熱，瀉青丸；大腸熱，瀉白丸湯；膀胱熱，加味五苓湯。夫諸熱皆屬於心，熱甚則傷陰，宜滋陰丸，清鎮之。

虛火升降，滋益。氣分虛熱，清心蓮子飲；久服升陽以散之，小柴胡湯合四君，或升陽益胃湯、補中益氣湯，或升陽補中益氣同以治熱，不知熱因閉滯者

熱加[illegible][illegible]蒼朮

陰熱之理，況大熱在上，大空無依，於內濕熱上空以助地氣，地氣於胃之生氣甚寡
脈而邪氣自退之，血分虛熱加丹，加參連山梔，久則從陰以降之，宜滋陰陽蒸
熱者加味逍遙散，甚難凡氣血俱虛熱升陽從陰並用十全大補湯、人參養營
湯，俱加芍柏，氣虛熱久則脾胃不和，三白湯、參苓白术散調之

風痰濕熱常相兼，變症多端難執一。 風熱，風也，生熱者，善傷風熱之也，生風者治
其熱而風自消，凡頭腫痛眩暈眼昏目黑耳聾鼻塞口燥舌乾牙宣牙腫斑
疹之類，皆風熱上攻也，初起上攻者川芎茶調散、至寶散丹、神芎丸、上清丸之屬
下焦無患者，腎氣丸加芍柏、木香、固脾蒼丸、四生丸。痰熱者，曰痰生熱，或曰熱生
痰，凡咽痛喉閉，膈噎胸痞，頭眩狂發，驚悸怔忡之類，類皆痰火備中也，亦調中
湯、大調中湯、潤燥湯。濕熱者，本因濕生熱，本因熱生濕，凡泄瀉不利，水腫鼓脹，黃疸遺
精，白濁，痛症，痛腹痛，脚氣之屬，皆濕熱下流也，丹溪治濕熱上焦黃芩，虛
者天冬代之，中焦川連，虛者白术茯苓葛根代之，下焦黃柏膽草防己黃柏，虛者肥人

諸虛

蒼朮南星滑石瘦人半夏枳柳桃仁紅花經曰治病必求其本風熱痰濕熱百病之本也

瀉青丸 胆草 黑梔子 [illegible] 羌活 防風 川芎 當歸 竹葉湯下

上三承氣湯 因付而人氣陷胸等湯 大黃 甘草 黃芩 川朴 紫 蘇 白芍

芒硝 宜後下此是芒硝經曰鹹可軟堅者芒硝此謂之也

諸虛 發熱 惡寒 自汗 盜汗 痿厥 勞瘵

諸虛專要辨陰陽 暴虛而易傷損故易復虛而虧損故可補益惟久虛而傷

保春便可年命大約脈虛多是弦之而濡大無力為氣虛沈微無力為氣虛之

長弦而微為血虛濡而微為血虛之也寸微尺大而緊故血虛有汗多汗又形肥

面浮白此陽虛形瘦面蒼黑此陰虛

食少神昏精不藏 腰背胸脇筋骨痛 潮汗痰喘是其常 但見一二即為虛症

外因新損原易復 外因勞役久則損傷自上而下一損於肺則皮聚毛落二損

於心則血脈不榮藏府婦人月水不通三損於胃則飲食不為肌膚治宜辛

甘者陵之於胃則不可治虛熱久則損陰自下而上一損於腎則骨痿不起於床
者難治二損於肝則筋緩不自收持三損於脾則飲食不能消過治宜酸苦
若鹹之屬脾則不可復又不內外因勞而傷精汗出於心則損脈恐懼疾走汗出
於肝則損筋勞苦困執汗出於脾則損肉飲食飽甚汗出於胃則損臟持重遠
行汗出於腎則損骨治宜酸苦若辛散於心則不可治心肺損而色敗汗多者為
陽虛肝腎損而形痿汗多者為陰虛經云損其肺者益其氣損其脾者調其飲食損
其肝者緩其中損其腎者益其精故古方肺損症已用四君心損用四物心肺俱損
用八珍心肺及脾胃俱損用十全大補湯肝腎俱損牛膝丸雜症心虛夢遺
者桂枝湯加龍骨牡蠣四肢煩熱酸痛心悸腹痛者小建中湯汗多力少筋脈
俱急者黃芪建中湯汗多脈暴絕者炙甘草湯暴損氣虛者熱汗潮熱者
補中益氣湯氣虛多汗潮熱者人參清肌散暴損血虛有潮熱者人參養榮
湯血虛多汗潮熱者茯苓補心湯暴脫血者益胃升陽湯潮汗痰嗽者黃芪

牛膝丸　牛膝　杜仲
萆薢　白蒺藜
防風　菟絲子　官桂
肉蓯蓉　[illegible]猪
腰子搗和丸桐子大
每服五十丸空心酒
下

益損湯加生黃大痛以食減盜汗甚參苓白朮散加黃芪為君

勞欲久虛成內傷

內因者積虛成損積損成傷日久不愈諸〻久虛成勞症五藏之勞為七情之所傷若心勞曲運神機則血脈虛而面無色驚悸夢遺盜汗極則心痛咽腫肝勞盡力謀慮則筋骨拘攣極則頭目昏眩脾勞來意外過思則脹滿少食極則吐瀉肉削四肢倦怠閒下肩背強痛肺勞預事而憂則氣乏心腹痛冷胸背痛極則毛焦津枯咳嗽發熱腎勞矜持志節則腰骨痛遺精白濁極則面垢脊痛此五勞症乃五極也極乃傷也久視傷血久臥傷氣久坐傷肉久立傷骨久行傷筋房勞思慮傷心腎則陰血虛勞役飢飽傷胃腑則陽氣虛此傷症之要也

調和心腎養脾胃

不外陰陽損傷皆因水火不濟火降則血脈調和水升則精神充是或心腎俱虛或心脾俱虛或心肝俱虛或肺腎俱虛或五藏俱虛但以調和心腎為主兼補脾胃則飲食進而精神氣血俱生調和心腎虛中有熱者

古庵心腎丸虛中有火者宜此勞傷心腎丸不受峻補者宜此歸芍丸瑞蓮丸專補脾胃
胃弱者宜濟丹還少丹

扶熱與氣較量

虛者下虛也熱者上熱也又虛實者正氣虛邪氣實也心勞邪熱
口舌生瘡語澀肌瘦肝勞邪熱則脇痛關格不通脾勞邪熱則氣急脾肌瘅
多汗肺勞邪熱則氣喘面腫口燥咽乾腎勞邪熱則尿赤陰瘡耳鳴關閉三
白湯主之心熱加川連木通青皮生地肝熱加黄芩防風當歸龍胆赤芍脾熱
加山梔石斛升麻肺熱加芩母桑白皮秦艽腎熱加元參赤茯車前子生地扶
者宜盛丹古庵云心腎主血心惡熱而腎惡燥則清熱潤燥之藥是補心腎而
傷肺脾也肺脾主氣肺惡寒而脾惡濕則溫寒燥濕之藥是補肺脾而傷心腎
也局方概用辛香燥劑雖能健脾進食然陰血消而心腎損致虛熱上炎面紅
咳喘痰多身熱如火趺腫溏泄肺腎不食而死者多矣虛則陰虛血虛陽氣
虛者真陰虛也亦可治

從來養性延年藥，還是中和效更長。

任其有不足者偏也，以氣偏而不壽，使氣自足，服得藥峻補之，謂之精不足者補之以味，乃天地自然之味，服之壽累之謂也。若不依症用藥以補而致疾，大抵者以少年者極其燥火，宜用補中年以後之傾，是虛實隨症而責，效自易。大約腎虛者瓊玉膏、還原秋石丸；腎虛者不足者何首烏丸；腎虛者者八仙益壽丹；羸瘦者大造丸、嵩何年丹；血燥者天門冬膏、地黃膏；脾虛者白朮膏；脾腎俱虛者加味蒼朮膏。因病選用可也。

加味酸棗湯　棗仁炒　遠志　黃芪　茯苓　蓮肉　當歸　人參　茯神　陳皮　森

姜棗引，臨臥溫服。

8

沈寒痼冷

沈痼大補暖脾胃。

人身真陽耗散，脾胃虛弱，加以食味生冷，嗜欲過度，以致臟腑傷冷不散，謂之沈寒；積冷不解，謂之痼冷。宜十全大補湯、鹿茸大補丸加姜桂雄附，以溫氣血，暖下元。春是生於傷脾，宜桂散附子理中湯。又有陰虛

痼冷

内热因伤冷药及將息失宜变成寒中全以养脾胃为主只宜理中丸本方用去

为合理中汤

男精女带吐泻并 本暑下或久泻或吐泻俱发宜古萃附汤附子理中汤遗精

金锁正元丸先济心肾丸

脏寒腹冷心腹痛 脏寒者三五七散四肢冷古姜附汤桂附汤气虚冷汗者

参附汤血虚者古芎附汤偏身虚冷昏晕者三建汤脐元散心腹绞痛者椒

附丸复阳丹扶外感者正气补虚汤

复元丹 炮附子 木香煨 茴香炒 川椒炒 独活 川朴 橘红 白术炒 吴萸炒 桂心 泽泻 槟榔 肉豆蔻煨 甘末米糊为丸桐子大紫苏汤下

刚剂漫投恐肾竭 金液丹黑锡丹返阳丹皆金石刚剂脏阴性缓断服回

阳则止倘遇常服恐水枯火燥元阳脱矣阳燥性急者禁服妇人十二带九

痛七害五伤三固共三十六疾固亦痛也

取阴取阳无过治太仆此言亦吾师 言以三建汤治心经之阳虚者其

无火也大补阴丸治肾经之真阴虚者其无水也盖人所借以生者阴阳之气耳

反本回陽湯 治陰盛格陽陽浮面赤脈沉無力 人參 熟附子 炮姜 甘草 五味子 麥冬 陳皮 臘茶 蔥白 隨下 加黃芪七莖 用法 入蜜 保氏 服

偏熱偏寒痛未甚者治之不難若積熱日久然則陽耗陰沈則寒取寒不愈則因熱而傷也再不愈則投寒沈寒者然則陽和佳則熱取熱不愈則自寒而傷也再不愈則投勞氣殊不知以寒治熱而熱不愈者由於寒之不足也以熱治寒而寒不愈者由於火之不足也水火不足後以寒之熱之兼之治水惟補腑腎熱藏反見化於火痛而有此損害矣此仍然氣故取之陽陰所以滋陰水之不足而制心火之有餘也取之陽所以益心火之不足而制腎水之有餘也大之原此陽氣以相水之主此陰氣以相加於火而以而原為肺少而胃而原為肺也此之太陽速而理之妙會也又積熱用芳寒兼姜丹溫熱沈寒用熱藥如附子並便寒熱者寒因熱用寒因寒用防如桂速也

六合和湯 藿香 川朴 杏仁 砂仁 半夏 木瓜 赤苓 白朮 人參 扁豆 甘草

姜棗引 枯傷風寒暑濕燥火之一氣相感六和偏寒加蘇葉偏暑加香薷

華陀救脫陽方用蔥白搗爛炒熱令麥包貼臍下上此灸關元氣海二三十壯次用附子一

痼冷

枳朴八半　白术　乾姜各五分　木香二分　煎之候微冷灌之

治中湯　人參　白术　乾姜　炙草　陳皮　青皮　嘔加半夏　加丁香去半夏　名丁香温胃

中湯

温胃湯　製附子　川朴　當歸　白芍　人參　炙草　陳皮　炮姜　川椒炒去汗　生姜引

八味理中丸　人參　炒乾姜　白术　茯苓　麦芽炒　炙草　神曲炒　砂仁炒　共末蜜丸

丁香止痛散　治心痛不可忍　丁香半两　良姜二两　茴香炒　甘草各两半　為末　開水点服

蟠蔥散　治脾胃虚冷氣滞刺疼及寒疝氣痛　蒼术制　炙草　三稜煨　莪术煨　茯苓
　青皮　丁皮　砂仁去壳　檳榔　元胡　炒乾姜　肉桂　入連根葱一莖　空心熱服

椒附丸　椒紅炒　炮附子　龍骨　桑螵蛸炙　山萸　鹿角膠　任丸空心服

茯苓四逆湯　茯苓七錢　人參錢　炙草二錢　乾姜錢半　生附子一枚

8

頭眩

頭眩欲倒辨瘦肥　或云眩暈，或云眩冒。眩言其黑，暈言其轉，冒言其昏。虛者內外之邪乘虛入表而上攻，實者內外之邪鬱痰上結而下虛。大約肥白者多濕痰滯於上，火起於下，痰因火而上衝，所謂無痰不作眩也。治宜清痰而兼補氣降火。瘦人多胃火衝逆，相火上炎而眩，此所謂風勝則地動，火得風則焰旋也。治宜滋陰降火，化痰抑肝，此以肥瘦而知其虛實也。附錄此

眼花昏暗屋旋黑　經曰：徇蒙招尤，徇當作眴，蒙當作矇，招尤當作招搖，而言之也。言身上起則欲倒，眼花耳聾，甚則卒倒不省人事，乃肝所主也。又曰：諸脈皆屬於目，髓府筋骨之精，與脈并而為系，上屬於腦，後出於項中。故邪中於項，因其身之虛，而深入則隨眼系入於腦，則腦轉，腦轉則引目系急而眩矣。

虛弱老年陽亢越　係於勞役氣虛而然，上升者下行之，陽宜補中益氣湯送下；係腎氣不歸元之見，加天麻防風，本腎氣丸加鹿茸；血虛者宜服金匱

頭眩

及吐衄，此血隨陽浮越，芎歸湯加炒乾姜、麻血佛胸，加童便。老年平起眩暈

須臾自定者，風痰虛也。若陽虛順元，敖吞黑錫丹鎮墜之。棡日丹藥

金石助火，香竄散氣，多致飛越之危，安能鎮之？歸之氣卻。

大痰暈甚痛及眉　大助大痰眩之甚，二陳加芩連、蒼朮、羌活。大盛壯實者，陽風

此係軍为末，沖服。属太陽少陽者，陈芩、白芷等分為末，芩下。七特痛氣不延

遠心寂眩暈眉稜痛，眼不可開者，七氣湯

風則項強寒拘痛　外因風脉浮，有汗項強者，川芎茶調散；熱者，川芎石膏

熱虛者，山茱萸散；寒者，加秦艽、羌活，通用草白芷丸。又大風眩，手足麻痺

胃脘當痛，乃風寒濕三痺合至，兼有停飲，當宜量吐之。脉實無汗，四肢拘

急筋攣，頸攣痛不積散者，提手搭，投附子理中湯

暑頭渴兮濕重垂　暑脉頭渴，十味香薷散；寒之，二陳加川連、川芎、炒梔。脉細弱者

吐逆，芎朮湯；寒者，胃苓湯加川芎。風濕，玉壺丸

凡肝脉溢大必眩宜預防之外來解肌

外邪和解清痰火內虛固本標自移

化痰不可妄施汗下內因暈施補爲先若丹溪治一婦帶下頭眩暈治帶而眩自安矣

頭眩兼痰咳嗽痛之標也故治以术共本通用二陳七情加丁香砂仁白术風痰加天

麻白附子荊防寒痰加乾姜良姜熱痰加合解姜湯濕痰合芎辛湯停飲心悸

合五苓散胸中宿痰眼澀手麻痺健忘用本方探吐之後以清上辛溫藥調

之氣虛倍參芪血虛倍芎歸痰盛加竹瀝姜汁火盛加童便如眩暈氣

上衝胸脅撐拄宜茯苓桂朮甘草湯眩暈亦亂汗多虛極者不治

眩暈經驗方

箭芪三錢 西參二錢 白术三錢 當歸三錢 白芍三錢 獨活二錢

防風一錢半 肉桂八分 麦冬二錢 香附一錢 左加天麻二錢

上清散　川芎
鬱金　白芍
荊穗　芒硝　薄荷
蔓荊子
又方　甘菊花
旋覆花　防風
川羌　羌活
蔓荊子　石羔
甘草　姜引

8

頭痛

有表邪者，風寒外襲也，宜疏散，是傳陽；有裡邪者，三陽之火熾於內也，宜清降，是升散其
厥頭痛，將內外分。真頭痛引腦，是痛手足冷至節者死。厥逆者，逆也，邪氣逆上陽
久痛者，每發每兼以表虛，凡寒則發；兼以陽熾，則遇熱則發；兼求所屬於虛火者，則兼養陰虛
經而作痛者，則發厥。及分二因治之。
於陰虛者則發。於暫痛者知邪氣，久痛知元氣也。去因外因詳辨之。

外感寒暑表家論　風症芎芷香蘇散、消風散，風熱川芎石羔散，風寒三五七散。
凡外感者各經三陽厥陰，蓋三陽之脉俱上頭，厥陰之脉亦會於巔。然太陽在後，陽明在前，少陽
風寒入腦，達高此痛，以芎辛湯。寒症達經，葱白湯、葛根葱白湯。暑症香薷
在側。內傷之症，至陰以三陽納也。症方下虛上實，達在巔，少陰巨陽，又且腦在陰也，髓皆屬
散加黃芩、半夏湯，姜汁丸服。濕症芎术湯，濕熱心煩，痛甚耳鳴者防風湯。
者之。凡痛在腦後，屬足少陰，痛和
加為蒼朮、蒼耳之、細辛為末，入姜汁少許服。
凡有外感，月寒熱服解散，多少情傷，或重咳嗽，或重眉皆疼痛，或孟頂痛而不太

內虛氣滞太陽痛　內傷氣虛，相火上衝，耳鳴，九竅不利，安太陽內穴痛，補中
益氣湯加之，散其空邪，加川芎、細辛、蔓荊子，甚則加麻黃、附子、細辛，甚者白芷之屬
蔓荊湯，佛川芎加黃芩、葛、蔓荊子，或其君子湯。
血虛　凡痛惟陽明為甚，以胃火盛，加石羔，面直從潤於痛，與白脈如陰症，加內熱者加腦痛
血虛魚尾上生痛　者加卵也，宜白芍加降陽者通也，甚則加養之厥抑其高之熱者，绝經
痛而無脹，绝無表邪，必加卵也，宜白芍，加降陽者通也
腎虛巔痛七情嘔　腎厥下虛上盛，必巔頂疼痛，不可忍，脈弦而則弦，按之則堅，宜用
之也，則白芍、花粉、蒼朮、黃柏、膽草、梔子之屬，皆不擇用。夫治大之法，亦可佐以升散，外邪以此
氣丸　七情氣厥，心腹脹痛，嘔吐清水，宜書藁烏散，形與心操痛，甚者藁蒼湯

痰火食積皆同已　痰厥頭旋眼黑語亂惡心眼閉肢冷宜半夏白术天麻湯等
加熱而至內鬱〻火升則頭痛矣
痰湯加芎辛　三生丸　痰火痛者如破　二陳加芩連　本名清上瀉火湯　或惡寒
陰虛頭痛與血虛〻痛久病多者　上同　以虧虛火為動〻則痛　身更煩熱內熱等症　治以壯水為
而末芩調下　痰飲停痛　神芎丸　有火痰者　瓜蒂散吐〻　積緊痛者大黃備急丸
主　從陰八味丸加減　一陰煎　玉女煎　火盛者　從左歸丸　三陰煎　大補飲之類
凡頭痰數日不食用藥不效者　二氣丹　黑錫丹　常服　尋常頭目不清似
陽虛頭痛　氣虛〻痛之久痛者　病多畏寒　倦怠　氣虛　飲食不甘　脈細沉　陰頭痛透
痛不痛者微至〻風熱　纖清暈　芩連薄湯下
空上痛者陽虛陰盛也　以扶陽為主　如理陰煎　理中湯　補中益氣湯　本五福飲　君益　加川芎
清上空痛湯　不論左右偏正新舊皆服　當歸 七　川芎 七　白芷 七　細辛 三分　羌活
細辛　蔓荊子〻分　以升達陽氣
獨活　防風 各七　菊花　蔓荊子 各五　蒼术 米泔浸炒 七　甘草 炙 三　黃芩 五　姜引水煎服

8

頭風

石膏散 治陽明風熱頭痛
荊芥　川芎　白芷
為細末 石膏末
秘方茶調散 治風熱上攻頭痛
川芎　細茶　薄荷
白芷　荊芥　黃芩 酒炒
本加細辛　蔓荊子

頭風項強分偏正　素有痰火本積　沐取涼及醉飽仰臥　賊風入腦自頸以上凡耳目
口鼻眉稜之間有一處不若平時者　皆其所致　有頭皮浮頑不自知者　口舌不知味　或耳
不聽　本目痛　本眉稜上下掣痛　本腮久而作眩冒之狀　甚則頸強身拘急　宜秦(?)
調散　本發風通氣散　此已頭風之偏左者多血虛　偏右者多氣虛　本痰或鬱滯

或風濕兼風熱兼火無論偏正痛久則必風也

兼熱兼濕兼痰秘　風濕腫痛連肩背兼連陰雨則甚者羌活勝濕湯風熱頭痛多火盛熱則發清風散倍荊防熱二陳加荊芥薄荷佐用加川軍微利之熱濕二陳加芩防芎芷

濕痰痛多右邊　濕痰者痛無間時二陳加南星蒼術川芎細辛少許

血虛晚重為左痛　血虛者朝輕夕重芎歸湯兼四物加荊防白芷薄荷若氣虛朝重晚輕多屬右邊宜補中益氣合芎辛湯虛甚者白芷丸用參附煎湯下

久甚火鬱裹重綿　頭風發時向疼若綿帕裹者鬱也宜清火瀉火佐以辛溫散表從治二陳加酒芩及荊芥薄荷川芎石羔細辛或清風石解散防風通聖散有三陽熱鬱血壅痛不敢見光喜置冰於頂者宜辛涼汗吐下三法並行方愈又有偏痛年久便燥目赤眩暈此乃肺乘肝氣鬱血壅也宜大承氣湯下

之外用大黃芒硝為末井底泥調塗太陽穴

景岳曰痰厥頭痛者必有頭目昏重頭痛而重痰甚者兼嘔惡胸滿脇脹宜不妨外感相兼併　寒甚欲風因外邪發散之宜兩用之汗宜分兩途專治邪風外咳嗽氣粗多痰　痰甚痰沿宜二陳湯六安煎和胃飲平胃散加川芎細辛蔓荊子之屬虛自熱因七情者故多吐逆宜熱者參蘇飲多痰兼火者宜清膈煎六安煎兼黃芩花粉之屬火甚加石膏　痰多兼虛而不渴宜金

眉稜眶痛或羞明是非痰與風熱感　風痰眉心痛二陳湯眉稜骨痛連目不

內之君藥之君子加芎辛之屬

可開晝靜夜劇身重此等痰濕濕痰眉眶痛此芎辛湯合導痰湯加川烏白

白术除濕芎辛湯加川芎附子姜桂兼外風熱眉稜痛者此防風湯加羌芥風虛

加川烏烏藥細辛血虛挾風羞明眉眶痛此生熟地丸亦可加羌活氣虛挾

風安神丸

茶調散　羌活二兩　川芎四兩　細茶三錢　白芷五錢　荊芥三錢　甘草四錢　為細末每

服二錢茶湯送下頭及腦痛加細辛藁本蔓荊子各三錢

消風百解散　荊芥　白芷　陳皮　麻黃　蒼朮　甘草　頭疼加川芎乾葛湯加花粉表有熱

加黃芩裡有熱加芩連喘加杏仁氣促加桑皮胸膈痰多又加薑仁貝母胸膈痛加枳殼桔

頭風

8

面風

面腫虛食熱不食　面腫乃食後冒風或飲酒食後風虛而麻木牙關急搐升

麻胃風湯　云食後風熱而唇黑心躁如饑　防風通聖散　內傷氣從升麻順氣

湯

頰腮因飲食虛實　面腫搭頰搭腮係飲食而風虛不食而風熱搭腮連耳

腫者血也胃火也清胃散　內虛食少者補中益氣湯　耳後腫者腎虛也腎氣丸料

面根

陽盛面熱陽衰寒　手足陽明經盛身以前皆熱風熱上衝則面獨熱先以調胃

承氣加川連犀角下之次以升麻葛根湯加川連川芎荊芥薄荷調之如陽明氣

不足則身前皆寒寒從上逆而反不耐寒先以附子理中散次以升麻葛根湯

去葛加參芪附子益智草蔻白芷葱白內有傷者補胃湯連胃痛乾姜散

生瘡總是胃家痛病　凡風客皮膚痰積滿腸則面野脾肺風熱濕搏熱瘡

生紅紫赤腫者俱宜金雨附散倍黃芩赤升麻胃風湯加減面上細瘡常出黃

水或自生瘡用桃花陰乾爲末用水調服如生多色瘡只用鹽湯浸綿搨瘡

上日五六次面皮裏痛此用何首烏爲末姜汁調敷布蓋定熱鞋底熨之

五積散 大黃湯 大黃 升麻 防風 梔子 甘草 各二錢 水煎空心服

升麻胃風湯

8

眼

眼疾須先分表裏五輪八廓之此理 外因風中腦戶鬱熱直入眼中而久

受烟火赤眩枕伏失枕血衝痰壅赤冒風塵皆傷目之外 內因五辛煿炙濕熱房

室傷精勞役傷氣泣淚傷液暑熱喜暑怒極目遠視夜書細字皆傷目之本

初起在腑爲表當除風散熱久入臟爲裏當養血安神表裏虛實不過五行生剋

克之理八廓不須深究

退目熱思心肝
火或乾澀眼肝苦
赤腫
生地 丹皮 黃芩
赤芍 木通
山梔 赤芍 合黃
燈心 引

面風眼

五輪白肺烏珠肝心與小腸内外眥上下兩胞胃與脾腎也一點黑瞳也

白屬肺氣氣之精曰氣輪烏珠屬肝筋筋之精曰風輪内眥屬心外眥屬小腸血血之精曰血輪上下支胞肉肉之精曰肉輪又上胞瞼内銳眥係足太陽起脈瞳子屬胃胃之精曰水輪

暴赤腫痛澀且痒 痛而熱痒而風澀而毒爲可概用除熱因成内障之爲可用退翳明熱以昏澀眯淚努肉攀睛等症是成外障清風散主之又有腫覺目赤腫良久無事此血虛發於四肢也宜地黄粥又中惡崇卒痛如針刺或如大豆及太陽穴痛目輕夜重宜清風散

翳膜眵昏總是表 暴赤後熱清肺經輕則朦朧而已稍重則生膜如黄膜從下而上漸黑睛痛澀難開乃脾受風食毒不治如赤膜從上而下遮覆黑睛名垂簾膜乃實熱上衝難治法宜先去膜而後清熱免先去熱則翳難去患風瘡者或多眼瞼皮翻風則暗目赤〇此脾家受毒眼白之腫非勞則眼睛之痛心熱則血

滿瞳人傷風則瘦之虛煩則眼之昏勞力則瞀之毒生瘡則風熱侵肺黃乃任傷於

脾最宜活瘀

裏虛昏時最羞明 上虛屬肝虛下虛屬腎虛多眼花睛痛耳鳴昏花此傷氣昏暗此

傷血熱症之羞明物白內虛也敵近陽也

內障里花瞳散者 瞳人反背此乃內里花系腎虛也 五色花乃腎虛寒熱者花膽虛紅

花大感散者此瞳人散大視物杳冥也

近視陰虛遠視陽 能近不能遠者一曰二屬肝腎虛宜腎氣丸地黃丸亦加降火之

劑 能遠不能近屬心虛宜定心丸

淚冷睛痛多繹側 有肝虛受熱迎風冷的淚此歸葵湯時痛者大此滋腎丸之大

此杞菊丸

外因風熱濕損瘦 外因風則胞內生眼拘急牽引喎斜痒而生瘦肝風毒菊花散

腎風毒內攻蒺藜散 暑之則目睛不能皆熱亦之也人參敗毒散 痛此升麻葛根湯

眼

內傷氣血精訣也　論諸腑精華皆稟於脾而注於目故理脾胃則氣上升而神清

又肝之系至係於目而照徹之明實腎精心神致之故補精氣安神也乃治目之本也

風熱兼虛之有之　熱久傷而風作致生則眼中不赤而弦赤且爛此風與熱併內外俱赤

而癢也大概者瘦肥人多風熱防風黃芩瀉之而君歸地赤者而良紫升麻白芷消腫

止痛而使白睛紅此加白蔻少許瘦人血虛宜四物龍膽湯加羌活蔓荊元參山梔菊

花而佐理瘦肥人多風虛防風一字散四生散補肝散瘦人血虛扶風通血丸明目地黃

丸滋陰地黃丸

古人祇消一字了　瘦而兼虛實白輪屬肺火屬肺也白輪赤腫火屬脾也黑珠五色屬

腎腎虛火也瞳子生睛被腎肝虛火也赤脈瘀血貫目淚痛心火自生也如童子水

生上則視明瞳子生大生上則視昏瞳此火氣者後宜用風熱藥中加枳殼杏仁以破

其氣虛火與氣宜用養陰藥中加於柏降其火里睛者腎此信之養陰藥下火

生而破氣降而生與而知生養陰之

陽衰火少卻宜溫　或勞形之度或淫慾過多以渾身麻木九竅不利及目昏多怒者白翳見少火暗視物無光宜補陽黃芪湯加黃柏知母菊睛丸經曰壯水之源以鎮陽光滋陰之壯火之主以消陰翳養陽也若不分陰陽以治腦辛香石藥攻表則辛散損風多致不救

外治點洗要手法　凡暴赤腫血壅氣滯此是火之有餘氣血稍虛宜服藥以清其源兼藥洗之有雲膜方可點至洗藥洗水能住其血化爲金針撥瞳人善法乃有一家傳受

眼

眉眶骨痛　此肝血失養腎水不榮者若三年內知有大風痰治以滋補肝腎爲主少佐風藥使之上達若不可純以辛熱發散爲主致耗陰也　目系通上接於腦謂陽接外邪鬱而風熱毒上攻腦下注目睛遂從目系之眉骨有風熱挾痰及有由風熱侵犯故

芷防飲　酒芩二錢　白芷一錢　防風一錢　荊穗七分　紫蘇二錢　羌活一錢　川芎二錢　蘇葉五分

瀉藥 黃芩二錢 生地三錢 丹皮一錢 赤芍 桃仁 澤瀉各二錢 山梔一錢 蘇子

華氏曰腎開竅於耳，心亦寄竅於耳，心腎交虧，肝陽亢逆，擾陽翔起，坤陽不內依於

耳 耳鳴耳閉，但病在心腎，原因內鬱之則肝陽升擾，化膽火上炎，為耳聾。丸料補心腎，午

服滋陰藥，清少陽膽經之絡於耳。丸料熟地四兩 龜板三兩 青黛 牡蠣 白芍 萸肉 茯神 磁石

耳聾虛熱分新舊 新者多熱，少陽之脈入耳，宜散風熱開痰鬱之劑；舊者

五味子 慈石 又沈香等分 蜜丸 辰砂為衣 白湯下三十丸

多虛，腎常不足也，宜滋補兼通竅之劑。腦症以腎為主，陰虛為虛浮動而火

耳為宗脈之所聚，腎氣通之，亦見腎經氣實，火熱上升於耳，津液壅而為聾，或為浮

脈浮大為風，沈濇為氣，數實為熱

什(實)者也。有實熱陰虛，曰痰因火者，氣閉肝風者，胎元強弱而為病者，有耳鳴癢

兩胃怒火相火右 厚味動胃火，左右俱聾；忿怒動肝火，則左聾；動相火，則右聾

腫聾鳴也，當分治曰治之

痰火風濕閉可通 痰火因膏粱胃熱上升，耳蟬鳴，鬱甚則氣閉，漸聾，眼中

凡胎元強弱曰先天無火，故腎鼻嚨法必用瘰(?)膏，每腫時發，時氣宜礙無流咽

法大宜二陳加黃柏、木通、菖蒲、香附、通草散，加南星、枳殼、大黃。風者曰風邪入耳，必內

又有小兒肺熱，聾曰膿漏(?)，流水痛生膿，宜紅綿散治之。

人下癢痛，兼風疾(?)風熱者曰鬱，以防風通聖散，先將以羊(?)腰入內煨，服濕聾，或

凡聾耳必腫內漸成以火發膿出，身發熱，耳內如沸湯，如蟬鳴，乃少陽膽氣不舒，風邪

內腫痛，漸膿，散加羌防，俱治之；本(?)五芩加陳皮、只殼。凡勞動生疾，濕熱挾氣，木香檳榔

耳久火不散，治宜舒肝氣，佐以散風渴，濕火甚不發者，曰膽受風火之邪，燥其膽汁，佳桂

柳丸氣聾曰蔽氣，厥逆上壅入耳，痞塞不通，必兼眩暈，實因人怒，故尚歸氣蒼

凡濕火則膽汁益(?)熱，宜瀉膽湯

丸虛人因思慮妙香散，耳聾者流氣飲子加菖蒲

瀉膽湯 當歸 白芍 天冬各二錢 桔梗一錢 柴胡二錢 花粉一錢三分 菖蒲

虛勞精氣脫難救 虛聾曰久病或大病後風邪乘虛入耳，與氣相搏，嘈嘈而鳴，或

时眼見黑花陰虛者杞菊加知柏菖蒲遠志陽虛者八味丸勞聾昏瞶瘦瘁乏力

因勞力脫氣者補中益氣湯加菖蒲有火加知柏茯苓因房勞損精者人參養

榮湯加知柏或補骨脂丸

耳鳴即爲聾之漸　惟氣閉多不鳴便泄風熱鳴者解毒湯加生地知母

耳痛或鳴屬膿瘍痰熱屬火者屬少陰二竅分寒熱虛實實者小火外邪凡耳鳴以

或通聖散痰火沉香滾痰丸腎虛滋腎丸腎虛補腎丸の君子湯下血虛の四物

抽之而出虛少陰虛火之實者加知柏茯苓菖蒲腎氣丸主之金嗚虛火之實嗜

陽久陰虛用滋腎丸

蔓荊清明湯
蔓荊　生地　當歸
麥冬　川芎　連翹
桑子　黃芩　生甘
花粉　薄荷　防風

柴胡清肝湯

聤膿瘡皆風熱湊　耳膿風熱上壅外用枯凡五分陳皮胭脂俱燒灰各二分

射丑屢而未吹耳重者內服犀角飲子

大要調氣與開閉　腎竅在耳經謂聲出於金金者肺主氣一身之氣

貫於耳故聰使聞聲凡治耳聾必先調氣開鬱間用磁石羊腎丸開竅

老聾皆痰火鬱結以磁石鎮墜烏桂椒辛菖蒲開散復通老痰鬱火

耳

何由得開猛之劇劑也愈後以通聖散和之可也

葱耳痛方
先灸菖蒲
香附 小茴 澳
汁滴耳内

外治暴聾之可通

暴聾用甘遂為丸塞耳内服甘草湯稍久用松香五錢溶化入巴豆廿粒蔥汁丸綿裹塞耳左塞右右塞左暴聾次第塞之速愈用拔核燒灰香油調搽爛用貝母末乾摻百蟲入耳用清油滴入口吸氣用力鼓之自出

魚腦石煅為末每一錢入麝一分治耳聤神效

紅綿散 治小兒聤耳膿 枯礬三錢 胭脂灰二錢（不拘） 元麝五分 共末清時痛乃退治膿必止

先以綿杖絞出膿再以黑綿蘸藥入耳底

三仙散 膽汁炒蒼柏 陰炒紅花 加冰片少許為末吹之

鼻

鼻為肺竅受天之氣故又曰天牝又曰面王

8

塞鼻塞須將問久新

鼻竅於肺然於心者以心之入同外大傷營衛調和

鼻乃宗氣之道開心肺之門戶經曰心肺有病而鼻為之不利然經所屬專屬陽明自山

鼻司呼吸往來不息為之入皮毛則鼻為之不利大抵清氣則香臭不分新者偶

根如連太陽將胸以通于腦故鼻之病諸如及大傷風寒邪熱則內如此塞之外感

外感風寒鼻塞聲重流涕噴嚏宜九味羌活湯參蘇飲久則鬱火與風寒鼻

宜辛夷散 內熱宜清涼

塞鬱症便者乃肺伏火邪鬱甚則素熱故畏寒而內火便者也宜清金降

以風寒而鼻塞此因寒閉腠理經絡壅塞而多鼽嚏此症多屬太陽經宜辛散解表如川

火鬱通氣之劑如麗澤通氣湯加荊芥白芷辛夷川連石羔散又有少年胃の時鼻塞

雄黃散 雄黃 瓜蒂 綠礬 麝香 為末吹鼻中

荷蘭瘜肉方 枯礬為末 胭脂餅 棉塞鼻中

神愈散 細辛 白芷 防風 羌活

當歸 半夏 川芎
桂枝 防風 石膏
薄荷 羌活
清化飲 白芍
麥冬 丹皮 茯苓
黃芩 生地 石斛
當歸 石羔 木通 黃芩
枳椇子 澤瀉 陳皮
加入 外用雞卵黃抱
加味
黃芩知母湯
黃芩 知母 杏仁
桑皮 山梔 茯神
貝母 桔梗 茯苓
竹葉石羔湯
石羔 竹葉 半夏
粳米 麥冬 人參
粳米 甘草

乾燥不聞香臭宜清金降火消痰之劑清氣化痰湯上清丸
芎藭散神麴及蘇葉荊芥葱白之屬若火邪上攻而鼻塞者其外有風治宜清火之
久成鼽衄淵流涕 鼽者鼻流清涕熱閉二陽加芎歸細辛白芷防風羌活桂枝甘草
之脈者多近上焦火自心肺宜清化飲黃芩知母湯火之甚者多宜陰血柔潤重風痛竹
分羌薄荷入蒼耳少許久不已者辛夷散辛夷薄荷加荊芥神麴南星半夏蒼朮外用細辛
菊石羔湯滲膈散治風寒重者其防風通聖散大都常塞者多如暴塞者多風寒
辛夷膏鼻淋傷熱感金沸散倍黃芩入風皇虎一枚燒存性調服瀉肺風消風散
涕多者由於火於因肺熱則涕凡多濃多延由肝脾之
加髮灰肺火清肺涕膿血桔梗湯人參羊胃散膽移熱於腦清涕當以防風通聖散
鼻閉經由太陽督脈之如故上達於腦涕之或久用熱物辛由寒鬱以濕熱上蒸
加薄荷蒼耳外用蒼耳根莖或苗燒存性調鼻內有惡臭黃水此則腦之作痛
律汁諸治難經痛敗有作臭味者所由用防風通聖散加薄荷蒼耳當以治其上
係名腦砂有蟲食腦中用絲瓜近根五尺燒存性為末每服虛者川烏散外用白牛
如而且辛熱投多不已熱藥如但治陰虛陽如辛熱抑之治陰也常以清化飲加白蘇
尾毛燈葦草分為末吹鼻中傷有息肉加灼梔鼻閉久而衄者防風散主之
藜蘆五錢蒼耳子三錢各大七錢為加清除葶藶然宜平治久則難為力也且致病由於熱久
傷後鼻齄傷熱痛 鼻齄準頭紅也甚則紫黑同經毒入肺後被風寒鬱久則血凝
則赤色如熱鼻傷燥如傷其隨以氣虛於上多足形腦隱痛及眼運葶藶此方加補陽
過而色赤鼻乙飲氣乃肺風血熱俱宜四物二陳去半夏加紅花黃芩以酒入洛少許調
二方宜十全大補湯補中益氣湯
羊脂末服氣虛加黃芪常服單山梔丸或黃連阿膠丸間用升麻和氣飲杏潤
鼻痔瘜肉阻塞清道甚鼻為肺竅乃濕熱肺胸之痛寒陽明熱滯留結而然也內宜清
青丸陰根外用川連末天師藤燒存性香油調敷或硇砂散
火清氣外宜蒼白散千金瘜肉方雄黃散箭頭瘜肉方

治皶赤鼻由血得熱壅于肺葉，並于上血熱凝結而來，肺經素多風熱，色而紅黑而生皶瘡

鼻瘡鼻痔熱同因　輕為鼻瘡重則為痔，皆肺熱也。鼻中生瘡，枇杷葉湯

並內宜瀉血清火，外宜硇砂散、白凡散之屬

後以調消風散，外用辛夷為末，入麝少許，佈裹塞鼻，忌蔥蒜辛熱之物。鼻痔

肺熱極日久，凝滯結成瘡肉如棗，漸塞鼻孔，宜防風通聖散加三棱、海藻末

調服，外用細辛、辛夷、細辛、杏仁為末，和羊髓、豬脂熬膏，候冷入雄黃、白凡、輕粉

麝香少許為丸，佈裹塞鼻，數日自脫。亦用白凡二錢，細辛、白芷，為末塞鼻

疎風降火眞要訣，久宜養血補腎真　凡鼻淵衄久不愈，此經心血虧，即

腎水少，養血則血生而火自降，補腎則水升而金自清，症若久之，宜以。又鼻

塞久不愈者，多內傷肺腎，清氣不能上升，宜補中益氣湯，此治本之說也

麥門冬散　麥冬　生地　白芍　蒲黃　姜汁　治鼻衄

鼻中息肉方　青蒿灰　石灰　各等分，淋汁熬膏點之

川芎散　川芎　藁本　細辛　白芷　羌活　木通　蒼术　姜葱引

青白散　白凡　雄黃　細辛　瓜蒂炒　共末，雄犬膽汁為丸如棗核，塞鼻中

二陳湯 去枳
麦冬 棗仁 桔梗
元參 川連 茯苓
木通 灯心 引者
痰加製南星 或
天花粉
硼砂散 生石羔
月石 冰片 殭蚕
黄柏 細末
冰白散 人中白
冰片 銅綠
杏仁 又有 黄連 黄柏 人中白 等
上加冰片 同用此

8

口舌唇

凡三焦內熱口苦口瘡宜甘露飲 徙薪飲 大便閉 涼膈散 玄參散 胃火盛 竹葉石羔湯
口病有熱亦有虛 心主舌 脾主唇 口者心脾二氣恒相通也
若心火肝火、瀉心湯 龍膽瀉肝湯 若勞心脾虛火炎者二陰煎 清心蓮子飲 若思慮不
心勞味厚病根殊 七情煩擾過度則心火炎盛 加以飲食厚味積熱而口生瘡 來臭
逢肝膽虛而口苦 七福飲 理陰煎 五君子煎 大補 芩連 眼 佳也
勞心者犀角地黃湯 清心 勞傷 口臭 咽喉 口乾舌燥 瀉白散 加桔梗知母 麦冬 黄芩
凡口瘡六脈虛弱 或久服寒涼藥不效者 加桂 理陰煎 理中湯 反佐之 或加官桂
五味子 虛熱淺者 薔薇根湯 深者 五福化毒散
外敷宜用陰陽散 綠雲散 細辛黄柏散 白礬黄柏散 冰片 宜用 糜爛者 冰白散 痛
熱極偏感口糜爛 心熱口苦生瘡 涼膈散 黄連 阿膠丸 肝熱口酸而苦 小柴胡湯加龍
糜爛者 冰白散
膽熱者 皮 甘草 此 龍膽丸 謀慮不決 膽虛口苦 人參 遠志 茯神 甘草 為君 柴胡
口鼻由於胃火 此清胃飲 升麻 黄連丸 兼竹葉石羔湯 加香薷
肺熱 丙使 左丸 此 腎氣丸 脾熱口甘 或臭 瀉黄散 腎熱口鹹 滋腎丸 此肝移熱
重上舌 心火 加減 也宜 金花 全 黄柏散 主之
於肝則口酸 若木乘脾 則口之酸 胃熱或虛 甘 胃火則苦 而甘 要之熱 則苦
舌下腫 如舌 曰重舌 [illegible] 腫木而硬 [illegible] 皆上焦熱壅也 宜砭針 去其血 而
宿 唇燥則裂 宿食則酸 煩燥則 虛則皮 瘡則甘 勞鬱 傷肺 則口臭 口糜 臆脘
如內服清胃降火 舌青黑腫 如撲脫 亦硬如木石 小 長脹 皮塞口 則殺人 看舌
移熱於小腸 溺澀 虛熱 口瘡 糜爛 此 導赤 比 胃皮 薄荷 心胃壅熱 小數 化 此
下 右 如 胃 犀 多 急 唇 腫 哭 去其血 以 硼 同 五 蒲黄 散 用蒲黄類
牙疳散 合 散 如熱 風 大便不通 牙 痛 喘急 口瘡 滿 瀉白湯 血熱 此 雞蘇丸

舌如芒刺自退，如無效，用川連一味，煎濃汁頻頻以洗之，又擦之亦效。

中虚炎上亦難哺　口瘡久不愈，服涼藥反甚者，乃虚火上攻，中焦不足，理中湯主之。

加附子。下虚者，秘傳降氣湯；陰虚者，補陰丸，或四物湯加知柏。

外治仍分瘡赤白　赤者，心熱，用柏凡末搽之；赤小嫩白者，肺熱，用黄柏、蓽撥等分

為末，蜜調水搽；小嫩赤白者，心肺俱熱，用玄胡一兩，黄柏、川連各五錢，青黛、陀僧

各二錢，為末頻搽；上虚者口瘡，用甘松、乳香為粗細末，噙；上熱下寒者，川連、乾

姜等分，噙服。口牙腐瘡，用山梔、杏仁、燒白凡，入柳葉火中燒為末，吹入口兒口。

腐不愈，用白凡煎湯浸腳半日，又以黄柏、僵蠶為末敷之。

積氣合香暫可除　虚火鬱熱蓄於胸中，乃作口臭，川芎、白芷等分，蜜丸噙化。

舌痛内外因可詳　心之本竅，舌根脾之絡，繫於舌之交，腎之津液出於

舌端，分布五臟，心實舌之鼓，白語經皆會於口。

外因强短内腫長　外感風寒傳經者，舌胎自白而黄而黑，舌中燥者，強而短，舌卷不

亡故死。大約風用小續命湯，寒用理中湯，熱用甘桂湯加防風，又虎黄芩，風寒濕舌

又外治口瘡法

乾柿楂之、皂莢上、白凡五分、白藥仁、蘋仁各錢二分，共末搽之。

口瘡散　苦參、甘松各兩、黃人、川連、黄牙末

須先用白礬肉桂等分為末安舌下舌腫陵口噤不得吐者曰木舌用陳茶白梅入巴

豆霜同搗為膏蓋舌下以稠劑以米醋下氣時即刮以粥補之如生瘡連腮頰

腫者先用升麻湯舌腫陵口不能言飲食不通日重者用蒲黃頻刷舌上自退

如不能咽藥以川連濃煎時時呷之以瀉心火舌腫如豬胞者以針刺舌上兩旁大脈

血出即消若刺中脈令血不止者刺燒銅筋烙之再不止者死再用硼砂調鍋煤敷

舌上下脫者再敷即消舌腫舌下有虫如螻蛄臥蠶頭小白者尾可燒銅筋烙舌

頭即消舌長過寸者以冰片末敷之

腎虛淩里肺瘦脹　腎虛大逆一二旦淩里宜補腎重瘦大差肺熱舌絞壅腫

或投甘露飲

肝飈心脾裂作瘡　肝熱舌出血如泉槐花末摻之心熱生瘡破裂黃連瀉脾

熱舌胎乾澀如雪升麻葛根湯加薄荷黃芩桔梗

唇屬脾家病多般風瞤寒揭熱裂乾血虛無色氣瘡腫繭唇不食療

口 舌 唇

應难　繭唇　脾胃不和，開合飲食不便，不急治則死。外用青皮燒灰，猪脂調搽，
仍用末一味，洋調服。又方：亂髮、蜂房、六畜毛燒灰，猪脂調搽，再以芍柏散內治。
咬牙固齒散　虛者荊時丸，腫者黃苡仁湯。
涼膈湯　治口瘡　石羔一錢　茯苓二錢　滑石二錢　降屆五分　甘草一錢　薄荷一錢　貝母一錢
蒲吻散　治唇上生瘡　地丁一錢　黃芩一錢　元參一錢　夏枯草一錢　甘草三分　冰片一厘

8

牙

凡大病無不牙床肌肉而動，或為腫痛，或為腐爛，臭穢脫落，或牙縫出血，諸病在經絡上屬
牙齒屬腎、胃、大腸。牙為骨之標，精完則堅，腎衰則毀，虛熱則為動。足陽明胃
足陽明下屬手陽明，以濕熱著於腸胃，上壅於經，實痛厚味清火邪
絡脈入齒上縫，止而不動，素宜飲冷，惡熱飲；手陽明大腸絡脈入齒下縫，動而不
安。痛之在經，必在其之由，濕熱化蟲，蝕啖而痛，濕熱勝者，蟲得胃火，類也而至
休，素熱飲而惡寒飲。

清胃飲　石羔　山梔　川連　黃芩　當歸　生地　白芍　蒼朮　青皮　細辛　藿香　荊芥　升麻　丹皮　甘草
滋陰丸　熟地　牛膝　茯苓　肉桂　枸杞　麥冬
三香散　丁香　川椒　冰片　石膏　細辛　川椒　蓽撥

腎虛牙痛者，齒豁而動也，以補腎為主。
脾虛胃弱腸胃後，飲食過傷之度，攻濕熱上攻，以傷破之，牙床不清為痛而腫。
辨其寒熱，凡右歸丸、六味丸，又壯腎之陰；左歸丸、八味丸，又補腎陽，再加骨碎補丸，須不除
或去血或生蟲，搖動脫落，大抵當服宣露，動搖者腎之虛也，宜滋陰補腎八味
動脫落，或牙縫出血而口臭，又痛者從胃，陽中之陽虛，宜安腎丸
丸、六味安腎丸、滋腎丸。惡寒熱而口臭穢者，腸胃熱也，宜清胃瀉火，祛風清胃散。

二辛散 生石羔
北細辛 白芷
五敷三香散
殺蟲方 用天仙子燒
烟以竹筒拄牙引
烟薰之 蟲見死
丁香散 丁香
蓽撥 蝎梢
川椒 五味少許
敷痛處

開口便知風與熱

凡牙曰胆胃病者風邪更發外風入齒作痛於開口吸風則痛也

桔風散清風散 風熱曰外風與內熱相搏齒齦腫痛加之濃汁臭穢犀角升麻湯

羌活石羔殭蚕加防風荊芥細辛白芷各五分水煎服也 致風從入齒齦而腫不痒

外敷之藥惟辛溫方可散熱 宜細辛蔥丁香散蓽茇散而二辛蔥二香散尤妙

曰漸動搖此溫風散熱 牙曰腸胃積熱開口難近此時蓽茇散加荊防升麻石羔或調

牙縫出血曰胃有火此宜清胃 如若久者陰虛於下格陽於上六脈細沉全無實火若手足

胃承氣湯 齒凡服 虛熱攻衝齦肉經痛口臭生瘡宜安腎地骨皮等分清胃湯

厥陰連用鎮陰煎

牙咬疳熱漱飲吐衄服 歷年齒齦痛黑亂脫落口吸涼緒此乃齒黑濕熱之

火調胃承氣加川連下之 本用升麻白芷防風荊芥薄荷桔梗甘草等分服之

凡牙疾白痛更甚如以烟薰 [illegible] 中咽喉 [illegible] 陽假熱宜八

客寒犯腦痛難當

客氣犯腦及風邪襲腦頂此筋痛搖動齒脫此白芷湯羌

蝴丸加骨碎補服之 閉口牙齲開口齲 此乃風閉陽明太陽之 [illegible] 人用 [illegible] 肩夫 [illegible] 者以

溫里附湯

清胃湯 生地 [illegible]
麥冬 知母 [illegible]
黃芩 [illegible]
[illegible] 相 [illegible]
細辛 [illegible]
升麻 [illegible]

纏如小萍三兩俱白 [illegible] 解除 [illegible] 白瘡 [illegible] 大痛 [illegible] 良 [illegible] 因散

扶咳毒痰鑽擊血

痰熱毒氣攻注齒痛此外症喉嚨二陰湯加細辛 [illegible]

風濕痛也 [illegible] 暫 [illegible] 開口 [illegible] 此乃濕熱壅於上下 [illegible] 宜 [illegible] 利不 [illegible] 風

表烏梅仍以姜茸蓽撥等分煎湯候冷以汁浸之延自去

藥剛濕傷風而燥 [illegible] 風而傷 [illegible] 齒燥 [illegible] 陽明 [illegible] 痛而 [illegible] 難治 [illegible]

良有里近被蟲傷

神功丸殺蟲

燥而 [illegible] 所 [illegible] 中 [illegible]

牙宣之因祇有二　牙縫流血風熱者清風散加芒硝內服外擦　腎虛火炎者の物

加丹麻黃丹皮知柏陰虛氣鬱者の物加香附側柏葉早夕外敷經枪散赤香塩散

走馬疳隨小兒症　溺白散　外治魚鮮辛溫藥擦牙先須擦床　牙痛本因濕

熱被風寒所鬱故內服辛溫以治其本外用辛溫以治其標擦牙方通用

加味地黃丸　治胃傷腎虛　熟地　山藥　山萸肉　茯苓　骨碎補　故紙　丹皮

當歸　麥冬　牌(?)臼　氣虛加人參

　　手三間下牙灸七壯

灸法以卅量中指至掌後橫紋將卅折作の分去三留一亦橫紋後量臂中陸痛左灸右

　　又方耳垂下尽骨上穴灸三壯痛即止　列缺上牙　合谷齒縮　內庭下牙

三壯　又法於耳前髮際實內有動脈處隨痛左左用小艾灸七壯再發再灸

固齒將軍散　錦紋大黃　杜仲　炒黑青鹽　の文共末每早擦漱吐盡咽亦

荊枕散　治牙宣去血　荊芥　槐花　石膏　擦痛處

取牙方　草烏　華撥　川椒　細辛　各二錢　石細末少許点患牙內外

　　川連六分　生地二錢　黃芩一錢　白芷二錢　荊芥二錢　防風一錢　細辛一分　生地一錢　川芎一錢　黃柏六分

　　川芎二錢　桃目一錢　史君子一錢

8

痛風

痛風歷節分怯勇 形怯弱者多因血虛有火，形肥勇者多因風熱生痰，以火循歷徧身

曰歷節風，曰白虎風，痛必夜甚者，血行於陰也

痛多兼腫或不腫 痛多痰火，腫多濕風，濕痰火在內曰六欲七情之氣，男女皆外邪風

濕在外曰因冷坐濕當風取涼之後，血熱乃凝滯汚濁，所以作痛也，久則身體塊瘰也

詳分上下與周身 傷寒周身之痛乃風寒侵入營衛拘急也，雜病周身痛乃風痰壅滯

二陰加南星、羌活、蒼朮、白芷、防己、竹瀝、姜汁、桑枝，瘀血者再加桃仁、紅花，濕痰瘀血周身

走脇走痛控涎丹加桃仁、活絡丸，如半身不遂及左右手足攣痺者，烏藥順氣汗之，虛者

地羽仙丹 凡治痛風九藜依使，在上加羌活、威靈仙，下加牛膝、防己、木通、黃柏，在手臂者加桂

枝引至痛處，如徧身則向起處加之，上體宜於和風熱寒疫之陰主之，痰熱突太陽項強

動則微痛者加活參、羌活、紅花，濕痰鑽注股下痛者加二朮、威靈仙、乾姜、黃柏、羌活、白芷

繞腸肢腫者倍加黃芩，濕痰橫行手背痛加南星、蒼朮、酒芩、香附、威靈仙，臂痛難舉

上痛散 牛膝炒 蘇木炒 薤白各二兩 當歸 皂刺炒 黃芪炒 桂心 獨活加姜各半兩

筋骨痛方 骨皮 加皮 當歸 蘇木 茄根 鳳仙 花椒各一兩 蒼朮五錢 靈仙二兩 牛膝 浸十日飲

四肢筋骨痛 木通 羌活各二兩 當歸 木瓜 牛膝 桂枝 烏加皮二錢 防風 木瓜 熟地 活絡 服三 出汗避風

痛風

蒼附散治五種痛痺
自腿膝向上作不定
羌活 川芎 炮附子
黃芪 防風 蒼朮
當歸 熟地 桂心
獨活 茯苓 姜棗引
神效方經丸治
風寒濕痺麻木
不仁手足疼痛
蒼朮 附子 草烏
當歸 桂枝 各一兩
為末以酒搗爛入
麵內搗爛封口曬
乾再入 全毛狗脊
薑汁 白芷 羌活
加紙浸透 小茴炒
當歸 芍藥 各二兩
川烏炮 木瓜 白附子
乳香 沒藥 各
丹 膝骨 各
去皮為糊丸
鹽湯送下
三十丸

此加二朮羌活桂枝威靈仙黃芩留散難峯此加南星只實木香姜黃蔻留重出孔羣
連指臂痛此舒經湯肩背痛此川芎羌活等下加防風當歸生地大黃々連滑石肩背
腿痛用白板一兩側柏葉香附各半兩白芥子陵霄花各半兩為末作丸加甘草陳
皮前湯下皆心帶一瓦酒冷此導痰湯合蘇子降氣湯下併痛者宜除濕行氣
物加行氣藥陰虛臂實痛此勝脘有火加知柏皮桂少許有痰合二陳加羌
活前胡當歸痛者加乳沒接骨余外氣下乙支腿痛加牛膝陳皮多加味三妙丸
支腿痛者屬虛挾氣血病因血虛經絡作痛加桃仁牛膝陳皮甘草妻付煎好
調營行散如支腿向裏一二支痛入骨不可忍用芫花根為末醋調敷痛處以帕
扎緊痛處不宜支足痛此當歸拈痛湯僅氣虛僵傷寒而處此用甘遂為末
入猪腰內煨食上吐下瀉風中肩背太陽氣鬱不可回顧者肺氣鬱換心便數而欠
伸宜通氣防風湯羌活勝濕湯風濕者生痛蒼耳加羌防十分之一為末蜜丸
相子大每服五丸酒下或豨薟丸一兩加四物羌防川烏蜜丸空心蒼酒任下

調痛散 治痺痛
氣隔 木香 丁香
檀香 大香附 烏藥
蘇木 肉桂 民姜黃
生姜 白蔻 砂仁
香附 菖蒲引

烏藥順氣散
烏藥 麻黃 白芷
川芎 桔梗 吉口
只殼 甘草 殭蠶
炒乾姜 姜引

風痙腫痛共一種 痛風百节酸痛無定處久則變為風毒痛入骨髓不移其處
用骨散 如赤腫灼熱者敗毒散 肢节腫痛挾濕熱者麻黃赤芍湯主之
濕痛如脫風汗黃 外自濕腫皮肉痛如脫者除濕湯 寒濕者附子八物湯 濕者五苓
散加蒼朮羌防白芷黃柏竹瀝姜汁 寒濕者四物散 肢节腫脹滑者加南星半夏檳
榔蒼朮黃柏防己 風痿黃汗支面腫紅熱攣痛者防風通聖散 或小續命湯加黃芩
羌活香附子 虛者烏藥順氣散 相經寄生湯 風寒濕熱即痺難行者二妙蒼柏
散等分加虎脛骨為末調服
暑熱煩痛寒攣腫 暑濕相搏由毒成者五苓散去敗毒散加當歸赤芍檳榔
肢腫便結大便閉者犀角湯 寒症肢节攣痛及筋急痺者五積散加麝香一厘
七情刺痛食停痰 內因七情肢节胸脇刺痛加枳和子眩暈自汗 二陳加香附只殼
木香如勝胃氣動發痛枳中散 流氣飲子 傷加蔥白 飲食積痛用和中 胸皮嘔吐
二陳加烏藥只殼 經濕痛者用黃柏吳仙各五錢 蒼朮二錢 防皮竹葉五錢 甘桃五分 羌

痛風

桂心散 治風痹
走注疼痛
桂心 漏芦 川芎
羌活 白芷 當歸
木香 穿山甲炒
地龍去土炒 乾
甘草 桃仁 研沖
服

酒下 少愈服

血氣虛勞不榮理 語不如營養關下膝理比血虛の細加龜板秦艽有火比調榮行

散有瘀血加大黃桃仁紅花腳下山甲 黃熱比加黃芩黃柏腳下腫痛腫痛者比加桃仁

歷年不愈比多加木通去濕桑黃紅丹留痛不愈比痛風丸二妙蒼柏散氣虛歷

節痛者比の君加桂附白芍氣血俱虛挾痰者比八珍加羌活黃柏龜板勞傷比

趁痛散 血風丸 陰虛痹痛丸

趁痛散 乳香
沒藥 桃仁 紅花
當歸 羌活 地龍 五靈脂
牛膝 酒洗 香附 酒炒 便
甘草 羌活 酒炒
如老人 加 酒 加
酒炒 苓柏

泄外流濕與疏風 痛風因風熱風濕比初起與傷寒相似宜分表裏虛實者宜

九味羌活湯 氣虛表實者下痛與二妙散加黃芩附蘿蔔汁丸 貼裏虛症和積

或加散加大黃 痰濕熱比導水丸 痛愈後大便閉虛比麻仁丸

調內活血和氣耳 痛內因比宜消瘀血養新血兼理痰火則血自活氣自和再不

愈用升降之劑或壽血補脾如久痛及血虛瘀偏比俱不宜多用風藥燥血

除濕蠲痛湯 羌活 茯苓 澤瀉 白朮 陳皮 甘草 蒼朮 米泔浸炒 薑八分加薑

升竹瀝痛在上加桂枝羌仙桔梗在下加防己木通黄柏牛夕

酒修丹 草烏泡去皮 川烏泡去皮 胆星 地龍去土焙 乳香 没藥 蜜丸梧子大每服卅丸

8

痺風 附麻木

五痺皮脉肌筋骨 痺者氣閉塞不通也或痛痒或麻痺或手足緩弱與痿相類但痿属内因因血虚火盛肺焦而成痺属風寒湿而成外邪和氣血不虚而入於痺久之亦成痿又痺為中風之一但純者中風則陽受之痺兼風寒湿則陰受之所以為病更重 观宋錢仲昭自患周痺偏廢不能全合而已

上多風湿兼寒湿 經云春為筋痺夏為脉痺仲夏為肌肉痺秋為皮痺冬為骨痺 云各以時受風寒湿之邪也大約風湿多侵于上肩背麻手臂破痛寒湿多侵于下脚腿木重若上下俱侵則身如板挟脚如石墜須分風寒湿多少治之風多痛走不定寒多掣痛周身急拘手足冷痺與痛風氣異湿多重着一處不移又有痺身寒而無熱腰脚沈重名寒痺也宜附子理中湯 熱痺或湿生熱

痺風

或風寒鬱熱，身上如鼠走，唇口反縮，肌肉瞤動，宜升降湯。

皮頑脈濇，症多燥，肌肉不仁，筋骨痛。　風寒濕在皮則頑木不覺，遇寒更急，遇熱則緩，症多肺，其症氣喘。痺在脈則血滯，脈濇而緊，面無色，症多心，其症心煩上氣，嗌乾善噫。在肌肉則四肢不仁，症多脾，其症怠惰嘔吐。在筋則屈而不伸，症多肝，夜卧多驚，溺濇，少腹痛。在骨則重而不舉，尻以代踵，脊以代頭，症多心腎，腹脹。痺初在皮膚血脈，留於筋骨，久則不痛不仁，難治。久而不愈，復感三邪，入五藏則不起，床間多食少，亦如中風入藏者死。

詳邪後分氣血虛　初起強硬作痛者，宜疏風豁痰；沈重者，宜除濕行氣；久病須分氣血虛實、瘦痛多少治之。氣虛痺者，関門不充，一身如從水中出，陽虛陰盛也，宜四君加桂附、參川附丸。血虛痺者，皮膚不仁，濟生防風湯。挾痰者，手足麻痺，多睡眩暈，濟生茯苓湯，或二陳加竹瀝薑汁。

早補反令經絡鬱　初起繆用參芪歸地，則氣滯而鬱經絡，但膚頑胃虛者，用烏

透經解攣湯 山甲 蟬蛻 荊芥 紅花 蘇木 羌活 當歸 連翹 防風 天麻 秦艽 白芷 連翹 川芎 以水各半煎

趁痛散 乳沒 桃仁 紅花 當歸 羌活 地龍 酒炒 牛膝 酒洗 甘草 香附 便制 靈脂 水煎 酒沖服

頭粥行濕流氣

麻屬氣虛木屬濕痰 此大概言之有曰虛而風乘濕襲之麻木併作此有因氣血但麻而不木者皆麻稱痺也且不知痛癢者覺氣微流行木則雖不知痛癢氣全不流動知常木則麻血凝氣滯而血脈不榮謂之不仁或兼虛火則肌肉瞤動不能俱作風治周身麻木謂之周痺乃肝氣不行也宜先汗後補黃芪湯治皮膚麻木或補氣湯手足麻氣虛者補中益氣湯加陳皮加五味白芍蒼朮虛而挾風補中益氣加烏藥附子羌活防風天麻十指麻木胃有濕痰死血者二陳加二朮紅花桃仁少加附子行經左手腳腿麻痛者右口角並眼牽引側視者有風也天麻黃芪湯支腿麻木者導氣湯支腳麻木三妙丸

治同痺風成活絡丹 風寒破傷筋則傷時鹹傷骨則痿令人發熱者而痛痺

麻木毒症

蠲痺湯 治風痺 黃芪 當歸 赤芍 酒洗 羌活 防風 片薑黃 酒炒 炙甘草 姜棗引

痺風

8

三痹湯 人參 黃芪 當歸 川芎 熟地 白芍 杜仲 牛膝 續斷 桂心 生
細辛 茯苓 防風 秦艽 獨活 甘草 姜棗引

斑疹 附赤白風

疹有頭粒或如粟米如蚊咬者紅或隨出隨沒或沒而又出紅瘖隱隱皮膚表分形出不出但作搔癢全無腫痛名隱疹當春發者傳之最重即溫毒也升麻葛根湯加牛蒡荊芥防風

斑疹屬火有二因 斑屬三焦無根之相火疹屬心火火上侵於肺則一也外因初起痛身大熱口知味忌大汗下宜解肌微汗自汗泄則命內因或微痛手心熱脾胃虛者宜大補以降其火脈實者宜清肺化痰

斑疹顏色如錦紋 有色痕而無頭粒重者紅如錦紋或見多在胸腹偏實誤湯誤下心火亢盛雜病多是風熱挾痰手少陽相火自裏發熱治宜安裡藥多人參表藥少出外者敗毒散加紫蘇升麻葛根湯加元參咽痛者元參升麻湯狂言者血者陽毒升麻湯陽者化斑湯便閉者防風通聖散微

斑疹

剂已身痛加蒼朮羌活痰嗽加杏仁内傷發斑輕如蚊迹疹子多在手足初起無
頭痛身熱乃胃中虛火游於外宜調中益氣湯黃芪建中湯內傷痰熱上攻
斑面於升麻葛根湯加元參貝母黃芩生地麦冬
疹隱皮膚之下腫疙出如粟米赤白分 赤者曰天熱燥氣乘之稍後白膚則黃
荊防敗毒散理其外解毒湯白疹因天寒冷氣襲之稍爆則痕裹虛者理中湯似赤似
白者其隱於肌肉之間四肢重著此風熱挾濕也多因以冷水洗浴汗解衣而得宜消
風散去加官桂羌活加黃芩紫草濕加蒼朮茯苓若四肢体不仁黃連橘皮湯又有斑
疹並出者已用風藥防復痰嗽湯嘔等症
五色血毒風火熾 曰血屬熱毒蓄於命門風毒觸動相火則黃痛身赤則斑爛之
用升麻葛根湯甚則人參羌活散熱加黃芩元參柏加黃芪白芷
黑而入腹最傷人 疹斑色赤身煖自胸腹散四肢者輕黑色身凉自四肢入胸腹者
重舊分癮疹丹疹各類今合一方治同之

赤白游風屬肝火　赤爲赤癜，白爲白癜，乃肝風搏於皮膚，血氣不和所生。赤屬血熱，以九味羌活湯加銀花、連翹，赤四物加荊芥、山梔、丹皮、麦冬，以逍遥散加山梔。白屬氣熱，以攻毒散，赤加荊芥，加防風、連翹、麦冬，以補中益氣加羌防，如果風毒，蒼耳丸、浮萍丸。此症日久，只宜滋養氣血，則血自息，風自定，癢自止，無用祛風辛苦之劑，則肝血益燥，風火愈熾矣。

瘙癢不止血難句　身虛癢，以血不榮於腠理也，宜四物加黄芩，入荊芥、浮萍末調服。本霄陵花爲末，酒調。遍身及頭上風屑癢，以苦參丸，或薄荷、蟬退等分爲末，酒調服。

人參清肺湯
人參 杏仁 桑皮
阿膠 罌粟殼 炙甘草
桑白皮 知母
地骨皮 烏梅肉
棗引

茯苓知母湯
茯苓 知母 杏仁
桑白皮 山梔
花粉 貝母 桔梗
甘草

杏仁丸治久嗽
杏仁 胡桃肉 去皮
研為膏 煉蜜丸 彈子大 細嚼薑湯下

六安煎 陳皮
半夏 茯苓 甘草
杏仁 白芥子
嗽甚寒加細辛
冬寒甚加麻黃桂枝
挾風邪加防風 蘇葉
鼻塞加川芎白芷
生薑 荊芥 煎
挾熱加紫菀

8

咳嗽

景岳曰咳嗽者二外邪內傷而已皮毛為肺之合外邪襲人必先入肺久而不愈則自肺傳入五藏
咳嗽須分痰與聲痰聲俱有脾肺經咳曰氣動而聲嗽乃水濕而痰脾氣
內傷而由陰分五藏之中肺屬燥金而不能潤必賴陰精於下則陽歸於上以固金枝肺若不燥則肺痒而
動則咳脾肺俱動則咳嗽俱作以肺為主其二者可概嗽
新氣經外邪陽邪也邪自外入治宜辛溫邪陽自散內傷陰病也陰氣傷於內治宜
實者痰稠聲且重虛者聲利痰之清咳而審肺脈虛實之能浮大有力而
甘平養陰陰氣復則嗽愈也外感之邪稍至少痰愈飽右實甲右虛則宜兼補以救內傷
滑則肺氣盛若虛弱大者多而沉細常數火鬱矣
多不足若虛中挾實者當兼清以潤之使治內傷而不於燥單治肺則表陰而由以傷陰
外因四氣隨時令風寒肺咳鼻聲重口乾喉痒語未竟而咳參蘇飲加麻黃杏仁
不復則秋不愈外感不分治陽而妄治陰則邪何由以解邪不解則嗽亦不愈但思治病爭
或咳有半年不瘥寒肺咳胸聲啞二陳加麻黃杏仁有寒熱者小柴胡湯以和透之則
求其本也之謂也
咳謂之寒暖乃寒包熱也解表則除桔梗湯加麻黃防風杏仁陳皮紫蘇木通黃芩
外感者先曰外受風寒寒熱表而氣急寒而鼻塞聲重頭痛吐痰邪轉於肺之和緩邪
如風寒鬱熱嗽此二梔湯加減必兼參其肺咳則聲啞聲斷吐痰見熱血紫枇
左其脈弦浮數但治以辛溫其邪自散六安煎加生薑最妙若肺脘燥燥痰氣不和平
杷葉散暑熱乘肺咳則身熱骨痛煩酒淅香薷散加減夫秋令氣燥必潤肺柳
年老血虛熱嗽煎加麥加當歸二三錢冬令氣太盛寒中肺氣以治邪不能解加此細辛冬月宜
肺氣上逆清金降火秋濕熱之清熱瀉濕冬風寒宜解表行痰
風氣閉邪不肯散加麻杏傷風見寒亦傷寒見風而往來寒熱嗽不止加紫陰至
內傷火鬱勞倦情火咳聲多痰少五更咳者食積濕熱火流肺中瀉白散加知母

咳嗽

兼肺胃有火加
黃芩長加方以石
羔若氣血兩虛
當歸金水六君
煎參用
金水六君煎
當歸 熟地 陳皮
半夏 茯苓 炙草
大便不實去當歸
加山藥痰盛氣
滯胸不快加白芥
子咳甚而嗽少痰
加厚朴細辛杏仁
表邪寒熱加柴
胡
蘇子煎 蘇子搗
杏仁 薑汁
生地汁 白蜜

凡陰虛少血來脾肺虛者易爲風邪寒火所侵稍弱胸膈不清來脂氣不足以痰而瘡疼心嘈嘔
上半午咳者胃有實火單石膏丸加知母貝母僵蠶治喘渴痰稠者涼膈散敗毒散古苓
兼飲不欲食食者多氣餒嗽而不愈宜金水六君煎加減主之若重陽分氣虛脈微神倦而多汗
半丸下半午咳者陰虛四物湯合二陳湯加知母黃柏麥門冬順而下之如陰虛火燥
陽亦加人參若脾胃土虛不能生金而邪不解宜六君子湯兼理中湯理陰煎若內熱煩渴脈滑
宜熱盜汗遺精咳血者四物湯加竹瀝藕汁滋陰降火湯加味二母丸黃昏咳者火浮於
加二陳以滋陰爲佐火乘陽明喜熱痛熱渴者加石羔
肺潤肺丸以斂之不可純用涼藥通用二陳湯去半夏加貝母瓜蔞青黛山梔黃
外感之症春多上升之氣宜重降如瀉白散加杏仁之屬夏多火熱之氣宜重清如
芩桑白皮之類寒咳即火咳久嗽乾咳無痰乃腎水焦枯邪火獨炎於肺瀉白散加苦
芩連秋多燥之屬長夏多濕熱宜重燥濕如二术乾葛細辛之屬冬多寒邪宜重散如防風紫
梗爲君以潤之若勞嗽五勞虛嗽必疲極傷肝咳而左脇痛引小腹二陳湯加川芎當
蘇麻桂之屬然時氣亦可拘痛氣大者當去各從之氣症有兼不足者隨宜治之
歸芍藥青皮柴胡龍膽炒黃芩竹茹麻黃黃芪建中湯勞神傷心楚授天王補心丹
凡嗽遇秋冬即發者此寒包熱也但解其寒而熱自散宜六安煎二陳湯金水六君煎三方審虛實
勞倦傷脾調中益氣湯補中益氣湯叫呼傷肺咳而嘔吐白沫潤肺丸人參清肺
用以內熱者不妨佐黃芩知母
飲房勞傷腎咳而腰背痛寒熱者二陳歸芎湯又有一種傳症勞咳即乳咳勞
內傷之嗽皆本陰分陰分者五藏之精氣也五藏皆有精氣而腎爲元精之本肺爲元氣之主故五
咳久者宜蛤蚧天靈蓋雄黃硃砂之類更有癆瘵傳屍之症食咳因食積生痰痰
藏之氣分受傷病必自上而下由肺脾以及於腎五藏之精分受傷病必自下而上由腎脾以及
氣衝胸腹滿者二陳湯加厚朴山查麥芽傷生冷以致脾胃不清噯酸吐瀉惡風寒者五積
於肺肺腎俱病則他藏之不免矣然其病之有淺有深因病而致者因勞傷而先之者凡咳嗽而日漸者比
散理中湯異功散傷酒炒熱物者葶藶散戊己三補丸加知母貝母傷冷食積者香附瓜

千緡湯 皂莢 梨汁 ……

薑黃丸〇七情臟氣不平則咳久不已則入六腑怒傷肝咳兩脇下滿入膽則嘔吐
痞本病在熱鬱熱本刑窮瘦感本毒薪本毒本氣短猴抵犬脉輕者多滑數重者多細數弦
苦汁喜傷心咳心痛咽腫入小腸則咳與氣俱失思傷脾咳右脇引肩背痛甚則不
急為治其氣中有拈拈中有氣……可與可與虛勞咳嗽
可以動入胃則嘔吐痰涎長蟲憂傷肺咳喘息唾血入大腸則遺矢恐傷腎咳腰
屋狼火刑而嗽金受小陰之而嗽然內傷之嗽不獨在肺……
涎腰背引痛入膀胱則遺尿入三焦則腹滿不欲食然則關於肺終則聚於胃也宜
上焦肝膈入肺中循喉嚨挾舌本故肺金虛多膈少胸己如何知虛也外因勞嗽以此水流
二陳湯加薑仁瓜蔞之加味瀉白散參蘇四七湯蘇子降氣湯古橘甘散古橘薑丸
陰而金肺氣內之則嗽有滋陰一陰煎左歸飲瓊玉膏左歸丸其右元陽下虧生氣不布與脾
加減三奇湯
因有中肺因有外而喘促而痰液而痰涎嘔惡而世俗畏之凡脉見細弱症見虛之喘而不已也
痰咳胸滿水咳悸　疫咳嗽出咳心胸膈多滿經曰秋傷於濕冬生咳嗽濕在心經之熱
治而由治嗽而多痛如陽而者歸飲右歸丸大補元煎六味回陽飲理中湯……
痰濕在肝滑之凡痰濕在肺滯之氣痰濕在胃滯之宜痰涎濕痰入胃上干於肺則
用丸而虧方下火變方七改大鍾肺金而為乾渴咳熱喉痛口瘡咽熱便結書論尺寸滑數不得
又作喘宜千緡湯墜痰丸半瓜丸運用痰鬱肺經咳則涎多稠結留於二陳湯加枳
不重而火以石其外宜四陰煎本加減一陰煎人參固本丸之屬為與欲急症參陽
枚瓜蔞芩貝母痰積滿於肺脘久咳不得睡或恍餘丸痰因火動二陳湯加芩連
嗽而聲啞或以肺屬金之實則不鳴金破亦不鳴金實者肺中有邪如寒邪……
或清氣化痰丸痰因宿食或化痰丸痰因濕或蜂薑丸全因濕或瓜連丸水痰去後食
受損而氣虛與精虛也宜邪宜平肺火邪宜清肺氣虛宜補陽精虛宜補陰
使閑或十棗湯下之不除食使閑或厚朴湯或滾痰丸蘇葶之〇水咳因飲茶水停蓄

咳嗽

外邪每有傷風而勞傷此乃女人氣偏喜飲醫者見之先看咽口見其勞熱則認為內傷見其咳嗽則認
為溫上涌為熱胸悶惱者小青龍湯為治脇破者主瀉湯結胸者十半夏湯大便閉
為勞不能表裡平用滋陰大劑為不知空邪在表外既有實內又有實表裏合邪以致由而不
者十棗湯　小便濇者五苓散　詳傷寒論
解　近係日久傷風小愈變為勞者以之醫者亦以為怯實其在表在裡及新邪久病之間脈色形

瘀血凝氣脹且腥　癡血嗽則喉間常有腥臭者瀉白散加生地山梔丹皮麥冬桔梗香

氣辨乃其有但以上數症今以上為病亦衛為陰症之症不可不辨明可錯
者桃仁大黃薑汁為丸服或因打損勞力傷肺者風治則嗽痰見血紫黑色者四物湯去
乾嗽者肺中津液不足枯涸而然以傷內傷精損肺燥不知氣不足精之誤作氣或以燥傷但其
川芎加大黃蘇木為末活潤飯利其心肺間痰血得以從服人參養榮湯調理口肺脹
有先無如之當詳辨之大抵血自肺虛補氣自然生精宜多補益之為何氣則宜非辛不
滿而嗽者痰血碍氣所以動則喘急或左或右眠一邊不得者是四物湯加桃仁訶子青皮
潤其先補陰自可生陽宜經陰虛之君子湯　若虛內熱有咳勞傷脾陰無先貼收自然制肋宜
竹瀝薑汁為虛脹喘者單人參膏　右為夜膏有收停虛脹者飲收則逆然不入三白湯加

百花膏　百合　茯苓
款冬花　共末餅
蜜和丸含服方

陰虛加阿　陽虛貝母丸
津液枯極五膈之氣因大傷極無收以升內脹者失乳嗽嗽無痰訶黎丸含化以訶子有收斂

降火之功

治分新久求其本　新嗽有痰者外感隨時解散無痰者便是火熱只宜清之久嗽有痰
者燥脾以痰無痰者清金降火蓋外感久則鬱熱內傷久則火炎俱宜開鬱潤燥其間
有七情氣逆者則以枳殼烏附順氣為先停水宿食者則以南星枳梗分導為要氣虛

補〻斂〻宜不沾唇而液自然鈴栗壺濡潤及致纏綿況肺為嬌臟易寒易熱至人參平藥性寒最宜若肺熱者大及風邪而嗽者俱宜沙參或玄參代之故咳不拘於寒也

久甚還將脾腎治 久咳因經利下及勞倦飢飽以致肺胃虛而飲食少進者只理脾而嗽自止於腎為子臟咳嗽動引百骸自覺子臍下奔逆而上乃腎虛不能歸元宜所服藥中加補骨脂五味之類或三味安腎丸陰虛故腎氣丸陽虛故黑錫丹以鎮之凡咳至肺脹及咽瘖失音者必死

治嗽通用方
陳皮二錢 半夏一錢 茯苓八分 蘇子一錢 桑皮錢五 五味子一錢 麻黃八分 細辛一錢 紫菀三錢 甘草八分 桔梗八分 砂仁八分

人參清肺湯 人參 阿膠 骨皮 知母 烏梅 粟殼 炙草 杏仁 桑葉 加棗煎

人參瀉肺湯 人參 黃芩 枳殼 薄荷 甘草 連翹 杏仁 桑皮 川軍 桔梗

杏仁煎 杏仁泥 白蜜 薑汁 砂糖各一兩 木通 桑白皮 貝母 紫菀

紫菀茸各五錢 石菖蒲 款冬花各五錢 同蜜為末合勻為丸噙化

金沸散 金沸草一錢 麻黃一錢 前胡五分 荊穗 赤芍 半夏 甘草 薑棗引

咳嗽

香朴湯 倍藿香
亂川朴姜炒 各物兩
良姜 桂枝
朴硝 各七分 水煎溫服
共末 每服三錢

縮脾飲 白扁豆炒
乾葛 香薷 烏梅
砂仁 草果 乾姜
水煎冷服

至寶圓 林豆麴
藿香 陳皮 甘草
白术 山藥 桂心
丁香 姜汁 木香
乾姜 白术 山藥

大順散 乾姜
肉桂 杏仁 甘草
先將甘草炒黃 入乾姜炒 去姜
入杏仁炒 去皮尖 爲末
度入肉桂 共爲末
小沖服 每服二錢 陰陽水
小沖服加附子名 附子大順散

霍亂 凡受山嵐之惡邪及冒暑雨河氣之陰毒 皆以暴發痛而名霍亂 在上宜吐 在中
霍亂下則宜解 宜以佛以排氣之惡毒 和胃飲 十香丸

霍亂暑溼乾三種 一種是霍亂 一種溼霍亂 但此夏秋為甚 經云月亦多由伏暑故為一種溜

霍亂有蟲有物 一種乾霍亂有蟲無物

病本中焦溼熱蘊 標因外感四氣 或日間感熱 夜間受冷 或内素鬱熱 外又感寒 一時陰陽錯亂 其病本因飲食失節 酥酪溼將生冷 以致溼熱内甚 中焦脾土失運 當升不升 當降不降 是以上吐下瀉 脈多失神 又有挾七情鬱氣痰涎 緊膈痞塞不通 外冗喉喘眩暈 亦見由傷飲食為之根也

心腹卒痛或熱寒 先心痛者則先吐 先腹痛者則先瀉 心腹俱痛者則吐瀉而已 凡吐瀉時 切不可與穀食 若米湯一呷下咽立死 必俟吐瀉定過半日飢甚方可漸食薄粥 偏陽分則多熱而渴 偏陰分則多寒而不渴

痰喘煩渴卻可恐 痰喘 二陳湯加味 半硫丸 虛煩不眠 既濟湯 煩渴 四君子湯 桂苓甘露飲 大渴大燥 大汗遺屎者死 四生散 來復丹 救之

四順附子散　治霍亂轉筋不許汗出身冷　生附子　炮姜　人參　炙甘草　木瓜　吳萸(?)

木瓜湯　木瓜　吳萸　茴香炒　吳萸湯泡　炙草　姜五片　紫蘇十葉引

訶子散　訶子　炮姜(?)　炙草　川朴　姜炒　炮姜　神曲炒　良姜炒　茯苓　麥芽炒　為細末　候陰陽水調

黃連香薷飲　治陽暑　香薷　川朴　川連　姜引

厚朴湯　川朴　良姜　枳椇(?)　炙草(?)　朴硝(?)

四七湯方(?)　寶取(?)　半夏　茯苓　紫蘇　厚朴(?)　白芍(?)　香附　木香(?)

轉筋舌卷囊縮危

陽明胃與大腸以養宗筋，暴吐暴瀉，津液驟亡，宗筋失其所養，故攣縮而脚轉筋，而已甚者遍作轉筋，手足厥冷，甚則(?)絕者，倉卒之際，宜以鹽填臍中，灼艾不計壯數，至已死而胸中有暖氣者立甦。急用茱萸散加小茴香、甘草、蘇葉煎服，再研生蒜塗脚心。至昏危入腹者亦不救(?)。若出熱轉筋不已者，四物湯加黃芩、紅花，或蒼术、南星。轉筋不住，男子以手挽其陰，女子以手牽乳近兩邊，此舌卷囊縮轉筋入腹者死。

分利升降消食

霍亂乃濕熱風木為害，治宜散風除濕降火，故四時通用霍香正氣散，為散風除濕三要藥。寒月厥冷脉沉不渴者，五積散、理中湯、古連附湯(?)；暑月煩渴者，黃連香薷散冷服，俱宜合五苓散以分消上下，或又合益元散降火尤妙，此皆分利法也。又當引清氣上升，使濁氣自然下降，吐瀉未徹者，宜用二陳湯加川芎、蒼术、防風探吐，以提其氣。若吐湧不止，宜所服藥中加木瓜、枳椇柳以降其氣。又有可下者，但不可純用涼藥。挾七情者七氣湯，傷飲食者保和丸，俱姜汁送下。通用四君子湯，有汗加桂枝，無汗加麻黃。吐利轉筋，腹痛作乘(?)，脉沉細，加白芍、泡良姜；四肢拘急，脉沉遲，屬少陰，加姜、附、厚

霍亂

桂苓白术散 桂枝 人參 白术 茯苓 澤瀉 甘草 石膏 寒水石 滑石 一方有木香藿香 葛根為末薑湯下

8

排氣飲 陳皮 木香 藿香 白芍 香附 枳殼 澤瀉 烏藥 川朴 腹皮 加山查麥芽 疼痛 加松?麥芽 食滯 若氣逆之甚加白芥子 沉香 青皮 痛極嘔吐甚痛加半夏丁香 痛甚加小茴香

丁香止痛散 丁香 茴香 良薑 甘草 為末開水下

勝金散 桂枝 元胡炒 乳香 沒藥 陳皮 湯下

非吐利轉筋腸痛脈弦此木尅土也平胃散加木瓜或小建中湯加柴胡木瓜四肢厥冷脈微緩者厥陰也小建中湯加當歸附子

心痛 凡因食因寒因氣不開氣不食停則氣滯寒留則氣凝寒熱男房虫邪皆心痛氣為主 排氣散加減 食滯查滯寒滯熱滯虫滯不外氣結難解用排香散

厥心痛先問久新 真心痛因內外邪犯君心一日即死厥心痛因內外邪犯心之胞絡或他臟邪犯心之支脈謂之厥心痛皆少陰厥陰氣逆上衝又痛極發厥也○新者多因受寒口又傷冷鬱遏元氣宜草豆蔻丸雞舌香散溫散之或神保丸溫利之稍久寒鬱為熱或因七情者始終是火此古方多以香蘇散加辛熱行氣為向導也

痛甚發厥有二因 寒厥外因風寒皆之血脈皆不以引痛暴發手足厥逆冷汗甲青似傷寒陰厥手足冷兩為熱厥則煩燥吐逆額汗三味川楝散也此大承氣湯下之脈

枳朮丸 神香散 丁香 白荳蔻 砂仁各等分 為末薑湯下

七情忪悸虫不定 九種悸痛 蟲痛 疰痛 悸痛 飲痛 食痛 氣痛 冷痛 熱痛 悸痛 內因七情輕則怔忡驚悸此痛非痛妙香散四七湯熱者連附六一湯重則兩目赤黃手足青至節

烏藥散治氣血壅滯作痛
烏藥　莪朮　桂心　桃仁　當歸　青皮　木香　各末酒下

只真痛不治蟲痛溼熱生蟲攻心痛發雖當痛定能食飢則吐沫吳極散烏梅丸化蟲丸選用

痰火來去症昏神　癰痛二辛感惡怍症素虛攻胃經陰牽上攻神昏辛則蘇合香丸痛引背傴僂芐沈香降氣湯或五苓散倍桂韭汁為丸小茴煎湯下素實攻腎火上攻十棗湯癆瘵尸疰攻紫河車丹

胃脘脾痛傷飲食腹脹便閉吐頻頻　脾痛二妙香良散溼攻小胃丹噎嘔五膈寬中散腹脹厚朴溫中散痰滯便閉順氣導痰湯胃脘當心而痛脾脘連心而痛局方云心心痛甚厥痛亦女脾胃痛多但七情四氣扣脾蟲痛扣脾入胃痰瘀脾胃所主但心痛因傷思慮脾胃痛因傷飲食胃痛甚嘈兩脇咽膈不利脾痛吞酸查嘔腹脹二便不通古方實痛以黃連治心山梔治胃虛痛以參朮甘草治以丁砂豆蔻治胃亦未當混

外感三般風冷熱連類腰背少舒伸　風因肝邪乘心痛則兩脇引小腹陰股桂枝湯加附子便閉入蜜一匙同煎或引心氣飲加厚朴枳殼蘿蔔子木香或阿魏種氣丸○冷

心疼

因形寒飲冷胃氣寒心痛則心怨若飢腸痛下重泄利五積散便閉加大黃或脾寒氣心
痛則短氣脇肋痛此濕氣飲子蟠葱散或脾寒氣心痛則腹脹便難此藿香正氣散扶
溼此除溼湯○熱因心胞絡為毒氣心痛徹背俞黃連香薷散凡此經心痛引背多屬風
冷此腑心痛難以俯仰嘔瀉多屬熱

氣血虛勞按則止○　血虛者則心素虛多勞或誤服攻耗心氣藥多此酸棗仁湯
歸脾湯心之血補此四物湯去地黃加乾薑以氣不足此六君子湯加肉桂氣血俱虛此左
歸木湯散扶痰大食積此三六丸

大實胃高痰飽嗔○　實痰素有痰熱濇痰或因惱怒內發此梔萸丸木香檳榔[illegible]湯
下或三稜丸大實痛因怒或飲食卒痛注滿心胸高起手不可按便閉此大陷胸湯
或蒼黃丸下之服或蘘蒼湯以去飲邪○瘀血痛飲湯水嚥下作呃乃素食熱物血死胃
脘桃仁承氣湯此四物湯加桃仁紅花或玄胡索丸○婦人瘀血入心脾痛正此五積散加
三稜莪朮經行未盡血衝心痛加桃仁紅花經行已往作痛此七氣湯加當歸[illegible]痛者

桂心湯

化痰消積氣已降　凡痛皆痰粘胃通用二陳湯風寒初起無汗加麻黃有汗加桂枝裏寒加草豆蔻溼加蒼朮川芎熱加山梔鍋焦重便或少加乾姜反佐之冷加丁香吳茱萸虛加參朮血虛加當歸太虛厥逆加香附肝火加青黛青皮黃連痰飲加白螺殼滑石南星食積加桃仁香附瘀血加韭汁桔梗蟲痛加苦楝根皮木香檳榔凡痛攻走腰背發厥吐嘔此藥不效者加蒼朮川芎山梔擇吐積痰碗許乃愈

劫痛丸丹可入唇　寒者九痛丸却痛散熱者散痛丸通靈散有積神保丸如意丹通用劑

拈散　手拈散　元胡醋炒　靈脂醋炒　草果　沒藥各等　為末每服三錢熱酒下

却痛散　木香　丁香　檀香　香附　台烏藥　莪朮　肉桂　片姜黃　白蔻

生姜　砂仁　麥芽　紫蘇每四錢外

家秘却痛散

青皮　靈脂　砂仁

川楝子　山甲　良姜

大茴香　玄胡　沒藥

檳榔　沈香　木香

為末約量每服

二錢加鹽少許用

酒下痛甚再用

元桂丸　治死血留胃脘作痛　元胡　官桂　紅花　紅曲　滑石　桃仁　湯浸蒸餅為丸綠豆大每服四十丸姜湯下

心痛

凡腹痛為辨有形無形之此痛在氣分凡氣病而為脹為痛爲或脹甚而痛或常和氣聚則痛而見形氣散則痛而無迹宜順氣，順則氣有形之痛在血分食血瘕食積之痛有常所而脹無休息之不移者也然而當其既曰而從可辨

木香丸 木香 沈香 厚朴 烏藥 陳皮 丁香 莪朮煨 小茴 香附 檳榔 皂角炒黑

世未清丸 當歸 白朮 枳殼 皂朮 青皮 山甲 陳皮 砂仁 乾姜 人參

腹痛

凡痛多用溫藥以氣得溫則行阻氣不運也

腹痛大小分陰陽 大腹痛多食積外感邪臍腹痛多積熱瘀大小腹痛多瘀血及痃小腹痛而冷者加青皮 以少女氣因之者加桂枝吳萸 正溺濇臍下卒大痛人中黑者不治○陰症滿腹牽痛自利或嘔者按少食綿綿不減宜溫之陽症腹中覺熱者則大便閉溏脹滿怕按時痛時止宜下之

寒痛綿綿熱不常 舊以虛痛者按實痛怕按但實熱邪有淺深不可太泥經謂寒入經者於脈絡則血濇急痛按之熱則止寒熱客於榮絡則氣鬱滿痛者怕按寒氣客腸胃募原血絡急引皮膚痛按則氣血散而痛止寒氣客侠脊背之脈則深按之不能及也寒氣客於關元則氣逆喘寒氣客於厥陰脈絡則脇肋與小腹或陰股引痛寒氣客小腸募原之間則氣血凝聚成積寒氣客於小腸不聚則腹痛而泄寒氣客於胃則腹痛而嘔寒氣客五臟則痛死復生○凡常感冒寒症卒痛吐利俱酸者熱恨也五積散加吳茱萸瓜煨蔥或藿香正氣散加木瓜少許風症桂枝湯加芍藥或胃風湯加木香暑症香茹飲加生姜陳壁土紅萸木瓜或五苓散溼症除溼湯或香蘇散加蒼朮枳殼○積熱時

前茸湯秦朮粥 為丸
內消散 高良
陳皮 牛夕
曲朮 熟地 烏藥
蒼朮 良薑 附子 香
附 木香 安神 加陀
砂仁 乾 膝陀 加
吳萸 茯 桂 加茯
芡實 山查
吳萸散 炮姜
香附 吳萸 砂仁
肉蔻煨 神曲炒
粟米 麥 川朴 陳皮
良姜
木香調氣散
木香 白檀香
白蔻 丁香
吳萸 藿香 砂仁
入鹽少許 開水送
末服

痛以心痛處必熱手不可近便閉者冷宜四順清涼飲

食積有形便後減 食積鬱結腸胃作痛以大便後則減者宜平胃散加消導藥或保和丸枳朮丸或木香檳榔丸大黃備急丸下之又有食填胸胃作痛者宜大吐之

溼痰溺濇火鳴腸 溼痰阻滯氣道必小便不利或二便俱不利宜芎朮散加清痰久滯胃腹作發者宜控涎丹○痰火痛乃火邪升水邪降相擊腸鳴者二陳湯加芩連山梔炒怒大衝痛無定處無定時者交加香附芎葉青皮又有蟲結腸鳴作痛不大便者大黃備急丸下之數遍入水臟寒冷結腸鳴者宜分三陰以溫藥治之

蟲痛吐水定能食 烏梅丸化蟲丸

七情氣痛痞胸堂 七情痛心胸痞悶或攻注脇背者七氣湯木香化滯湯寬之

和散

中虛全不思飲食 中虛脾弱陰冷痛全不思食者人參養胃湯加肉桂吳茱萸木香

素弱虛扶燥者六君子湯加蒼朮

腹痛

瘀血痛必著一方　瘀血痛有常處或憂思逆鬱跌撲傷瘀或婦人經來產後惡瘀
不盡而凝四物湯去地黃加桃仁紅花○又血虛鬱火燥結阻氣不運而痛者四物湯倍芎藭
加炒乾姜

初起虛溫實宜蕩　虛宜辛溫消散燒脾散蟠葱散丁香脾積丸果係沈寒痛於小腹下
痛者酒煮當歸丸經曰結者散之是也　實宜辛散推蕩經曰通因通用痛隨利減是也方見
積熱痛門

久則升消理胃屬　腹屬坤久病宜和脾胃如脈弦急木尅土也小建中湯加當歸取芍
藥味酸於土中瀉木為君如脈沈細水侮土也理中湯取乾姜辛熱於土中瀉水為
君如脈緩腹痛自利此穀不能化也平胃散加肉桂吳茱萸取蒼术苦辛溫燥土為君胃
氣下陷者加升麻柴胡蒼术以升之　有積者加山查麦芽枳實黃連木香以消之　上熱下寒
升降失常腹痛嘔吐者黃連湯主之　疝痛引睪丸痛　痛拘急積聚痛有形可按　腸
癰痛臍生瘡小便如淋脈芤　砂症痛在嘔吐脈沈伏見各條

腹中窄狹性偏燥無亦非痰火善為殃 腹中自覺窄狹神昏性燥乃溼痰溼熱攻於心脾以致升降失常肥人多溼痰宜二陳湯加蒼朮燥溼兼附行氣瘦人多火宜二陳湯加黃連清熱蒼朮除溼心神不斂者俱宜遠志麥冬酸棗仁血虛宜地六君子湯加芎歸養血除溼自然平復

凡腹痛多屬血濇通用芍藥甘草湯主之熱痛屬脾胃加黃芩脈緩傷水加桂枝脈濇傷血加當歸脈遲傷食加乳香臍下痛加熟地非寒分泌痛不宜芍藥酸收宜木香檳榔青皮陳皮香附草蔻主之

胃風湯 人參 白朮 茯苓 當歸 川芎 白芍 肉桂

遊仙方 治心脾痛神效 草果 元胡索 靈脂 并沒藥 溫酒調一二錢 一似手拈却

如神湯 治腰腹疼痛屬血滯作痛 當歸 元胡 桂心 一加杜仲牛膝桃仁續斷

末每服二錢溫酒調服

和胃飲 陳皮 川朴 乾薑 炙草 凡藿香木香蒼朮麥芽半夏為主 砂仁厚朴皆可隨宜用

腹痛

祛瘧飲　貝母　鱉甲　青皮　杏仁　檳榔　紫蔻　柴胡　知母　黃芩　露一宿，發日早服一半，未發前五服一半。

截瘧飲　黃芪　人參　白朮　麥冬　青皮　砂仁　柴胡　五味　甘草　烏梅　薑引

暑類

瘧疾先要陰陽定

凡瘧作而嘔者，以表邪內陷。凡邪在少陽，少陽與太陰相當，故作嘔，但解表邪，嘔必自止。

陽為外感邪氣，其間陽為風暑者汗，陰為虛證者汗，陰為內傷正氣虛。其間陽為氣虛，陰為血虛。陽為外發在春夏，陰為內發在秋冬。陽為腑，邪淺，於榮衛並行，一日一發；陰為臟，邪深，橫連募原，不能與正氣並行，故間日蓄積乃發，或三四日一發，久則必有瘧母。陽為日發，榮衛晝行皆與脊故也；陰為夜發，邪深，榮衛夜行胸與腹故也。又有二日連發住一日者，及日夜各一發者，乃氣血俱受病也。陽為子時至巳，陰為午時至亥。如發寅卯而退於申未，或發申未而退於子丑，皆謂之陰陽不分，治隨症用藥。趲早或移時，分定陰陽，然後陽瘧截住，陰瘧升散。今俗以牝瘧誤治，或變成溫瘧，為分陰陽誤矣。殊不知瘧有淺深之別，在傷寒久則為壞症，在內傷久則為癆瘵，豈美疾哉。凡陽瘧易治，陰瘧難治。

陽熱陰寒如期應

陽邪與榮爭而邪火發於外則為熱，陰邪與衛爭而正氣退於內則為寒。衛虛則先寒，榮虛則先熱。表邪多則寒多，裏邪多則熱多，表裏相半，寒熱相等，故瘧

何人飲治久瘧之
首烏 當歸 人参
陳皮 根姜
追瘧飲 首烏
當歸 甘草 半夏
青皮 陳皮
柴胡

脾積食瘧大寒已復熱熱已復寒寒熱相儀又曰瘧單熱溫瘧單寒寒瘧先寒後熱
風瘧先熱後寒牝瘧先寒後熱陰陽寒熱以而瘧治都知矣

寒瘧太陽熱陽明　寒瘧腰背頭項俱痛屬太陽寒多熱少汗出難已柴胡加桂湯
單寒無汗者五積散大葉附湯○熱瘧目痛鼻燥鼓頷屬陽明熱多寒少煩渴屬赤柴
苓湯見月黃連香薷散熱偏多寒少單熱而渴者白虎加参湯麻黃苓湯加桂少汗

風瘧少陽寒熱並　風瘧口苦嘔吐惡心脇痛屬少陽寒熱相等者柴胡桂枝湯風盛筋
脈拘搐者烏藥順氣散加柴胡黃芩多痰者收毒散咳嗽者人参蘇散飲○以上三陽受
病發在夏是前者俱謂之暑瘧乃傷之淺者

少陰四正厥四旁　少陰瘧發於子午卯酉四正之日舌乾口燥嘔吐欲閉戶牖經者柴胡
湯倍半夏重者合四物湯○厥陰瘧發於寅申巳亥四旁之日十腹痛引陰如淋經者
小建中湯重者四物湯加柴胡蜜金鈴子

太陰辰戌丑未病　太陰瘧病滿腹自利善嘔嘔已乃衰輕者弃功散重者理中湯若重腹

瘧

腫者五苓散朮附湯虛腫近黃丸○如濕傷脾分單宗蒼香作泄者古朮附湯○已上
三陰無分受病者未受取功但宗之溫瘧乃隔年感濕熱而藏於腎與骨髓交秋而
感秋邪觸發自腎而達之脾乃偏之重也

瘴瘧山嵐瘴一方 瘴瘧山溪蒸毒令人迷困發狂或啞下宜下熱下有下云涼膈散
加柴胡梔柳木伏朴土共人參養胃湯瘧瘧一方長幼相似決參寒運宗熱用藥大概
不換金正氣散五積交加散加減如意丹最妙

不換金正氣散
蒼朮 川朴 橘紅
柴胡 半夏 人參
藿香 木香 茯苓
姜棗引

鬼瘧卒感異常也 因卒感尸疰客忤宗熱日作夢寐不祥多生恐怖言動異常宜
辟邪丹雌雄丹或用燒人場土為丸塞男左女右耳中

詳分寒熱汗且和 外感宜發散此藥居朴不能溫散熱多加柴胡黃芩不能清細陽瘧
無汗須加柴胡蒼朮乳香加麻黃陰瘧無汗須加柴胡升麻川芎有汗須加烏梅白朮
以和之

或吐或下須體盛 陽瘧初起痰在上祛邪丸此三五發後移時方可用之早則延綿積

久不敢吐者勝金丹三陰瘧便閉者宜下以截之暑瘧黄連香薷散加大黄青皮烏梅煎服寒瘧二陳湯加青皮藿香草蔻吞神保丸五積瘧熱胃實便閉者大柴胡湯瘀血發狂如忘者桃仁承氣湯虚閉麻仁丸但清晨一服取下惡水以止

内傷善食惟七情 内傷瘧者不食非七情善食多汗五臟之氣不和累被外邪動瘧宜四獸飲量虚實加各經開鬱行氣之藥

勞瘧微微虚損症 勞瘧微微發寒發熱寒中有熱熱中有寒最難調理或半月十日小勞復來經久不瘥者芎歸鱉甲散主之熱多者生犀散有痰者鱉甲丸○氣虚汗多乏力飲食不進者六君子湯因勞役昏倦少食者補中益氣湯○血虚夜發者小柴胡湯合四物湯加升麻紅花知母黄柏水煎露服趁早不愈用勝金丹截之有痰者陰瘧丸如陰虚火動午後寒熱至晚微汗乃解者瘧似瘧也宜加味逍遥散加地骨皮若誤用瘧藥必死○血氣俱虚潮熱食少或遺精咳嗽者人參養榮湯加地骨皮烏梅麥門冬或作癖不省者十全大補湯加柴胡黄芩陽虚者柴芩加附子吞黑錫丹有痰者橘皮煎丸

瘧

痰瘧嘔味多昏迷　痰瘧外感内傷鬱聚成痰多頭痛肉跳吐食嘔味甚則昏迷牽倒
宜柴胡湯加竹薑嘔吐者二陳湯倍白豆蔻汁行三焦嘔瘧自止牽虛嘔者草人參湯或
用常山炒過久不止者露薑飲截之

食瘧腹脹寒熱併　食瘧因飲食蘊成痰大寒已復熱熱已復寒寒熱交併苦飢不食
食則吐痰胸滿腹脹者二陳湯合小柴胡湯或平胃散俱加枳實白术山查神曲青皮寒
熱者青皮飲寒多者人參養胃湯腹痰者紅丸子腹脹因濕痰或瘧母歸腹者真珠用
丹用杏仁益湯迎發時下久不愈者用辰砂阿魏等分糊丸皂子大每一丸人參益湯下
截之　丹溪截瘧方　雄黃兩　人參五錢　端午日以粽子尖爲丸　臨發面東井花水送下　忌熱味

清痰斂汗補胃脾　瘧無痰不成内傷脾胃虛寒宜清利濕痰爲主内傷瘧皆汗多
陽瘧斂以參术黃芪陰瘧斂以歸地知柏芍藥大抵有汗要止汗以補以散無汗要
發汗以散其邪稍久者一補一發丹久者補中益氣湯加山查麥芽扶脾自止極忌吐截

利水消癥瘧母淨　凡瘧經年不瘥謂之老瘧必有痰水瘀血結成痞塊藏於腹脇作

脹且痛乃瘧母也宜內虛者於常山梹榔決不破除但須製熟則不損胃老瘧丸是也血虛者鱉甲丸作盛有水癖者暫用芫花丸仍須以補脾化痰湯藥補之老瘧飲宜量參血虛實加減

有時瘧後痢相兼

或瘧後痢痢後瘧或瘧痢併作俱以柴苓湯六和湯清脾飲加減分利虛者補脾和血三白湯加黃連木香當歸砂仁或四獸飲補中益氣湯

總要祛邪與扶正

外感汗吐下輕祛邪為主內傷斂補養正為主內外相兼又當參酌

論經曰夏傷於暑秋必痎瘧又曰瘧皆生於風局方主於傷食丹溪主於痰其實因夏傷暑秋感風濕兼七情飲食鬱痰而成發是三因雜至錯亂氣血然始於暑成於痰故捷徑以祛暑消痰為要。通用二陳湯外感無汗去伏苓加柴胡桔川芎葛根蒼术太陽加羌活防風藁本陽明加葛根升麻白芷少陽加柴胡黃芩白芷青皮少陰加芎歸黃連黃柏太陰加二术柴胡此三味瘧家必用厥陰加桂枝姜附渴加知母麥冬大便閉加大黃桃仁小便赤加澤瀉山梔癉瘧加梹榔截瘧加常山梹榔貝母內傷無汗加柴胡川芎

平胃四君子湯 血虛合四物湯 汗多加黃芪 食少加山查 麥芽 勞倦加地骨皮 鱉甲 七情加紫蘇 香附 痰加南星 姜汁 食積加莪术 久瘧倍人參 术 寒甚加桂 附 草果 夜瘧加升麻 柴胡以提之 停水倍半夏 挾血加桃仁 紅花 吐瀉不食 腫脹者不治

四獸飲 六君加草果 烏梅 生姜 又白荷散 豆蔻子五分 草果五分 乾姜三分 半夏三分 生姜引

人參養榮湯 人參 黃芪 當歸 白术 炙草 桂心 陳皮 熟地 五味 茯苓 白芍 遠志 姜棗引 水煎

人參養胃湯 半夏 川朴 橘紅 藿香 草果 茯苓 人參 蒼术 炙草 姜七片 烏梅二枚 引

8

痢

痢憑色症分寒熱 身熱口渴 溺濇 大便急痛 色赤者為熱 身涼不渴 溺清 大便順和 色白者為寒 但痢因於濕熱者多 寒者少 如挾陰陽交作 赤而淡者為內白 而稠者亦熱 若曰寒 知內而熱而論

医学精義（四）

總因濕火氣血滯　血因火動，濕多成瀉。大傷氣分則氣鬱，自大腸滯下為白；火傷血分則血病，從小腸滲下為赤。氣血俱傷則赤白相兼。其因有外感風濕，內傷酒麵、炙煿、消炷；或七情氣鬱，內為火，火實也。有外感濕，內傷生冷，破物積滯，或房慾損傷精血，而為火，火虛也。皆令腸胃粘濕，久積成毒。經曰：飲食不節，起居不時者，陰受之，則入五臟，臟閉塞，下為飧泄，腸癖。以濕火滯於腸中，故名滯下。又云：痢者利也，泄者利下也。

表症頭痛或渴嘔　初起發熱惡寒頭疼，乃痛帶表症也。熱者九味羌活湯；寒者不換金正氣散。煩渴多飲，茹苓湯、六一散、梅蜜飲、錢氏白朮散。嘔吐有寒熱者，屬半表，柴苓湯；痰疾在膈者，芩連二陳湯加防風、桔梗、芦，探吐。胃火衝上者，清六丸。毒滯上攻，平胃散加黃連、木香、檳榔。口噤嘔食少者，四君子湯加陳皮、厚朴、麦冬、竹茹，或溫六丸。日久除老者，八物湯合二陳湯加枳實。嘔吐全不食者，謂之噤口，胃火也。大虛大熱者，吳連丸加蓮肉各一半，為末，米飲下。又人參四分、姜炒黃連二分，濃煎，終日細細呷之，如吐再服，但一下咽便開。間有毒熏心肺者，敗毒散加蓮肉、陳米，或單連肉、苗心為末，每二錢，陳皮煎湯下。外用大田螺二個，入麝少許，搗

參苓白术散

人參 白术炒 扁豆炒

茯苓 山藥 甘草

薏仁炒 蓮肉去心

陳皮 砂仁 桔梗

米湯下 治脾胃

虛弱 飲食少進

泄瀉嘔吐

碎敷臍中以太乙膏貼之引熱下行間有通服利藥參苓白术散去山藥加菖蒲

裏急腹痛後重墜

火性急速傳下或化或不化食物病穢欲出而氣又滯住所以致腹痛窘迫拘急大腸重而下墜甚則肛門作痛宜木香檳榔通之或大黃降火芩連解毒歸芍和血枳殼陳皮行滯經云和血則便膿自愈行氣則後重自除間有虛大者參术芎歸補之宜滋甚乾姜肉桂溫之又善有積聚係因一臟之氣發動干犯腸胃所以痢此須察何臟相乘以平治之

熱赤紫黑寒白清

偏熱純赤見晨痛輕者黃芩湯重者導滯湯日久黃連阿膠丸○熱積蓄黑色瘀血也腹痛後重異常桃仁承氣湯下之或溪用湯以破血瘀其犀角地黃湯加黃連大黃或加味清六丸日久地榆散單苦參丸黃連阿膠丸要知此病皆血病惟黑者為瘀甚耳○寒痢白如鴨溏腸鳴痛墜不甚不換金正氣散加烏梅陳米或然料五積散肢冷併清大姜附湯理中湯日久者黃連補腸湯○冷熱不調赤白各半大姜黑丸或上結下滯如痛非痛吳萸黃連丸

調氣飲子 木香
檳榔 青皮 陳皮
只殼 烏藥 大腹皮
甘草 蘇葉 紫蘇
桂枝 防風 黃芪
蒼朮 川芎 白芍
半下 甘草
姜棗引

神保丸 治心膈疼
腹痛血痛 胃氣
脇下痛氣膈宿食
木香 胡椒 各二錢五
乾蝎七个 巴霜一錢
湯浸蒸餅為丸麻子
大每服五丸 不拘時服
柿蒂湯 薑湯 茴
香湯 隨宜下

溼如豆汁風青是 溼利腹脹多重下如豆汁或赤黑混瀉危症也當歸和血散升陽除溼防風湯升陽益胃湯除溼湯茯苓湯戊己丸○風利至風鼻塞多痛色青或純下青水方蒼防湯神朮散青色帶白此風穴五積散帶紅胃風湯青綠雜色房風大溼及五色俱下此乃脾胃飲積及四氣相併而作古萸連丸投之○以上外感痢病如一方長幼相似者名曰疫痢敗毒散加陳皮蒼姜茶煎以防之又參苓達氣調治

七情蟹渤食積黃 氣痢如蟹渤拘急為七情氣飲子古萸連丸六磨湯熱者解毒湯加知母枳殼或木香檳榔丸小便閉者五苓散久不止者氣痢丸○積痢色黃或如魚湯腸腹脹痛惡食保和丸急痛神保丸一切除令積聚或黃或赤通玄二至二八丸丹溪治痢法用黃連丸傷水瞞腹脹痛者溫六丸倍宋者導水丸

痢

虛勞滑脫多困倦 虛痢困倦穀食難化腹微痛或大痛並無努圓血色淡紅通玄二八丹日久四物湯加升麻炙附側柏葉○房勞傷精色成毒者腎氣丸虛勞挾痢者炙連枳朮丸凡痢經下後痛墜不減虛坐努圓及久不食者皆陷血虛也胃風湯去桂加熟地主之○重虛

色白如鼻涕凍膠四君子湯理中湯俱加木香肉桂厚朴茯苓散風邪分利通開胃脘日久此補
中益氣湯雲土厥至逆脈微此四順散黑錫丹○滑痢不禁也則脫肛血分四物湯丸參术
地榆樗白皮三分真人養臟湯大戟下丸朱砂蒼术湯

真人養藏湯 訶子 罂殼 肉蔻 當歸 白术 白芍 人參 木香 肉桂 寒加 附子 乾姜

惟有休息最難禁 休息痢經年月不瘥有過服涼藥以致氣血虛此八物湯加陳皮阿膠苓
連夕汗或十全大補湯脾胃虛此補中益氣湯苓參白术散腎虛此四神丸赤石脂丸有誤
服濇藥餘毒不散此古苓术湯祁致丸六神丸有積此通之二八丹積消毒散脾胃已和氣
血將後提或用乃中散以止之如交濟果則纏綿胃敗難救

蠱疰如肝不可治 蠱疰痢黑如雞肝茜根湯五內切痛乃服五石湯丸過損真陰其血自石
脈經後而未茜根丸救之亦有宜溫熱藥此風痢下如竹筒或如瘡漏如壓腐色氣短飽逆
此不治或純下血小便不通唇紅下陷多熱脈弦洪此不治

初宜分辟解或分消 通因通用下也然汗吐亦通之通初痛元氣實者可行於五七日脾胃
虛者只宜和解及分利小便消導食積若積不成痢也

久乃升清補脾胃。稍久以芩連某中加升麻柴胡防風蒼术以提之，滑者乃用粟殼肉豆蔻訶

骨牡蠣以澀之斂之，食少者調脾胃，飲食進而芩連自和，善痢以胃氣為本也。其間有裏急

甚而之後重者，宜通利，因虛而不敢通者，或和解，或升舉，有氣陷下痢如注者，宜暫止澀。有

滑脫痛者，此候大凶也，宜吐宜外，候消大降，而大腸自斂，須憑脈症者之。

愈後餘痰卻當防　三白湯　六神丸　枳术丸　太和羹選用

恐成腫痛鶴膝類　有手足腫者，有痛手歷節痛者，俱作痰滯經絡，不可純用風藥者

膝風大防風湯　五積交加散　腳細者蒼龜丸，詳外科

又便方熱藿
苦參支膠眼

芍藥湯　木香　檳榔　川芎　川連　當歸　官桂　白芍　黃芩　甘草　陰桂炒加

枳殼芍藥湯　又便方大紙燒灰紅糖和丸

參苓白术散　人參　茯苓　白术炒　陳皮　山藥　炙草　扁豆炒　蓮肉炒　砂仁

薏仁炒　桔梗　共末每服三錢，棗湯下，或米飲下

又方　吳萸　川連　烏梅　山楂　青皮　檳榔　木香　當歸　紅花　白芍　桃仁　蘇子

痢

丁香丸 治脾胃虛弱 三焦痞塞 不能宣行水穀 痰飲停脹滿噁心
丁香 木香 青皮 砂仁 白朮 茯苓 乾薑 炒枳殼 製南星 半夏
蒸餅為丸

調氣平胃散
製川朴 陳皮 木香 烏藥 砂仁 白蔻 白檀香各五 蒼朮五 藿香各一

8

痞滿

痞者塞而不開之謂也，滿者脹滿不行也，脹則近脹，而痞則不必脹也。凡有邪有滯而痞者，實痞也；無物

痞滿先分便易難 痞與否卦義同，精神無出入流行之理，閉塞而為上下痞塞，按之

無滯而痞者，虛痞也。有脹有痛而滿者，實滿也；無脹無痛而滿者，虛滿也。實痞實滿可散可消，虛

不痛，非若脹滿外有脹急之形。大要大便易而利者為虛，大便難而閉者為實。

痞虛滿，非溫補不可，錯認虛實。

外感半表同傷寒 外感邪氣自肌表傳入胸膈，為半表裏證，宜和解；或已經下，胸滿而痛

者為結胸，不痛者為痞，同傷寒法治。

虛實之痞，或以憂思勞倦，或病後脾氣未醒，或脾胃素弱，或以寒涼克伐，致傷脾氣，其證

無脹無悶，但不知飢，不欲食，或如脹而以手按之自快而脹也。胸前虛弱，無能運行，胃弱

雜病食壅兼養血 雜病食積，下之太過，或誤下，則脾胃之陰損也，以致胸中虛痞之氣

形色悴弱，皆脾虛不運，痞塞而閉也。又脾胃虛者，多兼寒痞，其虛多因無力

虛下陷心肺，雖欲下行，慕之邪又且不散，宜理脾胃兼以血藥養之，並用參朮等和劑參合

則氣欲上升，此虛生於中而痞滿也。亦有因於外而留中者也。

降而痞塞也，久則變為中滿鼓脹。蓋痞皆自血中來，但傷於由外之內，宜以苦泄。雜病從

凡脾胃滿痞而兼痰飲，食少而飢也，異功散以健脾氣；虛氣不順也，歸脾湯、補中湯子中

內之外，宜以辛散。人徒知棄之不運，而概用枳橘枳桔，而不知養陰潤血，惜哉。○古方食壅

真不能者，噯腐吞酸而痞滿也。脾胃強者，君子湯、平胃、理中湯、香砂六君、蔻；若脾胃虛，命

胃中窒塞，二陳湯探吐。傷飲食胃痞者，枳朮丸。食積或宿以致飲食不化者，二陳湯加山查、麥

內不燒者，中焦火衰，胸滿者保脾，小水黃赤而衰燒畏，宜理陰煎、六味回陽熱湯飲

芽、神麯。痞悶不散，或多常熱均，理中湯加枳實。痞久鬱成痰滯者，平補枳朮丸。

痰火氣鬱利膈間 痰火因厚味鬱成痰滯者，小陷胸湯，或枳朮二陳湯等，痰涌大盛者

二陳湯加芩連瓜蔞，或黃芩利膈丸，用白术陳皮煎湯下，或古黃連丸，治痰火濕熱

凡飲食偏傷而痞悶者，宜審食滯之有無。有食滯未消而痞悶兼痰者，宜大和中飲主和

太甚者，方用三黃瀉心湯加減。虛者下之，虛者只宜分消上下，與濕同治。七情重鬱成痞

胃飲加減。氣滯者神香散。若食滯既消，脾氣受傷，不能運行而虛痞者，當扶脾氣，以六君

不思飲食，食之不散，木香化滯湯，或順氣寬痞湯

功散、養中煎、五味異功煎、溫胃飲、香术丸。若偏因飲傷胃，痞悶而不足者，補之利胃飲

中虛如刺痞礙阻　有稟受中虛之痞，滯不運，飢不欲，刺者，六君子湯加香附、砂仁，有內傷

加山查麥芽之屬，厚朴溫中湯

勞役過度，犯上清氣下陷，虛痞者，補中益氣湯加黃連、枳實、芍藥、陳皮，加大黃，嘔加黃

又有過勝氣滯而痞者，胃口停痰而痞者，當各察其致因而治之

連、生姜、陳皮。每月加黃連。下之后心下痞，平補枳术丸。停飲中痞者，枳實理中丸。一痞血

化滯湯　白术　人參　茯苓　陳皮　川朴　山查　麥芽　半下　神曲　砂仁　香附　萊菔子

平補枳术丸　白术　鬆炒　白芍　炒　黃芩　炒　陳皮　前葉　黃連　赤石　荷葉　加炒　乾姜　脾胃氣虛　加人參

積成窠囊，心下痞者，用桃仁、紅花、香附、大黃等分為末，酒調服，利之，或犀角地黃湯

血虛挾火，過勞致心下不快者，四物二陳湯加桔梗、瓜蔞，降之；氣血俱虛者，枳實消痞丸

王道消補總可安

王道消補，不犯吐下攻伐。古方以芩連枳實苦泄，厚朴生姜半夏辛散，人參白术甘

苦溫補，茯苓澤瀉淡滲，隨病所在調之。今通用二陳湯為主。肥人多濕痰，加蒼术、砂仁、滑

石、茯苓、半夏。瘦人多鬱熱中焦，加枳實、黃連、乾姜、升麻。素受寒實而痞者，骨露者加枳殼

黃連、青皮、厚朴、木香。虛者加白术、山查、麥芽、陳皮。氣下陷者，去茯苓半夏，加參术升麻柴

痞滿

胡枳實以升胃氣更合四物湯以濟陰也飲食積痞加枳殼砂仁姜汁炒黄連合以威宜加

藿香草豆蔻吴茱萸砂仁氣痞痰痞加木香枳殼南星中痞加參朮生附砂仁痰血合四物湯

加桃仁紅花

8

泄瀉

五味子散　治腎泄

五味子炒二兩　吴茱萸炒五錢

右丸末炒向米下姜

加人參

附子茴香散　人參

皂莢炙　蒜

附子　炮姜　丁香

木香　茴香　肉荳

瀉痢四神丸

破故紙炒四兩　木香半兩

肉荳蔻二兩

小茴炒一兩　姜　小棗

棗肉爲丸

薛氏四神丸

破故紙炒四兩　肉荳蔻

五味子二兩

吴萸湯泡炒一兩

姜棗麵糊爲丸

五瀉須知溺赤清　五瀉濡瀉濕瀉腸垢濕熱泄鴨溏濕寒泄飱瀉大要熱者小便赤澁煩渴腹中熱穀食不化而色變青黄紅赤黑多躁動作虎聲亮手足温寒者小便清白不渴腹中冷完穀色亦不變變亦白色多懶動作目睛不了了飲食不下根要之暴瀉非陽久瀉非陰正如傷寒傳經內經熱也

濕瀉身重注如傾　暴瀉如水飲下腸鳴多重腹不痛外濕者胃苓湯除濕湯或朮附湯加茯苓內濕者白朮芍藥湯白朮茯苓湯二白丸風濕相搏者麴芎丸

腸風完穀寒急痛　風瀉惡風自汗或帶清血此太陰飧瀉及大腸食原物此由春傷風宿冬感冷濕發動致大瀉暴一方長幼相似不可　濇以致變爲痢脹要於四季脾受風熱亦名

五味子丸　人參　白朮
五味子炒　故紙炒
山藥炒　茯苓
吳萸湯泡炒　巴戟去心炒
肉果煨
蓽撥丸　治滑泄
中寒　蓽撥
乾姜　丁香　附子炮
良姜　胡椒　吳萸
山萸肉　肉蔻去油
為丸米湯下
止瀉方　白朮炒
白芍炒　陳皮　防風
升麻　每加茉莉
[illegible]

飧泄春古蒼防湯夏二蒼散秋神朮散冬不換金正氣散泄泄稍久者
三白湯麯芎丸帶血者胃風湯。寒泄惡寒多痛腹脹切痛雷鳴鴨溏清冷完穀
不化甚則脾敗肢冷理中湯倍加茯苓厚朴治中湯加砂仁蒜大已寒丸又有一種臟冷
泄以熱手按之則緩此四柱散古姜附湯
身熱煩渴暑分明。暑泄如水煩渴尿赤暴泄宜此茹苓湯加黃連湯有濕熱者柴苓湯升
麻葛根湯日久香連丸黃連阿膠丸來復丹
內傷飲食痛且臭。食積痛甚泄後痛減臭如抱壞雞卵噫氣作酸須先消尅所傷之物傷冷
食者感應丸平胃散加香附砂仁草果山查麥芽傷熱食久及酒者二黃丸加神麯傷酒晨泄
者理中湯加生姜乳葛香茸丸熱者酒蒸黃連丸傷麵者人參養胃湯加蘿蔔子傷
水飲者五苓丸溫六丸
痞脹不順屬七情。七情泄腹常虛痛形者不言言不通泰藿香正氣散加丁香砂仁良姜
或木香匀氣散七氣湯古萸連丸調其氣而泄自止矣

泄瀉

許學士溫脾湯主治錮冷在腸胃泄瀉腹痛
川朴 乾姜 炙甘草各五 桂心二 附子二 大川軍四分

瘕瀉多少火暴速　瘕瀉或瀉不瀉或多或少此因痰於肺中以致大腸不固二陳湯加白朮神麯炒實者海青丸虛者六君子湯○火瀉實大口渴喜冷痛一陣瀉一陣肛門焦痛火性暴速稠粘五苓散去桂加黃連芍藥或黃芩湯加木通六一散並嘔者加姜汁又化性急或米穀不化者姜汁炒黃連為丸服虛大牢者不能分別水穀者衛生湯脈虛大動不能緊者三白湯飲之久者升陽丸

虛瀉厥汗面多青　虛瀉困倦無力脾虛飲食所傷有遇飲食即瀉者四君子湯加木香砂仁蓮肉陳糯米為末砂糖湯調服久者只加升麻白芍或平胃異功丸有傷蓄飲食數日乃瀉腹脹者名釀瀉枳朮丸或厚子丸收澀或兼嘔者錢氏白朮散參苓白朮散食少腸鳴四肢倦者升陽除濕湯日止夜瀉者啟脾丸又脾瀉久傳腎為腸癖經年不愈者調中健脾丸又老人脾腎虛瀉者用吳茱萸鹽水浸過以猪大臟頭一截洗去脂膜將茱萸入內扎兩頭蒸爛搗丸菉豆大每五十丸米飲下煖膀胱清水道固大腸進飲食○腎虛色慾所傷溺多足冷久則肉削五鼓臍下絞痛或只微響溏瀉一次者五味萸散二神丸陽虛者三味安腎丸

金鎖正元丹壽星丹治虛者胃苓丸○肝虛忽然所傷木尅脾土門戶不束厥而泄者婦人
渴而熱者五積散去麻黄汗多者黄芪建中湯○凡泄脉細皮寒前後泄痢飲食不入是謂五虛
不治

滑瀉不禁氣陷脫　瀉久不止大孔如竹筒直出無禁者陷者升陽補胃湯補中益氣湯加
白芍有風者十白术湯挾熱者訶子散滑石丸寒者黄連丸粟殼煎湯下氣脫者真人養
臟湯加附子或四柱散大斷下丸去蔻附丸大腸滑瀉小便精出者萬金丸

交腸似痢何由名　交腸瀉者大小便易位而出此因氣不循故道清濁混淆所致者分利陰
陽使氣順五苓散佳胃苓湯木香勻氣散順氣丸似痢非痢寒熱不調之症或熱積於中
而以冷物冷菜下之或冷積於中而以熱物熱菜壓之致熱與冷搏而成瀉或泄或滯裏急
後重者戊己丸黄連丸或理中湯加黄連木香

風宜微發寒溫濇虛補積消濕滲升　凡瀉皆兼濕初宜分理中焦滲利下焦久則升提必滑
脫不禁然後用藥濇之其間有風勝兼以發表寒勝兼以溫中滑脫濇住虛弱補益食積消

泄瀉

導滯，淤陷則升舉，隨症變用，又不拘於次序也。痢大同，且補不可純用溫甘，太甘則濕生
濕熱，亦不可太苦，苦則傷脾。如蓋澀劑利竅為救。考難經云：胃泄飲食不化，色黃；脾泄腹
脹嘔逆；大腸泄食已窘迫，色白，腸鳴切痛；小腸泄溲而便膿血，小腹痛；大瘕泄裏急
後重，數至圊而不能便，莖中痛。而溺濇者，痢也。就此泄與痢，不惟膿血與糞之辨，除傷寒三
陽三陰傳受自利，雜病濕熱食積之滯皆責腸胃，善泄泄瀉，痢病同由，是月飲食所致，輕者便
作泄瀉，重者傳為痢病，候衝胸膈，脹則為痢，積滯腸胃則為病。局方不分，難經五泄不免矣
之章強

感應丸　木香　肉荳蔻　丁香各一兩半　炮薑　百草霜二兩　杏仁百四十粒　巴霜七十粒　共末和匀，將
蠟六兩溶化，以好酒煮去渣，如酒一升入鍋內煮數沸，候化蠟溶，用清油一兩，熬熟取蠟四兩，同
化，將前藥末乘熱拌勻，丸如豆大，每服卅丸，姜湯下

啟脾丸　治氣不升降，中虛痞塞，臌脹泄瀉。人參　白朮　陳皮　青皮去白　神麯炒　麥芽炒
砂仁　川朴　炒乾姜　甘草　蜜丸，米飲下

安胃飲 南木香
檳榔 人參 泉
川胃腸 丁香 ...
丁香 ... 白姜
入 ... 少許 ... 末
末湯下
前連丸代賭
黃連 吳萸
桃仁 陳皮 半夏
為丸 薑湯下

8

吞酸

凡吞酸與吐酸症有三種，喉間噯噫即有酸水如醋，浸心嘈雜不堪者為吞酸，此病在上脘最
吞酸吐酸皆溼熱。經云諸嘔吐酸皆屬於熱。又云少陽之勝嘔酸善酸，此肝味，火勝剋金不能平
高之象而見酸而後之而審，至之失治則泛為吞酸之症，至中焦胃脘之間時多嘔逆
木則肝木自甚，為酸堅之，飲食熱則酸，但吐酸乃平時津液上升之氣鬱而成痰，火留飲不化釀
吐酸之酸則為吐酸，又失治則為吞酸吐酸等症，或係自嘔吐而出者，或酸或苦，及治之之法
為酸水吐出吞酸，乃溼熱伏於肺胃路，不得上噎，不得下宿，食鬱遏而作，其因諸一也，惟溼多則
兩脅之脹，胃中痰飲積聚於氣時，間又在中脘之下也，此氣逆則上而順則下也，凡此之
吞酸便利，熱多則吐酸便澗，東垣以宿食論，丹溪標也
也多由脾胃虛寒不能運化之症，然須分上下脘，得其故也，宜攝供右為自症治其嘔吐也
大要初起宜反佐，素有溼熱，因外感風寒則內熱愈鬱，酸味刺心，或有吐出，或欲吐不吐
止則酸苦自食，俱之胃氣強也，平素食酸苦者，酸苦也，乃以停積而成，故為多酸症，按脈
胸中之奈或為熱湯鬱結善治，宿鬱在肌表，得煖則腠理開泄，鬱之傳，宜表熱以麻黃
可發而熱之，但中生為多，分强弱而以守仿保之也
熱葉接表而食不閑外感風寒內傷生冷，初起俱宜生姜汁半夏湯或二陳湯加下焦木
凡胃氣鬱素覓或宜或食停者積而成酸也，平胃散和胃飲之屬，中氣虛寒宜加同
並宜桂乳姜砂仁姜棗煎服暫以開路，此反佐之策能正治也，中病即止，於中宿停中焦
二陳湯 橘皮湯 養胃飲
神麯丸 上膈宿者，三味左附湯；上熱下宿者，黃連一兩附子七錢，神麯糊丸，淡姜湯下
脾胃氣虛及中氣弱而飲食滯多，時見吞酸吐酸者，惟宜溫補脾胃，理中湯、溫胃飲
久消食積，降火痰。久則鬱熱，宜以宿葉潤之，下之結散，熱去則氣自通，和所以中酸，宜素
蒼朮蘆之屬，切不可用涼藥，耗氣，若虛者陳皮下焦不燥，加卵上行，吞酸也，理陰煎
食與鬱滯者也，凡宿食通用二陳湯或生料平胃散加香附、砂仁、神麯、山查、麥芽、山梔、黃

吞酸

凡暑後風邪多有吞酸此由息而入肺氣通於鼻由經而入肺俞傳於膈於是氣一入胃中
連夜枳朮丸宿食留飲酸暫心痛牙齒不酸此保和丸〇傷大停食一日半日腐化酸水
陽和〇氣被抑加鬱佛鬱遏故不和又酸此傷之和胃也〇法當主疏肌表宜溫暖葯
吐出黃臭或酸心不安通用二陳湯加山查神麯桔梗南星枇杷葉黃連竹茹臨熱入
制宜香燥
姜汁一匙調服或九味萸連丸抹疵也此四味萸連丸亦嘈雜吞酸清痰丸〇通用大便閉

通腸湯 木香
白蔻 砂仁 檳榔
只殼 川朴 半下
青皮 陳皮 茯苓
川芎 朴硝

比通腸湯大便自利此用六一散七分加吳萸一分飯丸服

陰虛暮劇須養血 朝食甘美至晡心腹刺酸吐出此血虛火盛宜四物湯加陳皮黃連萸
芩桃仁紅花麻仁蘇便閉加大黃甚者此更加四君子湯

消食健脾湯 治胃強脾弱食好食不好消化 蒼朮 陳皮 川朴 蘇梗炒 胡椒
山查 神麯 麥芽 白蒺藜 為末蜜丸服

開胃進食湯 治不思飲食不好消化脾胃氣虛也 六君子加丁香 木香 藿香
蓮子 川朴 砂仁 麥芽 神麯

和中丸 開胃進食 人參 白朮 乾姜 香附 陳皮 木瓜

通理湯 人參 白朮 桔梗 炒乾姜二七 香附米 茯苓米 炒川連少許

此症大要有四：曰陽黃，曰陰黃，曰表邪發黃，曰胆黃。

8

黃疸

撥陽黃胃有瘀熱者宜下。如表熱則發外出而內入，如汗下惟用梔子黃柏湯熱利

黃疸須知有溼乾。發黃譬如盦麴，五疸同歸溼熱。溼熱薰蒸，血熱土色上行面目

陽以和解，陰以分利。色白無熱，仲景作虛勞治，用建中湯。

延及爪甲身俱疸黃。黃者疸也。乾黃熱盛，色黃而明，大便燥結。溼黃溼盛，色黃而晦，大便潤利。

又溼病與黃病相似，但溼病在表，一身盡痛；黃病在裏，一身不痛。

渴多喘滿治之難。凡疸以十八日為期，十日以外入腹喘滿渴，多面黑者死。要知黃疸雜症最多。

脾胃積實更熱，唇啄可治，治色傷恣口腹者難治。

汗溺俱黃身體腫。汗出染衣不黃者腫者曰黃汗，因陽明表熱多汗，帶汗入水，宜桂枝黃耆湯。茵陳湯。水溺面目爪牙肢體如金曰黃癉，因暴熱用冷水洗浴熱留胃故食已善飢安臥懶動，宜茵陳三物湯加木通、瓜蔞仁、石膏，或單桃根煎服之。

頭眩懊憹發赤斑。食已頭眩腹脹曰穀疸，因胃熱大飢過食停滯胃脘，宜小半夏湯加穀芽、枳實、山梔，或穀疸丸、紅丸子。傷於食則肢厥，以四逆湯加茵陳。心胸懊憹，發吐不食，腹如水狀，足心熱，腔痛而發赤斑，眼黃鼻癰，曰酒疸，因大醉當風入水，酒毒留於清道，初起令病

疸

人先含水次以瓜蒂末一字搐鼻吐出黄水次服葛术湯探吐若有熱者小柴胡湯加茵
陳白术豆豉丸茵陳栀子大便閉者梔豉枳實湯加大黄有濕者茵陳黄連丸加陳皮犯房
瘀熱於心成疸者犀角散瘀大入肺成疸咳嗽見血喉腥及婦人血崩或腥臊雞蘇丸

甚則額黑小腹滿 額上黑微汗手足心熱薄暮即發膀胱小便不利曰女勞疸因大熱犯
房水腎虛濕熱乘上行虛者四白湯秦艽飲子小兔絲子丸熱者古凡硝丸滋腎丸

陰經嘔吐陽熱寒 濕疸發於陰經必嘔小半夏湯發於陽經必有寒熱小柴胡湯加山梔

虛勞口淡脚軟弱 內傷發黄口淡怔忡耳鳴脚軟微寒發熱微白濁虛四君子湯血虛
四物湯合四苓散加茵陳麥冬氣血俱虛八珍養榮湯八味丸如飲食勞役失節中寒生黄者
黄芪建中湯理中湯合積术二陳湯加砂仁

外感瘀血詳傷寒 凡時行感冒及伏暑解毒未盡舊熱在內及宿食未消皆能發黄大要
時疫瘟病發黄褪疸丸風症色黄帶青小柴胡湯加茵陳寒症色黄帶暗理中湯加茵
陳青皮枳實無汗者用麻黄三兩浸煎溫服以汗之濕症色黄帶赤五苓散加茵陳最

炒三脈血發黃畜狂畜出便黑洋傷寒

治分表裏滲為妙 治疸表症小柴胡湯微汗之，表少裏多者茵陳五苓散滲之，半表半裏者梔子柏皮湯、茵陳三物湯、一清飲子和之，裏急者茵陳湯下之，就中尤以滲利為妙，通用五苓散主之。溼多倍茵陳，食積加三稜、莪朮、砂仁、神麯，熱加芩連，此說服小便不利加山梔，胃弱和平胃散去厚朴，加茵陳、黃連、山梔、防己、枳實。

溫中兼補腎與肝 疸病脾胃不可驟用涼藥，傷胃輕則嘔噦，重則喘滿，又陰疸下之則成黑疸，不渴便利者，俱宜六君子湯加茵陳、蒼朮、山茱以溫中，七此小溫中、大溫中、退黃丸。若重損耗，宜溫補肝腎，真陽之精一升，而邪火自斂，若必用茵陳豬苓利小便，杜竭肝津腎水，則疸病未痊而崔目腫脹，又作壞證。

茵陳蒿湯 茵陳 大黃 山梔 又方治陰黃色晦便溏者，除梔子大黃，加乾薑附子。

梔子柏皮湯 黃柏二兩 梔子十五枚 甘草一兩

八正散 木通 燈草 瞿麥 車前子 梔子 大黃 滑石 萹蓄 甘草梢 每加

本方治溼熱下注，口渴咽乾，淋痛尿血，小腹急疼。

疸

腐滯飲 山查
川朴 腹皮 青皮
白芍 萊菔子
澤瀉 陳皮 內金
多火加梔子 木通
身黃加山梔子 茵陳加
茵陳 脹後便溏
加川芎 肝滯脇
痛加青皮 氣滯
腹痛加烏藥 香附
食滯加山查 麥芽

解肝煎 陳皮
半夏 川朴 茯苓
蘇葉 白芍 砂仁

小和中飲 陳皮
山查 茯苓 川朴
甘草 扁豆 腹皮
氣不順加砂仁 木香
鬱加香附 婦人
氣逆血滯加蘇
梗 香附 寒滯加乾
姜 肉桂

烏鯛丸 大黃
牙皂 物黃 黃柏
益餅搗丸

8

水腫

水腫緣肺虛則氣不能化水，脾虛則土不制水，腎虛則水無所主而妄行。水不歸經則逆而

水腫上下陰陽微 陽水多外因，涉水冒雨，或兼風寒暑氣而見陽症；陰水多內因，飲水

上泊於侍入膚肌肉浮腫，侍入肺則氣息喘急，晏係由陰盛之害，而病本皆歸於腎。

及茶酒過度、飢飽勞逸、房慾而見陰症。陽水先腫上體，肩背手膊手三陽經；陰水先腫

經曰：腎為胃關，關門不利，故聚水而從其類也。然關門何以不利？經曰：膀胱者州都之官，津液

下體腰腹脛足三陰經，故男從腳下腫起，女從頭上腫起，故為逆。陰陽微妙如此。

藏焉，氣化則能出矣。氣化者，即陰中之陽也。陰中無陽，則氣不能化，故

濕熱變化總屬脾 人身真水真火，消化萬物以養生。脾病濕為濕，火炎為熱，久則濕熱鬱

以水道不通，而為腫於肌膚，而究皆氣之不然也。水者氣之剩，惟下焦之真氣得行，始能傳化，為

滯經絡，決瀆之官失職，津液與血亦化為水。初起目下微腫，如臥蠶，及至水漫膚外，則為

化。惟下焦之真水得位，始能分清。此理惟薛氏加減腎氣湯為合。如欲用桂附，以化陰中之

胃脹滿，下焦則為附腫。手按隨手而起，如裹水之狀；以指按之成窩，故名濕；水不成窩者名爛。

陽也。雖地山藥萸肉以養陰中之陰，茯苓澤瀉車前以利陰中之滯也。使氣化精微為

水有按之仍不起者，乃寒重不能宣泄，久成水癥。

治肺也，補火生土以治脾也，壯水通竅以治腎也。凡中年之後及元氣薄弱者，宜隨症

下注腎經陰腑腫 腎主水也，惟脾病則不化飲食，滋真水於，惟腎精損耗，而濕熱下注陰

加減用之

附腫此有之，甚則泛溢遍身，無處不至。

若素稟陽盛，三焦多火，而為水腫者，必煩渴喜冷，或面赤便結，或熱而喘嗽，或頭面皆腫。

上升氣喘肺孤危 金生水也，惟脾病則肺金失養，惟肺氣孤危，而失降下之令，泛濫不通。

腫而肺亦消，濕熱相搏，陰虛之症也，宜以清化湯加牛膝車前子，甚者加大劑之。

且濕熱所蒸，上升為喘為咳，必土實而後肺金清肅，以滋化源。書曰：補土實濕，此東垣土堅水[?]。

当归散　当归
枳朮　木香　赤苓
木通　槟榔　赤芍
牡丹　陳皮　泉
木瓜　加蘇葉黃芩
經治月後腫脹
治

清間有六交易治
挹者加同一陰症加茯苓澤瀉車前牛夕之屬兼重中扶胸脾之利加防風白朮之
陽水溼渴二便閉汗下分消要得宜　經曰諸腑腫疾酸皆屬於火也○治以此症溼症大
之屬同大法腰以上腫宜汗腰以下腫宜下表症喘嗽小青龍湯越婢湯古麻甘湯桂枝苦酒湯
凡水腫以精血疾化而水多屬虛故溫脾補腎此正法也然有少年補此而得之者半補若半
實症腹腫脇硬十棗湯濬川湯澤瀉湯澤瀉牡蠣湯葶藶湯三化神祐丸濬川丸布海丸然症
補之不受者而用分消猛劑少少暫病者可以用之若氣血既衰後不受補大患之候也
治可下又當权其輕重若年衰久病及虛者黃米丸和起只宜上下分消如溼五苓散用桂枝
須千方百計務救其本庶可保全
合以一散加橘皮木香檳榔生薑煎服審單山梔丸木香白朮蓋湯下茵黃芪茵陳五苓散主
條云經曰諸濕皆生於脾病大抵脾虛不能制水陽不能旋化水土壅久而渾而不泥氣虛然生
此等證初不和凡脾肉溼多陽氣自然卑長之初怕宜辛熱　又曰陰無下之則脹已此以溼熱飲
陰水身冷大便利補中行溼或升提　經曰濁氣在上則生䐜脹是也○治宜補脾土
食少飲脾胃虛實此之之也　以導水丸濬川丸三花神祐丸之屬不脾虛內空氣之從運
以復運化之常清心火降肺金俾肝木有制而溼道又且淡通此補中行溼萬全無而有溼
化轉閉以開腠理此宜以甘溫補脾而益少佐辛散以升陽氣庶脾土健旺脹消運行
熱最宜於中空此溫補如參朮而後自運矣溫此升提如陽等而陰自降始曰行溼茯五苓神
所謂塞因塞用從治之法也　又曰水腫因脾虛不能制水之清安行當以參朮補脾使
林之謂也○補中氣六君子湯加木香澤瀉此參苓白朮散升陽除溼防風湯嘔此赤茯苓湯
脾氣實則自然健運而水自行矣宜補中行溼利小便用二陳加人參之朮木佐以蒼
中空此五苓湯實脾散扶食積此紫沉丸千金寨脾丸○虛甚可以口無味此六君子湯加

水腫

蒼朮炒梔以制肝木，元腹脹少佐川朴，氣不運加木香木通，氣下陷加升麻柴胡提之。若

升麻柴胡以提之。復元丹，切忌鹹濃。○腎虛腰重腳毛濕熱者，加味八味湯、滋腎丸。陽虛

須痛甚則濕加升提之藥，使大便開而小便長也。

小便不利者，沈附湯；二便俱利者，朮附湯。

復元丹　治脾胃虛寒，以水停四肢虛浮，小水不通。

炮附子　南木香煨

茴香炒　川椒炒

川朴　獨活　澤瀉

吉仁　吳萸炒

桂心　陳皮　肉蔻

檳榔　白朮　為丸　紫蘇

湯下

陰多久病或產後　久病喘嗽瘧痢或誤服涼藥以致腫者，危症也。俱以補脾為主，大概

吳氏曰：腫屬脾，脹屬肝；腫則陽氣猶行，單脹而不腫者，名臌蠱脹，為木橫克土，難治。

挾喘者，分氣紫蘇飲、五皮散、葶藶丸；久痢加味八味丸；久瘧退黃丸。○產後腫者大補氣

腫脹朝寬暮急為血虛，暮寬朝急為氣虛，朝暮俱急為氣血交虛。由心腹而散者

血，使水自降。八物湯加蒼朮、陳皮、半夏；兼附有熱者，加麥冬、黃芩；氣不順加木香、砂仁。

四肢者，由四肢而入心腹者危。男自下而上，女自上而下，皆難治。

懷胎三月過水道腫者，至半受加子氣，大腹皮飲。食氣阻者不藥而產後自消矣。

陽兼食毒與瘡痍　食積香半丸、枳朮丸；因濕小蘿皂丸。○飲毒水而腫者名水蠱，漆雄丸。

不伏水土者，胃苓湯。○浸瘡擦藥愈後發腫，敗毒散，使閉，升麻和氣飲。乳瘡洗浴水者

入腹者，赤小豆湯。瘡久後怠嗜臥腫者，五苓散加橘皮、木瓜、檳榔、滑石、甘草、枳殼、大腹皮、

砂仁，姜煎溫服。

風腫走注皮麻木　陽水陰水腫外，又有風腫、氣腫、血腫，惟腸覃石瘕乃婦人病也。風

腫以痛，風腫者腫面多風熱，腫腳多風濕，濕間脈浮洪弦者，風濕熱三字辨而為腫因。

脾土不足木火太盛胃中結是風氣所以清氣不升腹作䐜脹濁氣不降大便閉濇

經曰中滿瀉之於內此是也外症走注疼痛面皮麤麻木不仁先服三和散次服小續命

湯大便閉者附子加檳榔輩者日久此金液丹風濕汗散放之虛弱不敢汗此四君子湯加

柴胡防風汗多者防己黃芪湯

氣腫隨氣消長之 七情停涎鬱為濕熱脾肺俱病四肢瘦削腹脇膨脹與水氣相似但

以手按之成凹不即起者濕也按之皮厚不凹者氣也六君子湯加木香木通喘者木香流氣

飲嘔逆者四炒枳殼丸瀉者平香附丸積痰腹脹者加味枳朮丸控涎丹大便閉者三和散

六磨湯小便閉者分心氣飲

瘀血之腫如何識皮間赤縷血痕見 四物湯加桃仁紅花或續斷飲加味八味丸婦人經

閉者血腫腎氣丸加紅花或紅凡丸詳婦人經候

莖囊又有陰陽候 玉莖與陰囊伸縮痿弱乃為中陰陽之極有陽火玉莖腫脹健裂不

休者柴青瀉肝湯濕熱下流者四苓散加山梔木通金鈴子莖囊腫大通明者木香流氣飲並吞

水腫

皂朮散 皂朮二錢 蒼朮一兩 麥冬五錢 熟地五錢 山藥一兩 肉叩一个 肉桂五分 黃芩五錢 茵蔯一錢

青木香丸暑風發熱陰挺腫脹此證膽瀉肝湯膀胱熱甚囊腫二便不通此二白散八正散
腫痛此用小茴全蝎穿山甲木香等分為丸末服二錢黑心證下有陰穴潰腫瘍弱此
五苓散加茴香或八味丸腎大如斗此荔枝核散上熱下寒玉莖腫痛此清心蓮子飲陰腫大如斗此
用馬鞭草搗爛塗之或乳汁調為末雞子清調敷囊軟此可治婦人陰腫使秋枳橘熨、

通治忌甘與刺皮 凡陽水宜辛寒散結行氣若陰水大燥濕陰水宜甘溫燥脾或兼熱
氣最忌甘草助濕作滿尤忌針刺犯之治不可救通用二陳湯去甘草加蒼朮白朮
為君佐以豬苓澤瀉山梔消濕熱麥冬黃芩為使清肺制肝腹脹加厚朴瀉加肉豆蔻
喘急加桑白皮杏仁氣壅加香附食積加山查麥芽陽水便閉加甘遂少許陰水氣弱加
人參風腫加羌活防風白芷皮腫加香茹穴加姜桂氣腫加蘿蔔子枳殼血腫加歸芎痰加
貝母上腫加紫蘇下腫加防己木瓜陰囊腫加小茴木香外腎水石引脇痛加巴戟○又太陽
腫痛加藁本赤小豆少陽加芫花雄黃木通陽明加茯苓株目太陰加甘遂葶藶少陰
加澤瀉連翹巴戟厥陰加大戟吴茱萸此推廣古法不可妄用甘遂大戟芫花損氣破血

巴豆損胃陰乾雞粉傷腎毒晉腸胃土狗鼓奪消而後腫慎之凡先腫腹而後散於四
肢不治先腫四肢而後歸於腹者雖治不肌肉崩潰足脛流水唇黑耳焦缺盆平臍凸背
平手足掌平肉硬腹多青筋大便滑泄者不治又面黑者肝死兩手無紋者心死臍凸者脾
死兩眉凸者肺死下注腳腫者腎死

實脾丸治陰水者腫先實脾土
制附子 炮姜 川朴
木香 大腹皮
草果仁 木瓜 蘇
姜棗引 並加白
朮茯苓

三和湯 陳皮 川朴 [illegible] 白朮 檳榔 紫蘇 海金砂 木通 姜棗引

當歸散 水腫者由於火不養土土不制水水氣停蓄脈道閉塞者乃浮腫脹滿之症

當歸 桂 木香 赤苓 木通 檳榔 赤芍 丹皮 陳皮 白朮 木瓜 加紫蘇

五皮飲

茯苓白朮湯 茯苓一兩 白朮二兩 赤小豆二兩 大麥須一兩 木通一兩 水六碗煎二碗分二服

鼓脹

凡脹病由於氣分而須審虛實虛者氣脹宜小分利不宜峻攻以車錢蒜鹹膏丸服之妙飲食停

鼓脹虛軟實則堅

鼓脹中空外堅有似於鼓又曰蠱者乃蟲侵蝕之義虛脹陰寒為邪
滯胃口中痞脹者宜大和中飲酌用白芷痛者排氣飲怒氣逆於中亦本脹本痛
吐利不食時脹時減按之則陷而軟實脹陽熱為邪身熱咽乾常脹內痛按之不陷而硬大

此排氣飲解肝鬱諸脹此乃廢飲神香散
概肥人多虛多寒濕瘦人血虛多濕熱
凡脾胃虛寒中氣不運而三焦脹皆此為氣虛中滿其為症虛多吞酸噯腐惡食惡冷
都緣脾濕少運布脾居中能升心肺之陽降肝腎之陰今內傷外感脾陰受傷痰
來為痰濁而別之大痞大脹再為滿宮諸滿之生痰痛也宜之在中宜調胃飲
飲結聚飲食之精華不能傳布上歸於肺下注膀胱故渴常在下化為血痰鬱久為熱熱
理中湯之在下宜理陰煎八味地黃湯
化成濕、熱相搏遂成鼓脹或在腹脹之外或在營衛之分或在胃脘或在皮膚爲矣
脹病之症總歸於脾也
凡飲食留胸中側飽以為多食而不消用消導為多物之而又飽腹脹高大腫脹如腹体腫悟
煩喘嘔瀉腰脇痛胃痛癃閉小腹墜心脹煩心肝脹脇痛脾脹善噦嗽肺脹喘咳
腫作鼓脹治以正氣虛脹宜多食此脾氣虛滯也宜調中湯 人參 萊菔子各一錢 白术
腎脹腰痛胃脹胃脘痛大腸脹腸鳴飧泄小腸脹小腹引腰痛膀胱脹小便癃閉三焦脹
茯苓 薏仁 穀芽各三錢 黃芪 山藥各五錢 肉桂三分
半夏 陳皮 膽脹口苦
凡未兜飲食則畏悶兜飲食則脹須為進用則飽塞上脘悶、飽悶此心包太過胃氣虛
外感寒鬱為裏邪 外感風邪傳至陽明裏分大實大滿此承氣湯古云下之脹已此是也 ○冬瓜
四方用生胃建食湯 人參 白术 山藥 茯苓各三錢 炒棗仁五分 遠志八分 砂仁五分 良薑
常感風脹此升麻葛根湯加蒼术或升麻胃風湯感寒脹此不換金正氣散加枳椰 枳殼 乳
一錢 萊菔子一錢 只殼一錢 薑炭二錢 又方人參五分 山藥又白芍三錢 甘草五分 肉桂一錢 菖蒲
香風寒感脹此五積散暑脹二便不利此香茹飲加滑石枳殼黃連二便利此二和湯濕脹腰
五分 肉荳蔻
香或嘔此除濕湯 三白湯

內傷氣滯閉且秘 七情鬱塞氣道升降失常腹脹大而四肢多瘦 四七湯 七氣湯 四物枳
凡以中鬱〻之飽 久則支膈飽悶飲食下咽即壞脹 〻消食通小消食 保和散 宜開鬱補氣
殼丸 因怒傷肝勝脾 脾病喘急 平肝飲子 甚者枳殼蔘丸 虛者 分消禹餘糧丸 因思傷脾
用快脾湯 人參一錢 陳皮五分 白芍三錢 白茯苓二錢 萊菔子半下 檳榔二下 砂仁半下 日〻亮仁
氣肺傳大腸 致腹鳴氣走 有氣二便或閉或瀉 六君子湯加蘇子 大腹皮 木香 草果 厚朴 枳實
紫蘇子半下 薏仁三錢 川朴二下 又方 沉香三錢 紫蘇錢 白芍三錢 茯苓 萊菔子 檳榔 川朴 人參
便閉者 三和散 四磨湯 憂思氣鬱者 木香化滯湯 木香枳朮丸 溫胆湯 退熱清氣湯 思傷脾
各半下 白蔻三枚 蘇葉二錢 白芥二錢
精氣怯 即不上升而下陷脹者 補中益氣湯加木香 檳榔 故紙
凡飲食於味多食則飽 向古治此 脾留虛也 方用董脾湯 熟地 白朮各五錢 山萸肉四錢
食脹有熱亦有寒 因食肉果茶菜不化曰食脹 ○初起多宜瀉 自利不食者 胃苓湯加
枸杞 下 杜仲三錢 附子半下
山查 麦芽 或人參養胃湯加附子 砂仁 者 治中湯加丁香 或厚朴附子二味煎服 久則溼熱氣
脾大便乳燥者 保和丸 傷肉者 黃連 阿魏等分 醋浸蒸餅為丸 或三補丸用香附 山查煎
湯下 傷雜果者 官桂香丸 或鹽湯探吐 膏粱味厚 大便閉者 大承氣湯加桂 或厚朴湯 積
熱者 章半丸 虛者 木香檳榔丸 溫胃丸
穀脹痞滿心如醒醋 蟲積善食癥不眠 蟲積腹脹 腹痛 善喫茶鹽〻物 千金散 雷丸 小
兒史君子丸 大人雷丸 木香檳榔丸 化虫丸 ○積塊癥瘕 心腹堅硬 廣朮潰堅湯 保安丸 紅丸

脹 倒飽

引枳术丸、龜甲丸。因穀食不化曰穀脹，朝陽盛能食，暮陽衰不能食，此大异香丸、五膈寬中散。隆熱此古黃連丸，供穀芽煎湯下。

水脹瀝瀝血便瘀 因停水飲茶酒不散曰水脹，腸中漉漉有聲，怔忡喘息，二陳湯加桂枝、檳榔、消飲丸。酒脹桂苓甘露飲。○瘀血脹係墜每跌撲及產後所致，人參芎歸湯散血消腫湯。

一般中滿脹稍輕 從云倒飯，有氣虛此六君子湯加黃芪、厚朴、木香；食積加山查、麥芽；挾溼熱加黃連、青皮、白芍、木香；清氣陷此木香順氣湯；有血虛此四物湯加白术、木通、厚朴；挾溼加黃連；有食滯此平胃散加山查、麥芽、蘇梗、枳术丸。凡虛脹及久病癃閉脹此俱依此分氣血調治。

補中行溼法相共 凡脹初起是氣，久則成水，治比水腫更難。蓋水腫飲食如常，鼓脹飲食不及常，病根深固，必三五年而後成。治脹惟補中行溼足矣。治脹必補中行溼，兼以消積，更戒鹽醬、音樂、妄想，不責速效，乃可全愈。若單腹腫大而四肢極瘦，此名蜘蛛蠱，古

方惟有八物湯去地黄倍参术加黄連厚朴及四苓散消蠱保命丹蝦蟆煮肚丸如此皆脾
氣虚極本經自病更無相生相剋乃真脹病也不治○補中六君子湯去甘草加大腹皮厚朴
為君佐以澤瀉利溼黄芩麦门冬制肝朝寬暮急為血虚去参合四物湯朝急暮寬為
氣虚倍参术朝暮皆急血氣俱虚合八物湯肥人多溼合平胃散瘦人多火加炙附黄
連寒加附子厚朴熱加大黄食脹加砂仁神麹痰脹倍半夏加枳殻茯苓瘀血加桃仁五靈
脂積聚堅硬加三稜莪术大怒加芦荟山梔寒脹及虫積加木香檳榔氣下陷加升麻柴胡凡
議下須脉實人盛攻之堅者先与補氣次畏踈導攻又補之否則徒快一時其脹愈甚經云脹
寒生脹寒脹恒多熱脹恒加○通用古鈍帰丹寬中健脾丸中满分消丸禹餘糧丸單雞
醴丸外敷神膏内消散

寬中健脾丸　人参　白术　丁香　藿香　砂仁　肉蔻煨　神麹　香附

當歸活血湯　治瘀血脹满　赤芍　歸尾　生地　桃仁　紅花　製香附童便製

川芎　丹皮　玄胡　莪术炮　三稜炮　青皮

脹

8

赤白濁

赤屬〻症有屬〻色赤者常血而赤者常血也當從血治而屬〻色黃者固多火證兆由勞〻大症
赤白濁男女同皆因溼熱脾胃溼熱中焦不清滲入膀胱為濁於夏月天熱暑木流
火脈多勞傷過度者以久病者以固色耗真陰者以毒服溫藥而為痛澀等症此經所謂中氣
津。赤者血分溼熱也心與小腸主之導赤散四物二陳湯加樗白皮合四君子湯
不足溲溺為之變也當隨補下之
溼痰溼火同一理 肥人多溼痰二陳湯加蒼术白术赤茯加白芍導靈加參茋傷暑加澤
白濁者濁在膀胱也色乎如泔漿或脬母濁碑辛熱之物用之過當此陽熱由內生也之者
溼麦门冬人冬傷風加防風扶苓加姜桂枝加附子挾熱加知母黃柏赤豆半蛤粉丸因七
女桂隱蓋主家時令之氣傷乃萬彦之姑致濁此陽熱由外入也宜〻又合心熱症熱脈方
情生痰者四七湯。痰人多溼火加味逍遙散四物湯加知母黃柏或真珠粉丸樗柏丸靈扶
是火症
痰火腎虛丸補陰丸不效純實藥傷血之不可純替藥助火是實則堅收熱則清通俱宜清
者溼多精也由相火妄動淫凡遍精溺精雖共信一路開闔而有相濟相依而下則分移熱膀胱
上固下
則溺孔澀痛清溺並至此皆白濁之因熱症也久則脾之氣下陷土不制溼而遏不清相火已熾
間有虛勞下部冷 思慮勞心靈砂妙香散十味溫胆湯金蓮丸房慾傷腎靈砂草薢
心腎不交精濁而固而遺溺而出者此皆白濁之屬熱症也有熱者當辨心腎而清之無熱者當求
分清飲小兔絲子丸腎氣丸八味丸心腎俱虛者大者還少丹靈砂冷小腹痛不可忍者治濁固本丸
脾腎兩固之 革
久則升提斂胃宮 土燥水清是亦傷脾精生於穀故久則宜節胃補脾二陳湯加升麻柴胡
以升胃氣素有痰火者升動痰火胸滿者再加枳殼炙香附神麯白术或用此吐以提之或需

勞者補中益氣湯脾溼不斂者蒼朮難名丹白朮膏威喜丸久者古菴蟠丸石蓮散遠志散

腰痛久新總腎虛　新痛宜疏外邪清溼熱久則補腎益理氣血腰者腎之府一身所恃以轉
移開闔者也諸經貫於腎而絡於腰脊雖外感內傷種種不同必腎虛而後邪能湊之故不可純
用涼藥亦不可純用參芪補氣痛甚面上忽見紅點人中黑者死

外感暴痛寒背拘　傷寒必依六經症用藥詳三卷○凡常感冒暴痛不能轉側此寒傷腎
者通天穴散連背拘急脈沉弦緊五積散加吳茱萸杜仲桃仁痛甚加黑牽牛少許肢厥者乾薑
附湯連肩背通氣防風湯摩腰丹庶仲景法

溼痛重著熱煩燥　久處卑溼雨露侵淫為溼所襲腰重如石冷如冰喜熱物不渴便利
飲食如故腎著湯加附子濡脉沉重小便不利五苓散滲溼湯腰重痛單角茴散久不已
單牛膝浸酒服青娥丸加萆薢杜仲○溼而熱者長夏溼熱相搏或因膏粱成溼熱者
六因宋者二妙蒼朮散加柴胡防風煎服靈者七味蒼朮散溺赤者五苓散清燥湯健步
丸又溼氣不斂者用甘遂牽牛大瀉其溼而止乃溼熱甚也古方有以甘遂三錢和豬腰子煨

赤白濁

熱只心悟下

風牽腳膝強難伸　風傷腎腰痛左右無常牽連腳膝強急不可俯仰以欲風熱敗毒散加杜仲二便閉者甘豆湯加續斷天麻風重小續命湯加桃仁或烏藥順氣丸散加五加皮風挾濕者五積散加敷用全蝎炒過去蝎獨活寄生湯見濕勝濕湯加味龍虎散或單威靈仙為末酒調服

內傷失志腰鬱脹　失志則心血不旺不能榮養筋脈腰間鬱鬱脹不伸令人虛羸面黑不能入之運行七情湯倍茯苓加沉香乳香少許重者當以腎俱補人參養榮湯加杜仲牛膝

憂怒腹脇痛相須　五臟皆取氣於穀脾者胃之倉廩也（憂思傷脾胃氣不行）脹瘦肉痺不仁沉香降氣散木香勻氣散飲食難化者維弛腰痛連脇脹香砂調肝散七情挾外感有表者人參順氣散烏藥順氣散枳甘散加蔥白通用七氣丸青木香丸三香丸

痰連背脇積難伸　濕痰流注經絡背脇疼痛脈滑者二陳湯加南星蒼朮黃柏防風加麻黃防風羌活芎加姜桂附子撥嘔丹大便泄者龜樗丸一食積因醉飽入房濕熱乘虛入

腎以致腰痛雖以俯仰四物二陳湯加麦芽神麹葛花砂仁杜仲黄柏貝桂枳殻痛止此遇

致數加味龍虎散湿熱此七味蒼柏丸清燥湯

閃挫瘀逆夜偏呼　閃挫跌撲墜墮以致血瘀腰痛日輕夜重宜行血順氣此桃仁承氣

湯一本大黄生姜等分水浸一宿五更服之久此補陰丸加桃仁紅花一本五積散去麻黄加茴香

木香檳榔速勝痛後元通氣散加木香

作勞血脈難調養　勞力傷腎此黄芪建中湯加當歸杜仲一本四物湯加知母黄柏五味子杜

仲吞大補陰丸熱此獨活湯勞心此夢授天王補心丹杜仲煎湯下

房慾悠悠或軟如　房慾傷腎精血不足養筋陰虚隱隱痛不能舉此杜仲丸補陰丸口陽虚腰疼

不能運用此九味安腎丸加杜仲鹿茸百倍丸八味丸加鹿茸木瓜當歸續斷或煨腎丸補腎活

黄芪建中湯　白芍　桂枝　甘草　大棗　飴糖　黄芪

清燥湯　黄芪　蒼术炒　白术炒　陳皮　澤瀉　人參　茯苓　升麻　當歸　生地　麦冬

甘草　神麹炒　黄柏酒炒　猪苓　柴胡　黄連　五味

赤白濁

风市穴在膝上七寸外側兩筋間又兩手伸正身平立直垂兩手於腿當中指頭處陷中是穴針五分灸七壯千金云灸百壯此風痺疾痛之要穴也治疝氣外腎腫小腸氣痛臍腹虚脹

荔枝核 大茴香炒
荔支核炒焦 吳茱
如治中脘空心
加制吳茱萸凡心
腹胃脘久痛者
者及婦人之氣有
之荔枝核木香八
分為末黃酒沖服

補陽疝氣方
人參 當歸 小茴炒
熟地 陳皮 木瓜
升麻 柴胡 姜引
川楝核 木香
小茴炒 川楝子
川楝用巴豆仁十
五粒同炒去豆勿
米泔心服

8

疝氣 上氣疝方灸築賓穴又法於臍左右各開一寸半五外陵穴灸卅壯

此症有寒有濕邪遂受寒濕乘水生冷致邪聚陰分及痛鬱既久鬱而因熱化者亦症本濕熱標則寒醉飽勞役房慾動火火鬱久則生濕津液滯為痰痰流而入肝經肝陽脈之人火因邪聚濕熱相資熱之者治初受之邪以溫經散寒行氣除濕為主切不可早性急者又暴為外寒所束是以痛甚有為之寒此論其標下大要熱甚遇熱則發二便赤濇小早用寒涼致留邪氣及其久也有似寒之熱有因寒鬱熱此有元陽受傷而虛陷日甚腹肛門俱熱外腎累腫玉莖挺急宜此通寒則發二便皆利腸腹清冷外腎緊縮又有冷熱不也但當察其形氣病因病下兼累有熱症熱脹腫然外見方可治以寒涼如無熱症不可施調者外腎小腹或冷或熱二便或閉或利

萬方熱之溫熱也

小腸膀胱總由肝 局方多以為小腸氣膀胱氣腎氣此亦自其標末而言其實主於肝也治疝必先治氣由寒濕熱濕乘虛而入邪聚以勞損鬱怒乘以飲食傷濕而之因而受善肝環陰器而上入小腸又肝腎所居於下與衝任督相附腎與膀胱為臟腑其氣相通寒邪以陰求陰陰傳於衝任血氣之脈而下歸陰分遂成疝症則有寒濕而發者有鬱運為外腎系於睪丸此三經相連會故肝主筋睪丸亦若外腎然厥陰環而引之與玉莖無熱透熱而發者有鬱而氣逆然而發者有濕因寒濕傷而發者有瘀極傷筋透勞由中經在外者則為寒疝經云邪在小腸連睪系屬於腎貫肝絡心肺系氣厥逆上衝腸胃而發者有虛邪在少陰厥陰透急而發者有飲食之濕在陽明太陰透飲傷而發者玉久則熏肝散於肓結於臍雖取厥陰以下及陽三臟腑皆以滑為症故云風疝此外風也乃肝正氣陷而不舉邪氣留而不去為癩為難愈難治矣木陽臟受動之風陽三陽症發寒熱與膀胱然受病之或大傷於肝而成為症又風雖亦治治疝病曰疝氣必以治氣為先然寒有寒氣熱有熱氣濕有濕氣逆有逆氣氣在陽分則有氣皆厥陰部分可見疝主於肝〇小腸多氣少血之臟忿怒憂思起於肝而心氣因之鬱結心與

烏藥散 烏藥
木香 小茴炒 良姜炒
青皮 檳榔 川楝
用巴豆七十粒打碎同
川楝加麩炒黑去麸
豆麩不用為末溫酒下二錢
生姜湯下
桃仁膏 桃仁炒
青香炒 為末煎
湯下 或熱酒下
丁香楝實丸
當歸 附子 茴香
川楝肉 各一兩 用黃
酒三升 煮乾 焙為
焙乾 為末 每入後
藥 丁香 木香各五分
全蝎十三 元胡五錢
共末酒糊為丸 桐
子大 溫酒下百丸
此為楝丸 治小
腹痛奔豚痛也
溫酒鹽湯下
的神丸 蓽澄茄
木香 吳萸 香附
川楝 為丸 鹽湯下
水疝散 元胡
胡桃 小茴 為末
溫酒下
十補丸 製附
胡芦巴 木香
巴戟天 川楝肉
元胡 官桂 大茴
故紙 蓽澄茄

小腸為表裏膜外內聚丢出攻及膀胱腎納乘房勞過度飲精蓄為邪也亦滯入裏胞絡
中之氣之墜下則有血中之氣、氣之實宜破氣虛則補於血於諸症由專用行氣之藥
真之氣膀胱之脹在於肝所主也所以病發不於外腎小腸作痛或攻次膀胱奔於胸皆悉搶心
疝之暑病本經也為以氣逆先用荔枝香散氣之實多滯宜服川楝散或天台烏藥散如者
痛或從偏病男子遺精婦人不月令人羸瘦少氣洒淅寒熱念少嘔吐吞酸久逆成暴吐則為
寒邪而空也在被擴肝麓
弓反張咬牙戰汗冷汗液不止此難治
空症是弦外痛因胃空邪乘犯生冷凡青瘦異常脈弦細鼻尖手足多冷二便不熱也宜凡精
大綱囊縮引小腹疝有睪丸痛也有連小腹痛或風冷觸發則塊物逆上囊根心和乎手則塊
暖肝腎氣丸神應散丁香楝實丸守也醫林之神丸胡芦巴丸沈香桂附丸或以五積散加鹽炒
物自循髒系歸入囊中
吳萸小茴姜各長前白各七同鹽炒服出用治氣痛今方效
水筋氣血狐癩寒 水疝囊腫如水晶或囊癢而流黃水陰汗自出小腹按之作水聲乃於
醉行房汗出外邪結於囊中 筋疝陰莖脹腫或挺長不收或痒痛痒丟棘乃於房勞 血疝
凡走邪熱墜分而為痛也及有熱疝熱脈弦被傳脇痛痹為脹皮肉煩熱表汗出大分時飲香茴
於黃瓜在小腹兩旁俗云硬毒乃於春夏大燠寒勞使內血滲於經囊結而生腫 寒疝上連
陰飲加茴香川楝子又有腎本不虛而肝經濕熱火旺莖中作痛筋急縮或痛或癢或腫或
腎俞下及陰囊乃於哭號忿怒氣鬱而脹或勞役坐馬致核腫脹偏有大小此難治。狐疝狀如仰
提縱不收白物如精隨溺而出此筋疝也 瀉膽瀉肝湯
瓦臥則入小腹行則出囊之晝出穴而溺夜入穴而不溺亦與氣疝大同 癩疝有四種詳風。寒疝囊冷
濕症多重墜脹滿之者痛也方與寒熱疝多腎小痛而久墜與癩疝之分宜以濕理氣加味
結硬如石陰莖不舉或控睪丸而痛乃於坐臥濕地使內邪勞久而至生此七疝之在經旨也

疝氣

吳茱萸米炒丸
桐子大硃砂為衣
擂酒下
守病散 青皮
青鹽 川楝 山甲
大茴 良姜 燒酒
元胡 沒藥 檳榔
沉香 木香 砂仁
用末研末五七分
上為細末每服
研為細末每服
一錢加鹽少許調
空心用水下
蟠蔥散的物
大黃 芒硝 莪术
枳殼 茯苓 桃仁
大黃炒 三稜 青皮炒
甘草 川楝 各一
中 研紫 肉蔻
三錢 下三味 五倍
搗之 藥為丸 如彈子
下朴硝 丸如梧子
大每服 食前 五更
初甚 以下 四五丸 此
下血積 未下再服
再以調氣補之

咳孟冬散 局方守效丸 蒼术散 朱三屆茴香丸
總皆濕安不服凡病久則成積盤附脅之上下左右為瘕為癥
通治初發此多因濕熱當先去其濕之而熱氏大分清飲加茴香川楝之屬
陰㿗腫痛硬如石 此即㿗病在婦人則為陰戶突出火勝則痛濕勝則腫火熱相搏熱毒
血結少腹間為血疝當其發作氣如合小腹硬而有形大便秘而黑小便利此桃仁承氣散下之
又重則腫硬如石 卵㿗 玉莖腫硬引臍絞痛甚則陰縮肢冷囊上生瘡成癰二症出水
目色或黃此乃陰虛之屬 陰虛重動相火 六味地黃湯加知柏山梔茴香川楝之屬 陰虛甚加參
不比此兒 寒㿗素有濕熱因怒激起相火昏睡多搐丸狂而黑墨丸破左右相過 寒疝飲
重墜痛精虛此陰虛 八味地黃湯加茴香枸杞或橘肝葩
黃連梔石丸 寒冷此 五積散 蟠蔥散 當歸四逆湯 木香匀氣散 青木香丸 茱萸內消丸 星錫
久病多虛補元氣參而傍其上未之耐苦附黃芪參以歸脾虛甚陰冷桂附則燥肝
丹 水疝 外腎腫大如斗不痛不癢得於寒濕 五苓散加小茴蓮汁為丸 甲竹茹湯 熱此三白散
氣虛則陷 陰陷則補陰 氣陷則陽虛此陽胃飲 歸脾湯 補中益氣湯 元陽虛者比加桂附椰姜
橘核散 久此橘核丸
未 四陽飲 中虛扶陽宜四君湯而加以防風之劑 如川楝茴香 山查梔子之屬
硬木不痛腫偏丸 此又㿗疝之中有木腎此有偏墜此 木腎堅硬頑痺不痛乃心火不降
腎水不溫 活腎丸 四製茱萸丸 四炒川楝丸 或單用雄楮樹葉不結子此是晒乾為末 酒糊丸 為末丸
五大苦五十九 苦心鹽 此又有跌傷驚恐及敗血攻入此當消瘀血 偏墜腫有大小偏左多瘀
血於大怒腎氣雲橫偏右多濕痰食積其茲癥病症雖有七情治宜詳審故將柚之外治
摩腰膏 小兒偏墜 牡丹皮散 婦人子宮突出有濕此 澤蘭散 金液丹 有熱則不用此小柴

胆湯合四物湯加龍胆草青皮

治諸內外宜疎利　疝因濕熱欝生於陰起於下四季或先傷足三陰部分所以通外感而發○風疝

小腸陰筋走注多痛有汗多痛烏頭桂枝湯有汗者四君子湯加羌活附子○寒疝心痛筋

縮肢冷食已則吐古桂附湯五積散加呉茱小茴及食鹽少許四製茱萸丸碩荔丸○暑疝小

腹急溺濇多五苓散加瞿麦木通○濕疝多重小便不利大便或溏五苓散最好濕熱入裏暴

痛難當者加減柴苓湯加減八正散濕盛者導水丸三白散或海元通聖散加黑丑雷者十味蒼

柏散○通用五苓散猪苓澤瀉分陰陽以和心腎小腸白朮利腰臍間濕及死血茯苓利膀胱收

朮以桂知柏散用以伐肝木和風換桂枝寒加紫蘇生姜鹽少許暑加白芍濕加白朮小腸氣加小

茴膀胱氣加金鈴子橘核腎氣加根柳木通少許

消痰瘀積補虛損　凡疝通走注無形多氣痛有常處有形乃濕痰食積瘀血下聚而成○

癩疝沉石香附姜汁二味潤服痰飲食積者多動丸○食積瘀血者梔桃枳查散失笑散食積

挾熱者積痰丸食積挾寒者八味茴香丸○虛疝暴痒四君子湯加川楝子茴香山查枳實枳殼不

疝氣

痛加肉桂姜汁。抝〻不応者用桂枝烏頭山梔為末姜汁糊丸姜湯下。大腹細痛久者三黄丸酒
丸。凡虚症不宜預補，經云邪〻所湊其氣必虚，治也不去其病則実，必先瀉其所蓄〻熱而後補
之。是以此方多借巳豆牽牛此也。虚者上為吐逆，下有遺精者危。要知溼熱為病俱宜瀉而補
之，不可妄用剛劑。○久成癥瘕腹痛，牽積如臂者白蒄散、理中湯加阿魏。腹痛有塊盤臍旁者

熨法 蜥方虎耳
葱半斤 陳糯米
鮮茴香 艾葉
搗爛炒熨

聚寶飲、葫芦巴丸。腹痛有塊附臍下者金鈴子丸。或作奔豚者茯苓桂甘湯。奔豚症痛者大七
氣湯加炒牽牛。逆用二陳湯加姜汁。積加枳実山查。熱加山梔。痛加乳香沒藥荔枝核。腎
大者，加茴香青皮昆布海藻為丸。癩疝症加枳苓澤瀉以通水。筋疝症加黄連白术茯苓以降火。
血症合四物湯以潤血，不食清肝益榮湯，或清昆芩牽湯。氣症加柴胡青皮香附行氣。狐疝加
青皮香附蒼术通氣。海經云以蜘蛛十四枚、桂枝五分為末蜜丸，米飲下。濕症加白术蒼术猪苓澤
瀉。癩疝荔枝散。寒症加吳茱萸桂温散。○常用二年破血消痰積〻。如加橘核散、二年温散、牽温
散〻如。五炒川楝丸、四炒川楝丸、金鈴丸、四味茴香散、古立蝎散、辰砂一粒丹、神保代針散、蓋用
○三層茴香丸 大茴香（鹽炒） 川楝子 沙參 木香 再華撥 檳榔 三加茯苓附子

8 脚氣

脚氣須知有溼乾○ 脚氣内経名厥，两漢名緩風，初病不覚，因他病乃發，或奄然大悶，其症寒熱全類傷寒，但初起則卒然脚痛，發則旬日又作為異○溼則筋脈弛長而軟，或浮腫，或生臃瘡之類，謂之溼脚氣，宜利溼疎風○乾即熱也，乾則筋脈蜷縮攣痛，枯細不腫，謂之乾脚氣，宜潤血清燥

内因食積外因寒○ 内因好食乳酥醇酒，溼熱下流肝腎，加之房勞，故富貴之人宜脚氣 外因久坐久立溼地，或貧苦跋涉山溪嶂毒，夏月則感溼熱之氣，發則四肢多熱，冬月則感溼冷之氣，發則四肢多冷，加以當風取涼，汗出洗足，醉後入房，故成此病。外感止於下，脛腫痛；内傷或至手節周身，初起寒熱甚變偏痹，灸之最妙

溼勝腫兮寒勝痛○ 溼勝則腫，除溼湯加檳榔、防己，脛腫加紅花、蒼柏丸，肥人加痰藥，赤裂腫痛甚者用甘遂為末水調敷，腫消另用甘草煎湯服之立消，或敗毒散加蒼术、大黃、枝風順氣丸○溼兼寒則痛，五積散、不換金正氣散、附子八物湯、勝駿丸○溼兼風則走注不寧

脚氣

烏藥順氣散、地仙丹，左者用赤芍藥、烏藥分濕糊丸服以助之，扶疏血氣以復元通氣散、合消風熱。濕兼熱則腫痛異常，加味蒼柏散、二妙蒼柏散、清燥湯。合積濕痰下注者，梔柏蒼柏丸。

虛火軟緩痺且頑 軟痺者乃膏粱大奈肝腎以致血氣，清則痺厥不仁，虛則軟緩。加或麻木不舉，三妙丸、搜風順氣丸。腎主骨，虛則骨軟，陽附虎四斤丸、除濕虎潛丸、腎氣丸。腳軟筋痛者，大補陰丸去地黃加白芍、知母、萆薢，倍牛膝。肝主筋，虛則腳膝頑麻，壽真丹。肝腎脾俱虛者，五獸三匱丹。

在下升之衝上降 凡濕氣生下，隨氣血痰藥中加防風、蒼朮升提其濕。衝心則恍惚嘔吐不食，脈下大下小者死，宜木萸疏氣飲、蘇子降氣湯、吞養正丹；有火者，四物湯加黃柏以降之，再用附子末津調塗湧泉穴，引熱下行。入腹不仁，喘急欲死者，木萸散；腹脹煩燥者，松節湯。入肺喘嗽，小青龍湯加檳榔。入肝頭目昏眩，喘滿逼促，烏藥平氣散。入腎腰腳腫脹，小便不利，目額皆黑，左尺絕者，平夕救，加大黃救之；如少陰腎氣入心，乃水克火也，急宜八味丸救之。有腳氣

宗熱足腫心煩倦怠垂死者松節湯不食加砂仁青皮木瓜外用桃李葉槐楮五枝煎湯洗之

消腫住痛次先喫湯三五杯最忌熱茶蒸泡出過汗入經絡致治腳氣以疏通氣道為主

表汗裏下任湯丸　濕熱流注三陰經絡火鬱成毒腫上干三陽宗熱嘔吐痛且重者

左經湯主之或烏藥散加木瓜檳榔七情再加五加皮木香痛加牽牛忍冬藤婦人加當歸

○三陰裏症胸滿悒悒遍作疼筋急便閉澀或自利者羌活導滯湯除濕丹導水丸搜

風順氣丸挾痰者三化神祐丸挾食積者開結導飲丸裏虛者獨活寄生湯表裏俱之者左經

湯加大黃

跟痛轉筋皆血熱亦有痰火及風寒　腳根痛有血熱者四物湯加知母黃柏牛膝有痰者

五積散加木瓜或開結導痰丸○腳轉筋有血熱者四物湯加黃芩紅花有筋動於足大指上

至大腿有筋結了者此奉春虛因風寒內作又當加蒼朮南星威靈仙者除濕丹常用松節二兩

乳香一錢慢火焙存性為末每一錢木瓜煎湯調服○有腳上生有一點偏漸半寸至下半日痰異

者濕毒注成漏也用人中白炙出水滴入瘡口

腳氣

天花散　花粉　生地　麥冬　乾葛　五味　甘草　粳米　煎服

地骨皮散　骨皮　茯苓　黃芩　柴胡　人參　知母　石膏　半下

玉泉丸　治煩渴　人參　麥冬　黃芪　烏梅肉　茯苓　花粉　乾葛　蜜丸

8

消渴

消渴先明氣血分。經曰：二陽結謂消渴。二陽者，手陽明大腸主津液，足陽明胃主血。津血不足發為消渴。又有燥結者，肺與大腸為表裏也。自氣分渴者，因外感傳裏，或飯食燔燥，熱耗津液，善飲冷水，常與寒涼滲劑，以清利其熱，熱去則陰生而渴自止矣。有血分渴者，因內傷勞役，精神耗散，胃氣不升，或病後胃虛亡津，或傷熱乘肺，口乾作渴，善飲熱湯，常與甘溫酸劑，以滋益其陰，陰生則燥除而渴自止矣。

總是火炎不必問。消者，燒也，如火烹燒物理者也。三消：上中既平，不復傳下；上輕中重，下危，總皆肺被火邪薰蒸日久，氣血凝滯，能食者，末傳癰疽，水自溢也；不能食者，末傳脹滿，火自炎也。皆危。

上消引飲便如常 熱在上焦心肺煩燥舌赤唇紅少食引飲小便數者四物湯合生脈散加天
花粉地黄汁藕節汁乳汁或各皆葛汁賦合者白虎加參湯不合者錢氏白朮散清心蓮子飲
又膈消者謂之膈消久飲之火留肉分變為癰腫者忍冬藤丸黄芪六一湯益元散
中消善饑無尿糞 熱蓄中焦脾胃消穀善飢不甚渴小便赤數大便硬者四物湯加知母黄柏
石羔黄芩滑石以降火熱甚者調胃承氣湯三黄丸初病宜中陰勝陽鬱液變為熱中者升麻
葛根湯瀉黄散渥積毒者消渴瘡丸虛者錢氏白朮散便閉者當歸潤燥湯泄瀉者白朮芍藥湯
上中二消者蘭香飲子以火乘脾者黄連豬肚丸肝侵乘衝肌熱不食〻即吐蛔者烏梅丸鐵粉丸
有虫耗其津液者苦楝丸渴水停於下變為胕腫者三苓散或去桂加人參尤妙
腎消溺濁陰莖強 熱伏下焦腎分精竭引水自救隨即溺下小便混濁如膏淋腿膝枯細面黑
下焦形瘦者四物湯加知母黄柏五味子玄參人乳汁善調水火或補陰丸腎氣丸大坎離丸八味丸
去附子加五味子玄兔丹鹿兔丸秘授天王補心丹威喜丸妙香散平藺旦湯或十全大補湯去桂
熟地黄加知母黄柏上熱下冷者清心蓮子飲○有五石過度之人真氣既衰石氣獨留陽道興

消渴

强不交精泄於津之强中小便油膩或黄赤或泔白或渴而且利或渴而不利或不渴而利欲
食减味入腹如湯潑雪隨小便而出落於溜中結如白脂肌膚日瘦者法不治

保肺滋腎脾自運

治渴初宜養肺降心久則滋腎養脾蓋本在腎標在肺腎煖則氣上
升而肺潤腎冷則氣不升而肺焦故腎氣丸為消渴良方然腎氣皆通乎腳養腳則津液
自生參苓白朮散是也○三消通用單文蛤為末水調回津止渴單瓜蔞根丸消渴神藥本草羊
變燥劑○柳漏水包天地人身臟腑之津液莫非水所包然有形者凡水也兑也坤也無形者天一所生
之水乎也坎也乳也然以無形之水沃無形之火是淹旋陰雜病渴多虚熱實熱者少凡渴須忌鍼
灸令瘡口出水而死

脾約丸 蒸大黄
杏仁炒 川朴 麻仁
只實 蜜丸 日三
服每廿丸

益血潤腸丸
熟地六兩 杏仁炒
麻仁各三 只殼炒
橘紅二兩半 蓯蓉
阿膠珠 蘇子
荊芥各一兩 當歸三兩
以前三味搗膏
加煉蜜和丸 白湯下
五六十丸

8

燥結

燥結兩字亦有辨 燥有風燥 熱燥 火燥 氣血虛燥 津燥 門結有脉合脉實數此為陽結 不脉合脉弦微此為陰結 亦有高年氣血虛結 此

燥潤結通無後患 燥屬少陰津液不足 辛以潤之 結屬太陰有燥 燥苦以洩之 凡結皆服潤血生津之劑 免其再結 通再久傷元氣

溼鬱脹滿熱有時 溼熱拂鬱心腹脹滿 有虫積 此枳梗丸 凡燥結有時此為實 無時此為虛 有某石毒 此大小便閉 氣脹 水不救 此三和散合三黃湯 飲食毒 此兵連丸 凡胃大 此白虎湯

津少臟寒七情慣 津少因發汗利小便過多及產後失血等症 血液枯 五仁丸 大補陰丸 或導滯通幽湯加檳榔 佛苓 陳皮 氣虛 此杏仁丸 補中益氣湯 扶七情 此蘇從沈丸 ○ 臟寒則氣滯 臟冷則血枯 有痼瘕 冷氣結滯 此半硫丸 生姜附湯 五積散 補冷 久之其病宜服湯藥 為大便不通之當暫以潤劑 然通大便不令閉結 ○ 七情氣閉 此重官逍遙 此三和散 六磨湯 外脉浮 書便雖 此用陳皮 杏仁等分蜜丸 脉沈 秘便雖 此換桃仁 痰滯不通 此二陳湯加枳壳桔

燥結

柳

宿食秘喘審熱寒 傷熱物者三黃丸傷冷物者丁香脾積丸通用大黃備急丸有脾胃伏火者

潤腸丸 歸尾 大黃 羌活 麻仁 桃仁泥 蜜丸一方加皂角仁秦艽名活丸

流行肺氣無遲慢 肺與大腸為表裏故也枳殼湯加蘇子或蘇子降氣湯或蘇子麻仁煮粥

又有脾約弱症胃强脾弱約束津液不能四布但輸膀胱故小便數而大便難此脾約丸之所由制也但脾虛陰虛火燥金耗則肺失傳化尤宜滋陰養血在西北壯實以脾約丸開結可也東南氣血虛者潤燥為主○通用冷熱熨法猪膽法麻油導法

潤腸湯 生地 甘草 熟地 歸尾 川芎 桃仁 麻子仁 紅花

導滯通幽湯 幽門不通氣不升降便閉者以辛潤之 升麻梢 桃仁泥 當歸 甘草 紅花 熟地 生地 水煎調檳榔末服

厚朴湯治虛秘 川朴 白朮 半夏 枳殼 陳皮 甘草 姜引不通加大黃

脇痛

脇痛本是肝家病 喻氏曰雜病脇下偏痛發熱為陽其脈弦緊為陰當陽中陰邪上逆也用溫下法 大黃二兩 炮附子二枚 細辛二兩 痛引小腹善怒

宜分左右審虛實 左右者陰陽之道路也左肝陽血陰右肺陰氣陽實者肝氣實也痛 凡婦人左脇痛胃氣痰鬱胃中積則上衝濕痰死血阻滯其氣也白條達 則手足煩燥不安臥小柴胡湯加芎歸白芍蒼朮青皮龍膽草或單黃連丸虛者肝血虛也痛 虛陽之邪蜀陰之降肝木之邪得以乘脾侵侮也胡以行氣開鬱之破血散瘀之藥 則悠悠不止耳目䀮䀮善恐如人將捕四物湯加柴胡梢或五積散去麻黃加木香青皮虛甚

張介賓曰左右氣血之辨其在是說殊屬謬談不知肝之為臟其氣在左而病則及于右血中以辨氣血積者形而不移或堅硬而拒按氣痛流行而無迹或條聚而條散若食積痰飲皆屬有形辨詳察脈自可辨證統氣言然何聚不散而病不在氣在血是處皆以氣為和而隨佐使以治氣為得其所以然也

或橫脇下常有一點痛不止者名乾脇痛甚危八物湯加木香青皮桂心有火去桂加山梔或 肝膽之經上走胃脘痛橫行則及脇痛惟白芍甘草湯中 吳茱萸炒黃連 瀉肝

左為怒火與死血 大怒氣逆及謀慮不決或外感風邪皆令肝火動甚脇痛難忍古萸連丸當歸龍薈丸輕者小柴胡加黃連牡蠣枳殼 死血者必肝經夜痛或午後發熱是小柴胡湯合四物湯加桃仁紅花乳香沒藥痛甚者加枳殼芎歸便堅黑者桃仁承氣湯或

青丸皮痛吐血者熱傷肝也小柴胡湯加芎歸生地外用韭菜熨脇及琥珀膏貼

右食痰飲七情居 食積脇下如杠梗起一條作痛神保丸枳實煎湯下輕者保和丸

脇疼

木香順氣散
木香 香附 梹榔
青皮 陳皮 半夏
砂仁 川朴 蒼术
甘草 姜引

分氣紫蘇飲
蘇葉 桔梗 桑白皮
草菓仁 大腹皮
茯苓 陳皮 甘草
姜引入鹽少許
治胸脇痛氣促

推氣散 治右脇
痛脹者
片姜黄 枳殼炒
桂心各五錢 甘草二錢
為末姜湯調服

柴胡疏肝散
青皮 醋炒 川芎
白芍 枳殼 甘草
香附 醋炒

陳氏推氣散
瓜蔞 玉金 桃仁
桔梗 青皮 甘草
或加瓜蔞 當歸
紅花

痰飲流注肝經喘咳引痛者二陳湯加南星蒼术川芎柴胡白芥子或入青黛少許姜汁一匙痰甚者控涎丹如胸背脇痛喘急煩悶者瓜蔞實丸○飲水停滯脇下如插痛者滾痰丸葱白湯調枳殼煮散甚者用傷寒水症治法○七情鬱滯如有物刺痛氣促嘔吐者分氣紫蘇飲流氣飲調中順氣丸鬱氣挾食連乳痛者推氣散鹽煎散悲哀傷者枳殼煮散四味枳實散

兩脇常兼左右症 濕熱鬱火如脇痛者當歸龍薈丸此脇痛皆致如痛不可舒伸用此丸二末半加姜黄桃仁各五錢蜜丸或煎服外感寒脇痛寒症者小柴胡加桂枝詳傷寒门

久久成積還有餘 脇痛二三年不已者乃痰鬱結成積塊肝積肥氣肺積息賁痞作痛脉多皆肝木有餘不可峻攻宜枳术丸加青皮桂枝陳皮桔梗甘草蜜丸服或逍遥散

大青丸 治肝實熱上膈痰結 龍膽 梔子 黄芩 川連 甘草 連翹 大黄 青黛 黄柏
一方有飲子 无柴 姜皮 甘草 香附 陳皮 青仁
青蒿自然汁和丸菉豆大雄黄為衣每服五六十丸開水下

木香梹榔丸 木香 梹榔 青皮 醋炒 陳皮 黄連 莪术 醋炒 川連 吴萸水浸炒 三棱 醋炒 莪术 醋炒 各五錢 黄柏
香附 牽牛各二兩 共末芒硝水為丸菉豆大量人虛實服之

8 夢遺

夢遺之病全屬心　交感之精常有一點白膜裹藏於腎而元精以為此精之本此實

至乎心有所思夜夢而遺之失眠宜黃連清心引或十味溫膽湯妙香散定志丸

相火一動走精金　人身之精貴於全實初因君火不寧久則相火擅權精元一於走而不固

甚則夜失連旬亦滑溜不已宜坎離丸有大盛精中兼有紅色令溺於桶澄視之便見此生

子一朵此生紅色瘤不故宜秘陰丸腎氣丸

不信無夢而遺者念頭將動精先流　事宜降精宜升縱心一動精隨念去淤滯久

則莖中痒痛常欲小便或從小便而出或不從小便而滲此謂之遺精比之夢遺尤甚宜

萆薢分清飲或四物湯真珠粉丸

日久水虧火益燥　滋陰降火湯

脾胃溼熱亦相侵　君火失權而相火乘脾溼與熱合全是死陰少運飲食易於侵犯宜

樗柏丸脾虛弱者三茯樗柏丸豬肚丸兩虛者腎心不交果因飲酒厚味乃溼熱內鬱中

夢遺

氣不清可化之精亦皆濁氣歸於腎氣中而水不宜靜故遺而滑也宜補陰藥中加人參升麻柴胡以升胃中清氣更宜節飲食以固命根也噫精字從米從青生於穀之清氣也養生者味之

固有年高陽虛脫者　四十以後勞傷氣血不能固守者壽榮湯加減吞單種玉丸或小菟絲子丸如早年縱慾陽脫者究原心腎丸青娥丸金鎖正元丹氣陷者神芎丸湯

卻無精滿溢而淋　有因年壯久不御而精液而溢者深為可笑人之臟腑惟氣與血神則主宰其中而無形迹可見精乃一時交感之際火吸攝而成豈先有蓄積於中耶惟然色氣血激盛而精不清應理也其不御而而漏者或閃淫氣或見美色或思想無窮所求不得或交入房太甚宗筋弛縱發為全疾而精自出者謂之白淫善腎藏天一以慳為事至靈而泄則精全而固矣思外淫房室太甚宜乎淫漏而不振也宜黄柏丸最妙

服藥滋陰戒酒色清心先要斷真淫　亦有清心靜坐養精神者但均是種子猶在不免有時發露或被盲人指示房中補益之說以為可以固精不漏或對景生情突然不泄忍

手喂褒〻乎眷收曰学仙不成澄慈砂飯不成養生此慎〻通用單五味子膏金櫻膏
菟實丸 秋石固真丸 萆薢分丸散 威喜丸 石蓮散

淋

8

凡热蓄膀胱溺赤热甚而痛甚者溺不出者宜抽薪飲大分清飲七正散之屬若小水不利
五淋氣血石膏勞 淋小便濇痛欲去不去不去又來滴〻不斷○氣淋濇滯餘瀝不盡
內热難解 萹蓄飲 五大便燥結 八正散 若脉無力而色無热結虛而加減一陰煎或三子煮
沉香散或益元散加茴香枳柳○血淋濇痛虛而热則散白薇赤芍等分為末溫調服二錢或
散 清心蓮子飲 小水不利此清肺飲子
犀角地黃湯 單車前飲 四物湯加知柏導遠用通鮮 此心与小腸實热也 導赤散去甘草加黃
溺白一症 凡溺痛溺如膏溺之多属膀胱水道之热 導赤散 徙薪飲清之 若無內热而溺白地子
芩 色如豆汁 此腎与膀胱大也 五淋散 又有一種小便見血而不痛 此為溺血非淋也 四物湯加山
由飲食濕滯 宜分清飲 苓术二陳湯去乾姜 若脆氣不固而滑 而腎滑不清者敗精之屬宜
梔滑石牛膝 或單萆薢飲 單髮灰散 單琥珀散○石淋溺有砂石莖强痛甚 單牛膝
秘元煎 奉水陸二仙丹 固○
膏 單鱉甲為末湯調服○膏淋血凝如膏 用黑豆一百二十粒 甘草一寸 水煎 臨熱入滑石末
溺在精分 此必因相火妄動 若莖痛 宜抽薪飲 大分清飲 先去其火 若有精久痛
一錢 去心調服 或海金砂散○勞淋 痛引氣街 遇勞則發 痛墜及尻 逍遙腸散 勞傷 四物湯
腎俱虛 惟精滑不止者 用寧心固腎〻秘精之類 兎絲煎 完丸之屬
加知柏滑石琥珀 實甚此鹿角霜丸○热淋暴淋痛甚 八正散 或五苓散合敗毒散加味
凡治淋〻證 大約与濁證同 因热此宜清 此宜利 下陷此升舉 虛此宜補陽 不固此宜補命
石膏湯 急痛此一錢 二朮 加木通 枳柳 小茴香 各一錢 為末服 冷淋 又先寒慄而後溲便濇

牛夕散 牛夕 又搗絞汁入射少許世服

鹿角霜丸 鹿角霜 茯苓 秋石 各末 米糊丸 梧子大 米飲下

門要查審其前之分別隱之辨了
數竅中腫痛生附數二木散○淋皆屬熱間有冷者外因當風取涼冒暑溼熱鬱滯胞內婦
凡便血不痛者為溺血痛者為血淋矣加逆血症也惟婦人血淋多由衝任經脈之病與男
痺神不應用內因七情心腎氣鬱小腸膀胱不利或忿怒房勞忍溺酒肉溼熱下流膀胱干
子右固
於肝經廷孔鬱結初則熱淋血淋久則火爍為砂石淋如湯罐煎火生鹼

渴不渴間差釐毫 熱在上焦氣分渴而小便不利者肺中伏熱水不能降宜氣薄淡滲
之藥清金瀉火以滋水之上源清肺飲 熱在下焦血分不渴而小便不利者腎與膀胱無陰
而陽氣不化水枯火郁宜氣味俱陰之藥除熱瀉閉以滋水之下源滋腎丸 前消渴以渴為
主而分氣血故血分亦有渴者此以淋為主而分氣血故血分有不渴者但渴而多汗亦津液未可
以輕滲也

清熱利便人人曉 治暴淋熱淋血淋山梔仁一味足矣凡淋發汗則死

開行滋破東垣高 治膏砂石淋鬱金琥珀開鬱青皮木香蒲黃牛膝破血黃柏生地滋陰
東垣用藥凡例小腹痛用青皮疏肝黃柏滋腎蓋小腹小便乃肝腎部位

小腸濇脹脾經濁 小腹脹海甚者滋腎湯大府丹凡小腸有氣則脹有血則濇有熱則痛

淋

又土燥小便宜四君子湯加滑石澤瀉麦门冬淡竹葉痛者六君子湯加知柏石韋琥珀

肝家莖脇刺如刀 肝經之滯有熱者用甘草梢五苓青皮黃柏澤瀉各一錢水煎服或三味萆薢散莖痛引脇者苓朮琥珀湯脇痛引腰背者磁石湯重者清肝解鬱湯清肝益榮湯

腎虧惡疶精敗竭 腎虚淋瀝莖中濇痛者加減八味丸以補陰小便澀而黃者四物湯加參朮麦门冬五味子以滋肺腎小便短而黃者補中益氣湯加麦门冬五味子山茱以補脾腎熱

五苓散 猪苓 澤瀉
白朮 茯苓 肉桂
加防膠

結膀胱者五苓散以清熱脾肺之燥者苓梔二味以清肺若膀胱陰虚陽無以生者滋腎丸膀胱陽虚陰無以化者腎氣丸精竅竭者童男精未盛而御女老人陰已痿而思色以降其精則精不出而内敗莖中痛濇為淋者八味丸料加車前子牛膝煎服若精已竭而復耗之則大小便中牽痛愈痛則愈大小便愈便則愈痛倍附子救之凡此當滋化源不可誤用知柏淡滲等劑

既竭真陽復損真陰

中虚總難利膀胱 中氣虚弱不能運通水道下輸膀胱者補中益氣湯凡汗多亡津

溺入胃乳洪瘡夫血俱宜滋補不可通利小便

痰飲滯阻轉脬何足異提吐一法免呼號 積痰在肺以致膀胱不通譬之水壺上竅閉則下竅不出宜二陳湯探吐或灸百会穴皆以開上竅也蓋膀胱至水道而肺金為水之化源也○脬系轉戾臍下併急而痛小便不通名曰轉脬有因熱逼或強忍小便爭逆脬轉致二石敷加車前子木通等分水煎外用炒鹽熨臍冷即易之○因孕者先用長葛煎白蘇葉煎湯薰洗小腹外寫肛門拭乳伸腳仰臥反用葵子赤茯苓赤芍白芍等分入鹽一字煎調蘇盒丸服之○忌房帷者及忌房飽食二陳湯探吐○忌房入房者補中益氣湯提之脈尺脈絕服滋滑利某不效者腎氣湯電比八味丸或附子澤瀉等分炒心蓋服此危症也作癃性急人多有之難分轉脬先師人科

地膚草搗自然汁服之能治淋用之苗葉亦有功之

犀角地黃湯 生地五錢 白芍二錢 丹皮 犀角一錢二分 每服五錢

牛夕膏 桃仁去皮尖 歸尾各錢 生地酒洗 赤芍各錢半 川芎五分 牛夕四兩酒洗一宿 長流水十中煎三中入射少許

萆薢湯 治小便暑小腸熱 二通脹急上衝
滑石三錢 葵子錢
萆薢三錢
牛夕湯 牛夕錢
當歸錢 黃芩錢
木通 冬葵 益母 桂枝

8 小便不通

小便不通本實熱　經曰膀胱不利為癃 候其鼻黃者小便必難 腎主水滲於膀胱泄於小腸 實相通也 然腎應於心 心火大盛則小腸熱結 熱結則便難而澀 熱甚則小便閉而絕無 宜清熱生津為主 車前硝散 五苓散 臍下脹者加琥珀 或車琥珀為末蜜丸 人參茯苓煎湯下 或搗生車前子自然汁入蜜一匙調服 有利大小便行而反小便利者 八正散加木通 熱盛莖中澀痛者 導赤散加山梔大黃 或麻子仁丸 冷熱壓法

有虛有痰有氣結　虛損久病自汗 五內燥枯 及汎濫失血過多 人參養榮湯 有耗竭不痛莖癢者 八味丸 有胃弱不能通調水道下輸膀胱及氣虛者 四君子湯加黃芪升麻 有脾亡血及勞傷血虛者 四物湯 氣血俱虛者 八物湯 痰涎阻滯氣道不通者 導痰湯加升麻。忿怒氣結閉遏不行者 二陳湯加木香香附木通 然先服一盞以箸探吐以提其氣 氣升水自自降矣 實熱 砂糖調牽牛末一二錢探吐

尋常赤澀宜清心　上熱者導赤散加黃連瀉心 下虛者滋腎丸 上盛下虛者清心蓮子飲

胞痺腸痺分利訣 胞痺即癃淋，小便痛引臍腹，上指陰湧，滋腎湯；熱者，瀉腎湯。腸痺乃飧泄，小便閉，濇津液偏滲，故皆宜分利而已。

八正散 木通 車前子 萹蓄 大黄 滑石 萆薢 瞿麥 梔子 燈心引 一方加木香

導赤散 生地二錢 赤苓一錢 木通一錢 萆薢一錢 升麻五分

肥腸湯 牛夕兩搥碎濃煎，入麝少許，或用酒煎。

8

小便不禁

小便不禁不自覺，赤者為熱，白者虛。 實熱乃膀胱火動，四苓散合三黃湯加五味、山茱萸少許。虛熱，四苓散合四物湯加山梔、升麻。○虛而腎與膀胱虛寒，十全大補湯加益智仁，或縮泉丸、大菟絲子丸、三蓉丸。遺夜陰盛每內虛自汗者，秘元丹；內虛濕熱者，腎氣丸、八味丸減澤瀉附子加五味子、杜仲、破故紙、山茱萸；內虛寒者，大菟附湯、大菟絲子丸加肉桂。

心脾勞者頻頻少 淫而不禁，勞心者，妙香散、桑螵蛸散；勞役傷脾者，補中益氣湯、歸脾約

症見傷寒門類

不約多遺或瀝餘　下虛寒内損則膀胱不約便溺自遺或尿後餘瀝皆大虛寒不約宜治

宜補膀胱臟陰血温大邪為主而佐以牡蠣山茱萸五味子之類不可温涩古方補陰丸最妙婦人産

以傷胞小大胞次雞膍胵散主之

秘附丸　桃仁炒　乾附子　龍骨　桑螵蛸炙　山萸　鹿茸　酒丸桐子大空心鹽湯下

8

脫肛

脫肛全是氣下陷　難經曰病之虛實入者為實出者為虛肛門脫出非虛而何勞倦房慾

過度及産育用力久痢久瀉小兒叫呼耗氣俱有此症宜參芪芎歸升麻以直服血虛

加芍藥地黃虛寒加炒黑乾姜虛挾熱者縮砂散

間有熱者病乃暫　熱則流連者也宜熱者用條芩六兩升麻一兩麵糊丸服血熱者四物湯

加黃柏升麻風邪者收毒散長熱者黃連阿膠丸蘑房丸

大補肺腎加升提　肺與大腸為表裏肺熱則肛門閉結肺寒則肛門脫出必須温肺臟補

脫肛　小便不禁

腸胃宜補中益氣湯加訶子橘皮少許或升陽除濕湯蝟皮散挾溼熱者升麻除濕湯

有血痢者四物湯加槐花黃連升麻有腎虛者腎氣丸八味丸

外治敷洗亦可挽

傷食

傷食惡食分上下次審寒熱行吐瀉胸滿有物噫噯口心腹痛發熱胃有伏火或似瘧痢皆因食不化

傷在上脘者痰壅嘍盛者宜吐如傷冷食腹脹者逆噫者吞酸惡心如吐不吐宜平胃散入鹽少許探吐如傷熱物或飯麵炒熱心口刺痛傷痰傷飲伏火宜二陳湯加黃連枳實探吐傷重填塞胸中下部無脈傳實耳壯者方敢瓜蒂散吐之最常飲食過飽以手探吐為妙傷宿中下脘者宜下之以通之如傷冷物腹脹滿痛者木香見睍丸丁香脾積丸感應丸如傷熱物痞滿者二黃湯日晡潮熱盛者小承氣湯宿熱物傷者大黃備急丸除

消導寬中湯
白朮 茯苓 川朴
陳皮 半夏 藿葉
山查 神曲 麥芽
萊菔子

木香檳榔湯治脾胃虛寒宿食留滯氣少升降痞而嘔酸不思飲食
制半夏 青皮 乘天
丁香 製附子

肉桂 砂仁 炒枳殼
木香 姜半夏

原救倖豹以下某益補保和丸凡傷食乃中焦虛病以寧中猶到傷氣及一切峻攻及傷胃氣又現有吐此二陳湯加砂仁黃連青皮枳實現有瀉此胃苓湯加山查麥芽或三白湯隨時令宜暑邊用如方受寒氣口又傷冷而以便宜平胃理中消久鬱而為熱當用平胃保救

吐下未淨消導之 紅丸 白枳术丸 保和丸 大安丸 平補枳术丸 單山查丸

加味枳术丸
白术 甘浸土炒二兩 枳實炒 神曲炒 麥芽炒 陳皮 山查 香附炒各一兩 砂仁炒半

吐下已虛補益借 四君子湯 六君子湯 補中益氣湯

保驗消導方
砂仁五錢 茯苓錢半 神曲炒二錢 麥芽錢 炒山查二錢 藿香錢 半夏錢 以治傷食飽悶作痛

酒客分消與調中 飲酒多水過此宜上汗下滲分消其濕葛花解酲湯於汗以金滲劑五苓散調中二陳湯如久困於酒或傷食酒或積腹痛大便窘迫此酒蒸黃連丸或連丸如傷酒嘔逆眩暈頭疼如破此補中益氣湯去白术加半夏白芍茯苓柏乾姜川芎有塊者更加莪术木香及善飲者早常嘔不吐者小調中湯最效一月三五次服之亦可為丸如醉飽行房以致蓄血胃口作痛大調中湯或八物湯加砂仁如糯有痛飲不醉恕糟粕出前竅冷溺出後竅此四物湯加河金砂术及樞柳木通桃仁熱服可安○喫茶成癖此星术丸

傷食

憂思鬱抑藥嫌伯 憂思傷脾不思飲食此清六丸加香附炒黃連白芍姜汁蒸餅

糊丸服。全不食者，溫胆湯神效。○憂思傷食者，木香化滯湯。○瘦倦氣逆不食，二抄蒼柏散加香附、白芍、陳皮、半夏、黃連、扁豆等分，白术為君，姜汁麹丸服。痰氣滯不食者，三補丸加蒼术，倍香附。

健脾方　紫蔻仁　枳椇　川朴　砂仁　共末，開水下

葛花解酲湯　葛花　砂仁　豆蔻各五　木香一　茯苓　人參　白术炒　青皮　陳皮各四　神麴炒　乾姜　猪苓　澤瀉各三　專治酒積及吐泄痞塞

大健脾丸　人參　茯苓　陳皮　枳實　青皮醋炒　半夏麹炒　黃連薑　白术炒　穀芽炒　白蔻炒　廣木香　川連用吳萸浸炒，去吳萸　長流水煮荷葉老米粥，搗丸，菉豆大

張氏曰：脾多畏濕，若加香火為香川連加炮姜。

膏瘡方：先以肘揆(?)揆肉上再揆送破而熟之，再用蕎麵作圍，圍形若於內以火盒向火溫之，腹中氣行即瘥，脇之拒(?)。

8

積聚

五積六聚皆屬脾　經曰：積聚癥瘕痞塊，皆太陰濕土之氣，始因外感內傷氣鬱，醫補而留之，以成積。積者陰氣，五臟所生，脉沉伏，或左右發有根，痛有常處。肝積左脇下曰肥氣，氣風氣有餘而血氣不行也，令人脇痛，痎瘧。心積臍上曰伏梁，梁如梁之橫架心下，令人心煩，乃火之鬱也，忌熱藥，亦灸。又腸癰亦此相似，但身股皆腫，環臍而痛為癰。脾積胃脘稍右曰痞氣，亦陽氣為濕所蓄也，令人黃疸倦怠，飲食不為肌膚，仍忌熱藥。肺積右脇下曰息賁，賁

五積丸治宿食積滯腹痛胸膈悶痛吐瀉 木香 肉蔻 丁香 枳殼 炮姜 各 巴霜 檳榔 百草霜 杏仁各等分 研極細末用米醋糊丸 又化滯消痰丸 加減治一切 入藥拌勻為丸 麥加香油 又攪勻入蠟

喘息奔而上行也令人喘嗽肺癰胃積蓄於小腹或湊心下曰奔豚言如豚之奔衝上下無時也令人喘逆骨痿最為難治此積無推吐下法損真氣積亦不去奔豚尤不可吐五積

左有五方令総根五積丸夾攻。緊於陽氣亦勝所成脈沈緒或隱或見發無根痛無常處

散聚湯七氣湯息積丸大阿魏丸大安丸加味

左右中間移不移 氣不能作塊成聚塊乃痰與食積死血有形之物而成積聚癥瘕也有積聚成塊不能移動者曰癥言堅硬貞固也或有或無或上或下或左或右者曰瘕言假血而成

蠱動之形且有活性

左死血分右氣積 治左破血為主 海石丸或當歸龍薈丸料加五分加桃仁姜黃各一兩蜜丸。

治右正氣青皮湯木香分氣丸有積者消積正元散紅丸子小阿魏丸或當歸龍薈丸俱加部

痞康

當中痰結一團而 中乃水穀出入之路飲食七情鬱積成痰石礞丸白芥丸凡痞塊在皮裏膜外俱宜二陳湯加補氣行氣藥

有餘消導分新久 積初為寒宜辛溫消導大七氣湯烏白丸大小溫中丸近黃丸阿魏撞氣丸久則為熱宜辛寒推蕩木香檳榔丸二八丹消塊丸有蟲比妙應丸外治三聖膏三稜煎神效阿魏丸

不足平補是工醫 陽虛有積易治惟陰虛難以峻補痞積又忌滯藥只宜早服滋補藥中加鱉甲龜板秋石丹午後枳朮丸或醋鱉丸一消融化為妙若痞積滯冷誤為沉寒痼冷投以姜附熱藥初服甚與病情相宜久則痞積益甚真氣傷而陰血虛矣但硫附固不可服如知柏芩連寒涼傷脾滯氣亦所不宜古云衰其大半而止又云養正積自除皆為虛損有積而言也平補之外更須戒厚味節色慾戒暴怒正思慮庶乎萬全

紅丸子 三稜 莪朮煨 青皮 橘紅 炮姜 胡椒 醋糊丸桐子大紅凡為衣 陀飲食傷中脘痞悶及婦惡阻嘔吐全不納食佐之隔之礙於胸膈手取效

三稜散 三稜 白朮炒 莪朮 當歸 木香 檳榔 或加木香麥芽半下丸服

秘方化滯丸 巴豆 三稜 莪朮 青皮 陳皮 川連 半下 木香 丁香

通膈湯 木香 檳榔
白蔻 砂仁
三稜炒 川朴 蝎汁
半夏 青皮 杏仁
大黃 朴硝
姜煎引

青娥丸 故紙炒
杜仲炒 姜湯 胡桃
蒜加巴戟 肉大茴
香由行之膏丸

8

氣滯 此與濕氣痰相氣滯一邊詳之

氣滯不行辨新久濕熱痰積是其因 蒼天之氣清淨不息變為雲霧為雷雨

此濕熱薰蒸也 人身元氣與血循環無端彼衝擊橫行於臟腑之間而為疼痛積聚痃

癖壅逆於胸膈之上而為心腹刺痛等症多因七情飲食鬱為濕熱成痰與積初起宜辛

溫開鬱行氣豁痰 久則宜之辛守降心火以除根

滯膈痞滿滯下秘 氣滯上膈為嘔噦痞滿 枳橘湯 枳桔湯 橘皮湯 枳實薤白湯 沈香降氣

湯 古烏附湯 濕熱者 清膈蒼莎丸 實熱者 解毒湯加貝母枳殼 痰火者 瓜蔞實丸 食積 枳朮丸加

木香二陳○ 氣滯下焦為腰痛脹墜者 七氣湯加橘核 或木香勻氣散 青娥丸 便閉者 四磨

湯 六磨湯 木香順氣丸 木香檳榔丸

滯中刺痛或周身 氣滯於中則心腹脇肋刺痛 伏梁痞塊者 保神丸 一塊氣丸 木香分

氣丸 阿魏撞氣丸 古枳巴丸 濕熱者 黃連丸○ 氣滯於外則周身刺痛 流氣飲 主之 或手足

浮腫者 三和散 合五苓散 或五皮散加桂 青木香丸

氣滯

散火破氣雖古法　古人散火之法必先破氣氣降則火自降矣但枳殼青皮破滯要藥多
服損人真氣需慎之

養血補虛同婦人　男子虛勞失血及婦人產月後因氣此四物湯加木香梹榔降氣氣滯
此去梹榔加玄參黃柏或炒黑山梔一味入薑汁煎服開五臟結血少除血最妙有婦人性急
遇月事不行氣填胸膈嘔惡全不入食食則吐痰有一塊塞胸喉而痛或一塊如卵築觸心下
痰痛或腹中塊物動作攻刺腰背吟發潮熱四肢乏力腳不能行小便白濁帶下日就瘦弱
全似虛勞若穀食不入却喜果子雜物此乃有孕也產前安胎產後順氣俱以四物湯主之云通
用二陳湯上焦滯氣加枳梗香附砂仁中焦加厚朴枳實三稜莪朮下焦加青皮木香梹榔因熱
此加山梔香附痞悶加黃連枳實痰盛加瓜蔞脇痛加青皮柴胡芎葉草龍胆利痛加枳殼
氣實加烏藥香附氣虛加參朮木香喜動心火加黃連怒動肝火加柴胡思動脾火加芍
藥悲動肺火加黃芩恐動腎火加黃柏相成劑不拘此煎吞交感丹

保脈方 生地四錢
丹皮二錢 茯苓二錢
當歸四分 山藥二錢炒
青皮二錢 阿膠二錢
藕節二錢 蒲黃二錢
蒲黃炭八分 陳皮八分
茅根小節

8

吐血

吐血屬胃審陰陽、陽盛身熱陰盛涼 內傷外感及飲食房勞墜閃五臟有傷血聚膈間從胃脘出則為嘔，咳從鼻出此則為衄。陽盛身熱多渴，陰盛身涼不渴，然血降也，多添四物易飲。

陽多積熱并怒火 陽盛多因飲食辛熱傷於肺胃嘔吐出血大薊飲子主之。因怒甚葛連丸、調中湯。吐膿血此為肺癰桔梗湯。大怒氣逆上衝暴甚此四物湯加蘇子陳皮沈香童便或茅根煎湯磨沈香服之。若血聚胸膈間則吐此蘇子降氣湯加人參阿膠。或暴吐紫黑血塊此瘀血也然多亦不妨。四物湯合解毒湯調之。覺胸中氣塞此桃仁承氣湯下之。五志火動熱此解鬱湯、保命散。

陰為心力暴勞傷 陰盛多因勞力傷氣吐血鮮紅心腹絞痛自汗四君子湯加柴胡黃芪山茱萸合前胡姜棗煎服。或用蓮心糯米等分為末溫湯下。蓋勞傷氣虛挾火陰陽不相為守，血亦錯行所謂陽虛陰必走是也。外症必有虛冷之狀，法當溫中使血自歸經絡，若胃虛不能

吐血

化食其氣逆上吐衄，此理中湯加木香；胃虛不能約血，此甘草乾姜湯或七氣湯加川芎白芷，此小建中湯、古桂附湯。下虛極而氣壅喘嗽，血不歸元，此黑錫丹、金液丹。勞力傷脾，唾內有血，咽喉不利，此雞蘇散。又心肺脈破，血如涌泉，口鼻俱出，此不治。勞心過度，不能統血，反上令人煩悶倦怠，此茯苓補心湯、歸脾湯。古方治血多以茯苓茯神為佐，此心主血故也。思慮强力入房，勞傷心腎，陰虛火動，此加減四物湯。凡血越上竅，皆是陽盛陰虛，有升無降，俱宜補陰抑陽，氣降則血自歸經矣。陰盛陽虛，此間有之耳。

先痰帶血皆痰熱　先痰嗽後見血，多痰火積熱，化痰降火為急，不可純用血藥，恐泥痰也。山梔地黃湯。痰帶血此多胃中清血熱蒸而出，重者山梔，輕者藍實。

先血後痰虛火倡　先見血後痰嗽，多陰虛火動，四物湯加貝母、天花粉化痰，山梔、麥門冬、牡丹皮瀉火。甚吐血火熾也，若挾痰者只治火則止。

陽熱涼血與行氣陰虛補濇自歸藏　凡血不可單行單止，若血來多，又有瘀於胸膈，必先消瘀而後涼之止之。如血熱則行，宜苦寒涼藥為君，辛味行氣開鬱為臣，升提俾復其位為

佐酸清心塞其源甘温收補其氣。涼血犀角地黃湯黃連解毒湯陶氏生地芩連湯
四生丸。行氣枳梗湯二陳湯枳橘湯左歸附湯。滋補血虛加減四物湯昏暈芎歸湯。氣
虛單人參湯扶脾生脈散清肺生脈飲虛甚者十全大補湯心清古冬柏糊狗胆丸單京墨
丸或單用炒乳姜為末童便調服姜能破心血降火。久者升提三黃補血湯救根天門冬丸大
阿膠丸如貞丹。退血歸元參苓白朮散四君子湯腎氣丸瓊玉膏。治血燥降火誤用陽燥
熱藥。則血枯瘦怯。癆瘵成矣。勞傷誤用寒藥。則胸腹膈痛。血瘀鬱氣。墜墮閃挫。誤行補澀。則
瘀蓄於胃。心下脹滿。食入即吐。名曰血逆。方法以二陳湯去茯苓甘草加赤芍等分救之。此血病
難調。最宜斟酌。

麥冬飲子　麥冬　黃芪　人參　當歸　生地　五味子

阿膠散　治肺損咳嗽唾血　阿膠炒　白芨　天冬　五味　人參　生地　茯苓　白芨
研末將藥煎取入蜜一匙入白芨末調服或入糯米為粥生薑五片煎

犀角地黃湯　生地　白芍　丹皮　犀角末汁　或入桃仁七粒

吐血

嘔血

嘔血與吐無大異 盛盆一丟成者為吐 盛碗有成者為嘔

怒火暴甚不可當 逆者益甚 血溢口鼻 當抑怒 全陰煎 化肝 解鬱湯 靈其保命散

氣虛發熱咽喉痛 甘桔湯加參芪 生地 荊芥 黃柏 水煎 入童便 韭汁 姜汁 鬱金少許

或單黃柏蜜炙為末 麥門冬煎湯下

血虛熱熾滋降良 加減四物湯主之

衄血

經曰：陽絡傷則血外溢，溢則衄；陰絡傷則血內溢，溢則後血。

張氏曰：衄々由內熱起，多主陽明經，治宜清降陽明熱，如犀角地黃湯、生地黃飲子、麥門冬散；熱甚者茜

衄血熱溢肺與胃 肺竅於鼻，鼻通於腦，血上溢於腦，又行清道，所以從鼻而出，蓋以陽明

艸散 抽薪飲 加減一陰煎 頭乳痛口渴者 玉女煎 白虎湯 若陽明熱極下之 通而大便秘上者 摘華

熱鬱上行則口鼻俱出 大熱衄血者用茅艸去根 搗生汁一盞 生姜汁半盞 和勻服

犀角地黃湯 逼其下而上自愈

涼血行血 治吐血 古人方 初宜黃芩湯加鬱金 或茅花散 青々正々 久宜清肺飲 生脈飲 茜

茜根散 茜根 黃芩 阿膠 生地 側柏葉 炙草 引

犀角清膈湯
犀角屑 鬱金
川連 元參 石羔
川芎 麥門 白芍
生地 炒梔 蒲黃
青皮 黄芩 梔
藕節 白茅根
入後汁加童便
沖服

衄久有鬱此方蘇芎散 因鼻流涕久成衄此防風散或犀角地黃湯 凡初衄不可遽止 若多
又衄自由出而陰虛此之多也 以勞損傷陰 水不制火暑熱動衝任陰分、血若脈滑實有力素為
恐暈用百草霜末二錢水調服 仍取一捻吹鼻中 或用人中白調末服 又加髮灰或藕一字
傷損此當作火治 太陽大熱加黄芩 茅花 車前 細辛 羚角 陰虛也有附子理中湯 若是虛
仍用少許搐鼻立止 或將患人頭髮開井水浸紙頂上搭之亦妨 於鼻孔燥以麻油滴入潤之
症而無確實陽症 但當溫養其陰 令陰氣完固乃可以治本 如之陰血 三陰血太閉納導氣
如吐衄太盛不止防其血暈 用茅燒烟於醋酒之 令鼻臭氣以遏其勢 或蒜搗以冰噴面使帯
虛加五味 炒五陰血之屬
鬱則火盛 此法能將衄血其上吐下便九竅出血不效必死 隨症虛實調之

諸般血藥不能止 必然氣鬱血無藏 涼血散等不效此古蘇芎散 爆此天門冬 青

歸脾湯 甘草炒黑 白朮炒 黃芪炒 熟地 玄參 景岳曰世治吐衄用竹茹生地藕汁童便
不分陰虛陽盛血自妄行則涼之 徒以沸湯理宜條解 如陰虛陽盛此謂天空地清冰凝則止
須用溫散宜益桂理中之屬 止衄丹 香附二兩 川芎五錢 炒黑梔三錢 黃芩二錢 共為末開水調下
又方 阿膠 茜草根 條芩 側柏葉 生地 香附
地黃散 治鼻衄久不愈 生地 熟地 地骨皮 枸杞子 為末蜜調服
一陰煎 凡血隨氣也 有升無降 惟補陰抑陽則火自降而血自歸 此治陽盛動血之大法也
生地 熟地 白芍 麥冬 甘草 牛膝 丹參 或加藕節茜根續斷

咳血 嗽血

8

二神散 陳棕灰炒 百草霜 茅根煎湯沖服 舌上出血 以此搽之

側柏散 人參 茯苓 側柏葉 為末 每服三錢入細麵 三錢拌勻新汲水 沖服

阿膠散 阿膠珠 白芨 天冬 五味 人參 生地 茯苓 入蜜一匙 糯米 百部 為末 生姜引 調入白芨末

嗽唾咯

凡欬嗽而出者為嗽血一咯而出者為咯血其血從□來者內傷已去來近世□□多□□□向者凡

嗽痰帶血本脾經 壹者六君子湯加桑白皮黃芩枳殼五味子有火者加減逍遙散

咯血唾血及痰涎帶血者乃多欬嗽者槐骨蒸勞瘵陰虛者不宜用清脾肺之如目前傷損者但

有咳屬肺恐難嗽 火升痰盛多熱者龍腦雞蘇丸滋陰降火湯 或百花膏黃連阿膠丸靈

營補陰宜加味歸脾湯

其二陳芎歸湯八物湯或二陳湯加嫩桂桑白皮杏仁桔梗知母貝母阿膠山梔姜嫩桂隨治

上焦故也愈後調理玉霜膏 喉血咽瘡者不治

血隨唾出自腎來 滋陰降火湯

瘀血聚肺火相煽 唾中紅色乃是肺痿不治

咳出血屑疙瘩為咯血或帶紅絲細如線 有物在咽下咯不出者亡吹之者此精血竭也 四

物湯加竹瀝姜汁童便韭汁或雪餅子地黃膏姜蓄血在上閉塞清道者宜犀角地黃

湯

此是肺腎真臟傷滋陰降火非偏見

固本丸 天冬 麥冬 杏仁炒 茯苓 阿膠 甘草 白术 蜜丸噙化

丹溪咳血方 訶子 瓜蔞仁霜 海石 炒梔 青黛水飛 杏仁 薑汁蜜丸

芎歸 桃仁
歸尾 生地 赤芍
川芎 牛膝
共搗爛大熟
童便入酒少許 治
瘀血作痛

桃仁承氣湯
桃仁研泥 大黃五錢
芒硝 桂枝 甘草
各二

8 溺血

溺孔之血出來道也出膀胱 溺時必澀痛 小便紅赤而澀 此多以導赤散 加膀胱相火妄動 直而不痛

溺血純血全不痛 血從精竅中來 乃心移熱小腸 四物湯加山梔芩連 單髮灰散入麝半分

精竅則淋濁 如則之血 從其腦移熱於膀胱則癃而閉 血治宜清利膀胱之 加以生地 白芍 山梔 芍 柏

淡苦瀉湯下 單苦菜飲 單琥珀散

胆腑赤直達膀胱之本也 古法太多清飲之 其來者熱 其出小腸溺孔而痛 而血隨溺 如在膀胱 膀胱陰痛

暴熱實熱利之宜 暴起熱者山梔一味水煎服 實熱者導赤湯加當歸下之 或小薊飲子 以四

而熱又加崩痛者 小腸與心為表裏 此心氣化之血 清以由分之 知所加至厚味 且加而上中二焦五

物湯山梔調之 心經熱者導赤散 脾熱者益元散 升麻煎湯下 或五苓散

老口腹之 凡心清之降也 得由小腸達膀胱 治宜清開故火之濁

虛損房勞兼日久 滋陰補腎更無疑 久者以四物湯加山梔牛膝知母 或單牛膝膏 房勞傷

血從精竅出 多由血淋之房 多因房勞以陰虛火動 營血妄行 凡血出命門而澀痛 如為血淋而痛

精大動溺血者 膠艾四物湯 腎氣丸 小兔絲子丸 雷甚痛久者 鹿角膠丸 秋石固真丸 金櫻膏

其為溺血如色者多屬之實者 宜用飲之劑

痛不可忍者 單豆豉一撮煎湯溫服 甚致此候日久中氣虛 清心靜養 不可救也

髮灰散 血餘灰 茅根 車前煎湯送下

生地飲子 生地 熟地 枸杞 黃芪 白芍 天冬 甘草 骨皮 黃芩 如脈微身涼惡風 加肉桂

又治吐血

溺血 尿血 唾血 咯血

8

便血

便血與腸澼之别：便血者大便之前而血自下，腸澼者自廁而見腸血也。便血多由腸胃之火，在便前者其火

便血須先分内外 自外感得者曰腸風，隨感隨見，所以色鮮，多在糞前，自大腸來

來近，者在廣腸，來遠者在肛門，在便後者其來遠，來遠者在小腸，來更遠者在胃也。甚多曰大而血多，小之者脾胃陽

來也。自内傷得者曰臟毒，積久乃來，所以色黯，多在糞後，自小腸血分來也。又有不拘糞前

虚而不能統血者，氣陷而血亦陷也，有久病瘀血而便血者，有以動血者，有風邪結於陰分而便血者，大都有火

或並便者，與血俱痛也，皆因七情六淫，飲食不節，起居不時，或坐卧濕地，或醉飽行房，或飲

於多曰血熱，無火者多曰虚寒，皆其當審察之要也

冷停滯，或傷麵積熱，以致營血失道，滲入大腸，經曰結陰便血，陰結一升，二陰結二升，三陰結

下血曰火熱，以清熱爲主，宜約營煎、地榆散。若熱在脾胃小腸之間而火甚者，抽薪飲、黄連解

三升。善邪客入臟則三陰脉絡不和而結聚，血因停留，溢則滲入大腸，陰絡傷，陰分之浊也，針經

毒湯。若本以陽盛多熱，蓄毒下血，久不止者，宜荊連丸。若大腸風熱而血下者，宜防風黄芩

云陽絡傷則血外溢而吐衄，陰絡傷則血内溢而便溺

丸。若濕毒濕熱結聚大腸而下血者，約營煎、聚金丸、槐角丸。若虚寒如宜二术煎、四君子湯

風清熱紅甚則烏寒黯毒濁澀不痛 此屬外感風邪，色青純下清血，實者人參敗毒散

若脾胃氣虚，大便下血，其色或紫黑不甚鮮紅，此陽虚也，必無熱痛，或見惡心嘔吐，亦脾統血

加槐花、荊芥。不應，金匱黄土湯。久虚者胃風湯、若芩丸。熱者鮮紅，用黄芩、秦艽、槐角、升麻、青

虚則不能收攝，脾不統血，虚則不能運化，因以脫陷妄行者，宜温補，宜壽脾煎、理中湯

魚等分，水煎服。熱甚則黑者，解毒湯合四物湯加大黄。有瘀血者，桃仁承氣湯。冷者色黯，平胃散

歸脾湯之屬。若氣陷不舉，血不止者，補中益氣湯、壽脾煎。若氣虚大陷，舉元煎

合理中湯加葛根、升麻、益智仁、神麴、當歸、地榆、姜、棗煎服。毒深病邪蘊久，色污或重痛

血滑不止者，或因病久，或以少年，或其因氣虚，或以誤用攻擊，以動血之初，多由於火，火邪熏而不

宜四物湯加木瓜、樗、柳，或四味魚連丸。滑者直來不痛，白柏丸。陰虚極者，香連壳丸

槐花散 槐花 側柏葉 枳殼 荊穗炭 黄連 米湯下

加減四物湯 當歸 川芎 生地 側柏葉 白芍 荊穗炭 槐花炒 黄連 地榆 條芩 防風 烏梅 姜汁

約營煎 生地 白芍 甘草 續斷 地榆 黄芩 槐花 荊穗炭 烏梅 氣虚加參术 氣陷加升麻、防風

約陰丸 當歸 白术 白芍 條炒 生地 茯苓 地榆 黄芩 白石脂 北五味 丹參 續斷 大腸血熱便紅加川連、防風，火甚者加黄芩、炒柏，各丸

便血

溼癖血箭最難除　原因傷風犯胃飧泄久而溼毒成癖注於大腸傳於少陰名曰腸癖俗
宜於虛者除外血過多由氣虛於宜補中益氣湯歸脾湯舉元煎理中湯加烏梅文蛤五
呼血箭因大便以出有力如箭射之遠也又有如節四散漏下者初起溼熱或拔當長夏者當
時之屬若當升之止惟已聞丸為妙
歸合血散涼血地黃湯加木瓜檳榔久而色紫黑者溼毒甚也升陽除溼合血湯升陽補胃湯
陰絡傷便血然以風客之邪傳於陰絡加傷客之血卵主五藏絡而出者則為陰絡卵內絡而得外之
或補中益氣湯去柴陳加苓連同芎槐角枳殼
則病血出於便絡從陽絡陰然便血一升云已得此也宜外灸中脘氣海三里以散風邪內
內傷食積糟粕混　內傷飲食腹又脹海糟粕與血同來平胃散加槐角枳殼當歸烏梅甘草或通
服平胃地黃榆湯澀散之劑
主二八丹虛者六君子湯加芎歸神麴
然氣傷肝血因氣逆而下也化肝煎枳殼湯之類逆氣散而者愈也黃芩芍藥湯兼肝邪者當歸
勞傷氣陷鬱悶拘　內傷勞傷元氣下陷者補中益氣湯脫肛者榆砂湯內傷中氣虛弱者四
或脾虛失血者自知無寒熱氣逆等症宜四君理脾胃氣虛寒治法宜用平肝再傷脾氣
君子湯或平人參湯加炒乾薑少許古卷柏散古烏荊丸斷紅丸陽虛甚者凡附丹內傷
陰虛血弱者四物湯加甘乾薑龜柏丸添龜丸腎氣丸○內傷脈絡下血者古連殼丸虛者十
全大補湯主之○內傷思慮怔忡少寢有汗者歸脾湯或宜熱腸痛小腹悶墜拘急者直遂散
六君子湯俱加柴胡山梔或木香少許○以上血在糞前俱加吳茱萸在糞後俱加黃連二味淡用熱
湯同浸拌溼再炒滾湯半日入令某等相和方妝各揀另生則偏寒偏熱

初起和血祛風溼　當歸和血散或涼血地黃湯實者槐角丸黃連阿膠丸虛者加味槐角丸四物坎離丸○血用四物湯祛風加柏葉防風荊芥秦艽槐花蝟皮黃芩地榆枳殼甘草人若加升麻柴胡提之解毒加槐花柏葉荊芥枳殼芩連近血加梔柳枳實槐花條芩溼大腸火連血加木通吳萸炒黃連溼小腸火熱者加山梔槐花黃連大下不止加血見愁少許姜汁和服溼者加炒乾姜溼熱加蒼朮秦艽當歸黃芩扶氣加香附枳殼或單香附丸

久只補脾濟劑愈　補中益氣湯參苓白朮散歸脾補脾胃氣血皆生於穀氣胃氣一復血自循軌

小薊飲子　小薊　藕節　炒蒲黃　木通　滑石　生地　當歸　甘草　炒梔　淡竹葉引

墨薊丸　大薊　小薊　荷葉　白茅根　側柏葉　茜根　棕灰　川芎　丹皮　山梔

以上十味用瓦器燒黑入陰墨共末煉蜜為丸如彈子大每服三丸以白童便兑服

陰溼和血湯　當歸　丹皮　生地　熟地　黃芪　五味　白芍　葛根　升麻　陳皮　秦艽　蒼朮　肉桂

8 喘

凡人一時氣喘喉中作水雞聲此為痰喘也方用平喘湯 麻黃 青代各五分 麥門冬 桔梗
喘急先分肺實虛 呼吸急促者謂之喘 喉中有聲響者謂之哮 雲苓 杏仁各五分 滑冷痰 枳
各三分 甘草 茯苓 各二分 山查 枳八分 射干 陳皮 半夏 各一分
冰實 杏 牡 海 胸身熱 枳殼
凡痰氣上升咽喉氣塞肺管作喘者息不相接抬肩此氣虛也 方用定喘丹 生薑 枳
其次當知有火無 經曰諸逆衝上皆屬於火 虛宜滋補降氣 實火宜清肺瀉胃
人參 麥冬 各二分 紫蘇 二分 熟地 二分 山萸 四分
火炎得食喘暫止 火炎胸胃喘者下逆下送以食壓下稍痰則止食已入胃更助火痰上喘反
凡七情氣鬱 佳佛疫涎略略如噎噎如夕甚 痰涎壅塞上氣喘急此內傷氣血外如如方
大作宜降火清金導痰湯加芩連山梔杏仁瓜蔞丸 胃有實火膈上稠痰者導痰丸
用加味導痰湯 白芍 五分 白朮 三分 當歸 三分 紫苏 陳皮 半下 甘草 茯苓 三分 蘇葉
痰喘喉似水雞呼 蘇子降氣湯 神保丸 大蘿皂丸
半下 川朴 各一分 白芍 茯苓 各五分 半下 二分 蘇葉 三分 甘草 分 貝母 二分
七情氣急無聲響 又方 枳殼湯 分氣紫蘇飲 因服補藥喘者 三拗湯
凡久嗽肺虛大喘不止 痰者肺虛也 此肺虛喘危症也 宜補肺補胃 方用加味生脈散 麥
外感裏逆只氣粗 外感表邪傳裏 實不受邪 氣逆上評之 傷寒門有感冒風寒相干肺脹而
各一分 人參 五分 北五味 二分 茯神 二分 白朮 五分 當歸 三分 白芍 五分 又方 麥冬 三分 北五味
喘者隨時令祛散風喘 金沸草散 麻黃杏仁飲 定喘加減三拗湯 藿香正氣散加五味子杏仁或蘇
三分 熟地 三分 白朮 二分
沈丸 定飲 熱症 小柴胡湯 涼膈散
水喘怔忡或腫脹 水喘水氣乘之有聲 怔忡者 小青龍湯 古葶藶湯 前湯 水腫水氣脹肺而

喘脹喘必生脹脹必生喘二症相因皆小便不利肺主氣先喘而後脹者宜清金降火而行水次之脾主濕先脹而後喘宜燥脾行水而清金次之

以上諸喘皆有餘陰虛火從臍下起 陰虛喘者血虛則陽無所依附而上奔宜四物湯倍芍加人參五味子以斂之有小腹下火起衝上而喘者宜降心火補真陰四物二陳湯加知柏枳殼黃芩

氣短不能續吸呼 久病氣短不能接續似喘非喘者單人參湯扶脾生脈散調中益氣湯勞倦過者參杏散飲食熱者葶藶散痰阻短氣者導痰湯濁陰在上清陽陷下喉喘嘔吐者瀉白散

腎冷元氣不能納 下元虛冷腎氣不得歸元者九味安腎丸八味丸甚者黑錫丹以鎮墜之煩燥無脈身冷神昏者不治

抬肩擷肚胃表乎 胃虛極則氣上逆抬肩擷肚生脈散加杏仁陳皮白朮或理中丸加胡桃枚之○仲景曰髮汗如油汗出如珠不流抬肩擷肚喘而不休及胸前高起脈絡散張手足厥冷脈散及數者皆死但婦人喘病尤急產後榮竭衛氣無依獨聚於肺故喘者死速

未發扶正治其本 血虛補血氣虛補氣蓋以清金降火順氣化痰

已發解邪痰火疏 喘非內宜桑肺則痰火脹肺風宜祛散痰火疏導但大忌甚者亦不可純

用苦寒宜温以劫之用椒目五七錢為末薑湯下喘止後因痰治痰因火治火諸喘不止者小

蘿皂丸 定喘化痰散 久者人參清肺飲 倍粟殼濇之 ○ 考內經云夜行喘出於腎淫氣傷肺

有所墮恐喘出於肝淫氣害脾有所驚恐喘出於肺淫氣傷心渡水跌仆喘出於腎淫

氣損肝 又云邪入六府身熱喘呼不得臥喘之名同而所感各殊

金沸草散 旋覆花 荊芥 前胡 白芍 甘草 麻黄 半夏 陳皮加枳殼有痰加

紫菀茯苓 風痰加川芎

人參定喘湯 人參 麻黄 阿膠 半夏曲 五味子 粟殼 桑白皮 甘草

瀉白散 桑白皮 地骨皮 甘草 粳米百粒 加人參茯苓知母黃芩名加減瀉白散

蘇子煎 蘇子擂 杏仁擂 生薑汁 生地汁 白蜜 砂鍋煎如飴每服二匙

喘 加味麻杏湯 麻黄三錢 杏仁三錢 石羔三錢 桑皮三錢 甘草三錢 苡仁二錢

8

哮

哮為嗽中痰作聲吐後多須酌量行扶不扶寒須帶表斷根扶正
金宜清　吐用二陳加蒼朮黃芩須帶表散之
水哮夜幼時被水停蓄於肺為痰宜金佛淵散小青龍湯倍防己或蜀
水丸定包執紫麻黃湯加桂枝紫蘇半下黃芩有風痰千緡湯或用
雞子一枚略敲損殼勿破膜放尿缸中三日夜取煮食之凡哮忌燥藥之
不宜純涼須常表斷根須慎滋味存清肺金扶正氣未用貓頭骨燒灰
酒調服二三次一服即止體弱者忌吐
瓜蔞丸　蔞仁　半下　山查　神曲　共末瓜蔞汁丸姜湯下

一方蘇葉黃連同煎立止

惡心

果無見外症、但有寒有食有痰飲有濕氣有火邪有陰虛傷胃、亦傷寒瘧痢、邪在胃口

惡心乃嘔吐不得吐、一見飲食心便欲、二陳加白蔻香附砂仁

此皆有之、實也虛也熱也之而脾胃俱虛生痰、寒痰並吞酸噯腐、熱嗽惡心、宜六君子湯、不脾

不渴胃寒与胃虛　胃寒理中加陳皮半下生姜等分、胃虛六君子加砂

胃虛寒太陰自病腹痛嘔吐惡心、温胃飲、理中湯、香朮而不脾胃虛寒、上下不通、以亦脹

仁枳實加姜汁川連少許

熱痰亦吐嘔宜消二陳加理陰煎、亦溫胃飲、若受臟濕寒邪脹、肚腹痛、惡心、和調氣平胃散又盛

煩渴胃家痰火寬、痰盛大半下湯、火盛二陳加姜炒川連、眩暈惡心用苦

胃暴熱大盛煩燥惡心必竹葉石膏湯

嘈雜

心嘈似饑又頗雜　似饑非饑似痛非痛、兼吞噯氣痞悶、嘔、胃脘作痛也

嘈雜一症多由脾氣不和、兼脾虛受傷而起、治者少可不顧脾氣也、如脾虛火鬱痰多者

逆、蓄胃之由也

和中湯、兼三聖丸、兼朮連丸、兼中焦火盛、黃芩痰而停加軟石膏丸、兼宿食留滯飲痰

維食多憂痰大盛　食鬱枳朮丸加山查麥芽、有熱加芩連、停飲加麴麥

滯不清而停加麴麥朮丸

朮丸、胸痰氣火鬱丸、俟合丸、憂鬱加枳麴丸、香連丸、濕痰氣鬱不食火

脾胃虛寒者多吞酸兼嘔惡心嘈、脾虛不如運化、脾濕宜、兼多痰飲、加二陳湯加

三補丸加蒼朮、傷鬱痰因火動、治痰為先、二陳加姜炒芩連山梔為君、南

胸治口　若受痰停滯胸膈而脹、痰多食而停加和胃二陳煎、和胃飲、不脾胃虛寒、停

星半下為佐、熱多加青黛、火動痰兼二陳加姜炒芩連山梔、火鬱加撫芎蒼

飲外饑而停、温胃飲、六君子湯、兼脾腎陰分虛寒、必須飲而停、加理陰煎

术痰火併感祛痰火丸

五更嘈着思慮傷血分稍虧宜補接　四物加香附貝母山梔川連黃芩

洞胃飲　人參　白朮炒　白芍炒　陳皮　乾姜炒　炙草　當歸　下空腎泄加故紙炙草

或兼胸腹痛加藿香丁香木香白豆蔻砂仁肉桂，冬脾氣下陷升提加升麻柴胡

8 噯

張氏曰噯氣多由滯逆，逆多由氣不行，氣逆上行，多空少熱，於凡人之飲食太飽，及飲食不易消化

噯轉食氣名噯氣　有痰有火滯於胃　胃中鬱火膈上觸痰飲食鬱成

的多有此症，但太飽作噯此係實滯，治宜行氣化食，不消化時多虛向作噯此係胃氣虛寒，治宜

宜於痰火潤下丸　吞黃連丸

温補，蘇胃虛兼滯而噯者宜十味保和湯，兼胃寒氣滯者和胃煎，胃寒生痰嘔惡噯氣宜

實症食罷噯方形　氣盛實噯食罷則轉膈氣逆則物之噯轉多傷食

和胃二陳煎，虛者胃氣虛寒飲食難化時常虛飽噯氣者温胃飲，壽中煎理中湯，若脾腎虛寒命門不

濕痰二陳加蒼朮，神曲麥芽炒川連，柔俱和丸

煖，陰邪不降，空滯上焦而痞滿噯氣者理陰煎加減治之

虛症濁氣填胸次　不因飲食常噯此虛也，若胃有濁氣膈有濕痰，俱致者

噯，六君子加沉香為君，川朴蘇子為臣，吳萸為使

香朮煎　白朮炒　乾薑

肉桂　陳皮

壽中煎　人參

山藥　白芍　炙草

茯苓　炒乾薑

陳皮　砂仁　壽加

熟地

和胃二陳煎

炒乾薑　砂仁

陳皮　半夏　茯苓

炙草

□□爲陽治
□嘔噦
丁桂薑 茴桂
□ 通草 萆
薑引

8

嘔吐

羅氏曰嘔吐之有火者大吐此宜清而不宜降寒吐此宜溫寒而不宜降寒之有降火則火引入脾法

嘔吐須知胃冷熱次分三焦辨擬桔　上焦吐此氣也降氣和中爲君加木香

門入大腸必用便血之症降之則引之入骨法入膀胱必爲遺溺之症

藿香桂枝枇杷葉

眩暈不食氣上攻胸滿酸悶食作嘔　中焦吐此食積與氣者先吐後痛者

先痛後吐皆用木香檳榔爲末調服行氣

厥冷下焦停有痰宜　下焦吐者寒也朝食暮吐暮食朝吐久則不便清利大便

而通陰氣偏枯不與陽合治當溫其寒宣通其秘復以中焦藥和之附子理

中湯木香匀氣散合理中湯四逆湯

三陽熱壅大便結　嘔而不下者此火也爲吞酸煩渴腹脹腹痛者而大便閉此大

小腸膀胱結也熱此大黃下之虛者潤之

痰火不已水怔忡　嘔吐痰火爲多二陳加薑汁炒芩連再以調中湯肝火者胃

此黃連丸或單人中白薑汁化服脾中濕痰鬱滯上中二焦時時惡心吐清

水如豆汁此胃苓湯加半夏檳榔以嘔心忙忡先渴後嘔此五苓湯先嘔後

渴猪苓湯水入即吐此五苓散

腥臊熏心多瘀血　腥臊氣熏惡心嘔吐此膿血聚於胃中所以嘔膿有癰

膿不須治膿盡自愈四苓倍加赤苓丹皮虛者以川芎加陳皮

客風翻翻暑渴煩　風邪在胃翻翻不定乘吐酸水全不入食此不換金正氣散

不宜輕用參朮補住邪氣惟久病脅痛木克土也方宜六君加青皮白芍芎藭

升麻川芎砂仁神麯治大熱此越鞠丸加青代薑汁蒸餅為丸最治煩渴黃連

香薷散六一散加砂仁乘枇杷葉散錢氏白朮散

氣虛痞滿虫痛切　久病胃弱全不納食聞食氣則嘔四味藿葉湯乘四君

去茯苓加木香參芪胸痞氣短此調中益氣湯胃虛空瘦作嘔增半湯虫

吐時常惡心胃口作痛口吐清水得食暫止饑則甚胃有蛔也二陳加苦楝根

史君子白朮烏梅乘用錫灰檳榔等分末飲調服凡吐如青菜汁者死此繫痛

非番胃也又船暈者吐渴飲水者多不能畜便用姜汁飲最妙

代赭旋覆湯 赭石一兩 人參二兩 旋覆花 草炙三兩 半夏半斤 生姜五兩 棗十二枚

8

呃逆

經曰穀入於胃胃氣上注於肺今有故寒氣與新穀氣俱還入於胃新故相亂真邪相攻氣并而逆復出於胃故為噦又曰胃為氣逆為噦又曰諸逆衝上皆屬於火

呃分不足與有餘不足者內傷脾胃及病後胃弱多四肢冷便數有餘者曰

景岳曰此呃之由總由氣逆氣逆於下則直衝於上無氣則無呃無陽亦無呃也其曰寒滯而呃者亦从

外感胃熱及火鬱失飽面紅肢熱便閉

風寒寒以食停亦滯氣中寒停者致逆但去其鼓抑之寒而呃自止宜橘皮湯二目丁香散仿柿蒂

不足者虛火陰氣虛甚火乃元氣之賊陰氣力胃氣致泰也胃土受傷木氣

草乾姜湯 橘皮乾姜湯 寒甚者加四逆湯

傷陰陰氣大虧者不得內守挾相火衝清道而上乃虛火上逆也若因暑濕

胃火為呃者其脈必洪實形氣壯盛胸膈有熱或大便實而堅此胃中有火上衝也宜降其火宜劑

熱者十味小柴胡湯 草蔻橘丸 來調益元散 胃火善食者小半夏湯加山梔川

胃飲及氣逆而呃兩逆脹悶宜加減二陳加烏藥 本神香散 食滯而呃宜加減二陳加山查白芥文烏

逆呃火盛者益元散加連梅 自利加木香木白 苓陰良久病滯下及婦人產

為之產 本大和中飲加乾姜木麥

陰虛躁下逆上 使分歸者湯 陰虛四君加知柏陰虛竹茹

凡脾胃虛寒氣逆為呃宜理中加丁香湯 本溫胃飲加丁香 若勞倦內傷致呃也補中益氣加丁香

勞役傷脾故有此 實者大勞火動陽升清陷 此補中益氣湯或合生脈

呃逆

醫學精義

橘皮竹茹湯 橘皮 竹茹 生姜 甘草 人參 大棗

丁香散 丁香 柿蒂 甘草 良姜 為末 熱湯點服

若脾胃虛則生痰故治痰者當以脾氣為主

散加蒼柏附子少年採房勞發喘當腎氣不歸元者九味安神腎丸

凡大病之後本以虛弱之極本以虛損誤治此爲最為危證宜大中虛速補脾寒甘陰虛速補腎宜

久病寒搏大為害 此危症之脈散為火刑金凡傷寒吐下及積痛日久為絕

胃氣欲絕陰藥加丁香以助氣本為胃絕之象

逆乃諸火衝上行為胃中空耶乘遏於持空者宜丁香柿蒂散養胃附

子湯理中湯倍參久者三香散參木瓜蒂煎湯呷呷中虛昏瞶脈倍參甘

凡聲強氣盛脈見滑實者多宜清降若聲小息微脈見微弱者多宜

怵湯救之 溫補此大法也

有餘飽食失升降 痰閉於上火動於下氣別痞色危從胸中起者芩連之

陰陽本祇生姜陰陽本下陷湯根本參芦煎湯吐之停痰本因大怒瘀血熱者之

宜姜參芦湯歸脾之寬氣降則火土後倍之特氣鬱者木香勻氣散蘿蔔丸

湯下本蘇子降氣湯

陽症失下多潮熱 地道不通日而危逆下之大柴胡湯陽極脈時脫者涼膈散

解毒湯泰陰之陽不可大下

汗吐下後熱未除 小柴胡加陳皮竹茹溫膽湯小危者小陷胸湯小有犯湯去麻黄傳

之劑也

補有溫涼法莫拘 凡汗吐下後傷氣已多當溫補脾胃陰火上衝當平補

挾熱宜涼補局方常用丁香溫燥助火不可拘

橘皮竹茹湯 人參 竹茹 橘紅 香附 薑棗引 治吐利後胃虛膈熱呃逆

薑汁膏 薑汁 白蜜 牛酥各五兩 人參五合三錢 慢火熬成 人參五合湯下

8

膈噎

此症以積苦積鬱而成逆已盛積傷而成憂思已盛則氣結之則液化不降逆已盛則滯

三焦枯槁成膈噎 飲食不下大便不通名膈噎 咽之者拒格之而格之噎塞

陰陽俱傷則精血枯涸氣不行則膈噎病於上精血枯則燥結病於下夫胃司受納脾主運

大便不通通幽湯 局方以噎近咽膈近胃而患於上焦又每分寸膈五噎以分

化皆不外大小腸之氣化生之本今飲食停膈下而來便結不通幽運化失職血脈不通一概

皆病因內傷憂鬱失志及飲食淫欲而動脾胃肝腎之火久回雜病漸成

運行血脈之稅在上焦 膈在上焦噎在下焦其為虛而實不可不審乎

辛香燥藥俱令血液衰耗胃脘枯槁 在上焦者賁門此食入然下下則胃脘為

治膈大法以脾腎為主治脾者宜用溫潤治腎者宜用滋潤然泰之逆天庭地加

心而痛須臾吐出乃上焦賁門與胃脘上口之水穀自此奔入胃之而氣則從肺出

者三陽出之而後食物由下而見脾之氣由下而升秘結中之外病變內上病移下雜病

其稿在中焦幽門此食物下良久復出幽門與中脘相近之其地幽門胃中

膈噎

蒸〻虛弱通痛蒸〻乃知所云內因
水穀自此入小腸其傳主下直闌門其外食暮吐闌門臏下闌約水穀分入膀胱
元氣虛保元加五福飲十全大補湯脾虛者宜加云君倉脾肺營虛血燥加生薑汁宜
大腸也至大小腸膀胱乃氣血津液流通之道路也
陰虛者下焦者宜歸飲大營煎
陽太上升有虛熱　經曰三陽結謂之膈小腸熱結則血脈燥大腸熱結則不
而熱則虛也和胃飲加當歸川朴上焦多滯加二陳加川朴兼之寒宜和覺飲合小承氣湯
去便膀胱熱結則津液涸三陽熱結則前後閉塞下既不通
嘉理宜大健脾丸兼木香人參生薑枳朴加以調脾氣加上氣
必反逆而上於噎食不下從下後者乃陽火上升而不下降也實火黃連解毒湯加
噎而便結也但寒者多大便閉上同血燥陰虛宜五福飲兼大營煎加以泛花加減以蒙
童便薑汁兼童便之類入薑汁而小丸時〻細嚥也如陶氏六一承氣湯人參利
由潤其血而以調脾等劑治其血燥牛羊乳以滋其液
膈丸虛大衡上食不入或枳樸二陳加川朴白朮木香少許大便閉或不導滯通幽
至氣血未至右格而下直脹閉〻如梗則為燥熱人參利膈丸也則大黃甘草湯
湯兼麻仁丸為肘噎未至於膈時便結以防〻間有見受六〻氣食傷脾
其人治膈用參芪以補元氣飾米粟米以解毒實見竹瀝以清痰熱結薑汁以化其屮甘草
胃大良膈上貲次腸鳴胸前借激宜暫用丁香煎丸膈隔單附子散一切不
紫纖牛羊乳以養血潤流當歸汁以潤燥幼之因症順調
審其所偏總不宜概用辛香燥藥反至燥陰不救

為瘦為積本七情　古云膈噎神思間病惟內觀靜養之蕃七情既起董基津液為
瘦為積久則血衰針往之怒氣鈍之食則氣逆不之勞力鈍之而膈噎喘促

張氏曰治反胃之法但知隆虛者每以補陽而主以大加焉但陰虛者非汁姜汁人乳陰虛無血者以補陰爲主而加乳汁童便酥油蜂蜜牛膽油韭汁之屬以症欲愈最難治勿求速也

思氣結亦有中痞之氣閉塞咽嗌不利痰積膈間者伏之陽湯去參各湯代
陳氏曰反胃肝和趣胃和也用逍遙散加炒川連吳萸治之其次用香砂六君湯各一錢神穴
陳氏治痰丸瓜蔞丸痰用川連陳皮半夏吳萸貝母姜汁竹茹積研以前食積膈滑
降火之劑宜搽枳實之劑如利膈痰氣為知補胃即以方用開關湯熟地二兩
加減枳朮丸加川連陳皮半夏用保和丸二錢加姜汁炒川連二錢山查二錢丸
山萸肉當歸二兩半夏三錢之參各半兩五錢又方白茯苓兩吳萸平川連錢蘇葉五錢
麻仁大胆脂各五錢炙甘草九錢人參湯下加竹瀝七錢特鬱結脈沉而滑者飲食素
凡飢食暮吐暮食朝吐乃脾虛不能消化命門火衰也其有因七情鬱結氣阻而不化者
靜胸皆痛の之湯痰停爲煩向二便秘難多利分心氣飲の磨湯或木香檳榔
也飲食下咽塞留因如上法方用兩生湯肉桂二錢附子錢熟地二兩山萸二兩又方熟地
二便不末白湯下傷神多睡十味溫膽湯硃砂安神丸腸鳴木香氣鼓香積
二兩山萸兩肉桂三錢巴戟天五錢
阿魏撞氣丸要向食氣五膈寬中散
凡人時吐時不吐者則用婦人居多為因鬱而得也治宜和肝方用逍遙散與四君
氣血兩虛多吐涎沫大抵死氣虛必致逆化生痰飲腸滿後而參力四君
參飯
六湯大便閉加芦根童便虛者亦宜君加附子大黃治吐蟲加甘草蘆汁人參膏
凡胃中嘈雜饑內飢痛痰唾嘔吐日以為常此小陷胸湯加肝和又胸膈來趕胃口則
大抵血虛而火潮閏生大此脈為數而參力の熱加童便竹瀝姜汁大便閉加
脾虛也如心腑木虛如此如蟲若飢則飢動而覺食飽則大動而跳異也方用健脾
桃仁紅花有痰血加丹皮韭汁防風加牙皮血虛亦加姜炭血燥加牛羊
殺蟲湯人參茯苓白香又炒梔三錢白薇三錢加里菸萊藎根
乳汁人乳反有七情飲食之毒氣血俱虛八珍湯

凡食入即吐数口部上焦也 膈上时作声而如常人 此膈上有瘀血积而不散也 本因气血金水二藏 夫须扶持 血阴主静 内外交静则滞阴 阴以大小起而金水二气有亏

方用瓜蒂散 瓜蒂七枚 莱菔子二钱 韭汁一合 半下 花粉 甘草各三钱 贝壳 人参各一下

又方 花粉 桑白皮各二钱 生地 白芍各一钱半 红花二分 桃杏仁各十粒 贝壳一钱 甘草 当苑各五分

养阴血自生 津液传化合宜 则肠润者 肾气丸主之

补阴养胃是总诀 亦谓霍实俱宜养阴养胃而主 通用二陈加童便竹沥 姜汁些许 有热加生地 苓连 瓜蒌 桔梗 七情加香附 川芎 木香 槟榔 不纳食加砂仁 麦芽 枳实 伏食 逆上者加大黄 桃仁 气虚合四君 血虚合四物

五膈宽中散 青皮 陈皮各五 香附童便炒 川朴姜汁炒 甘草各二 白豆蔻 砂仁 丁香 木香 共为末 每服二钱 姜汤送服

十膈散 治凡因气热痰食滞寒思虑等十般膈气 人参 白术 茯苓 炙草 陈皮 贝壳炒 神曲 麦芽 炮姜 官桂 诃子煨 三棱炮 莪术炮各一两 川朴姜汁 槟榔 木香两 麝分半 共为末 每服二钱 入盐少许 滚水调服

人参利膈丸 治膈内大便秘结 人参 当归 藿香 木香 槟榔各十 甘草 枳 厚朴 共末水丸桐子大 滚水送卅丸

8 関格 与嘔吐膈噎淋痞参看

凡食至胃而吐，此大小便不通，加目眼仁赤，目珠暑露，支腸脹痛，氣拂逆邪不通而上陽乃

関不小便，格則吐逆，但之人迎大於氣口四倍曰格，氣口大於人迎四倍曰関

肝氣之鬱，夫上格則不白加，口閉則不白加，言人者吐陽，語上吐則下氣不通也，又先自

上寒下熱中焦窒，閉乃陽不下，以空其胸中寒而不去，格乃陰不上，以格其下

而吐者曰用為用，下氣則上脘不飲食，入胃止於其大腸之糟粕，而不能通小腸膀胱之氣

焦塞而不入，上下不通，三焦撩亂，中氣不足，陰陽不能相營，既関且格，中虚

是下篇之氣逆，是實和解，但不分逆如之陽隔絶，水不受而自愛氣之方

此補中益氣湯加桔梗，升降以中虚，痰盛與君，去术加柏子仁及射少許

用開関散 白芍 白术 當歸各五錢 茯苓 紫苑 半夏 莱菔 炒梔 原料各三錢 陳皮

虚而吐利，保和白式濟丸

葉各五錢 荳蔻一錢 後二劑 又方 白芍五錢 茯苓三錢 甘草 只殼 神曲各二錢 白豆蔻二錢 川芎

提吐真氣而度 関格与噎異，胃中覚氣有礙，則升不升，則降不降

二錢 紫苑二錢 姜汁半分 服二劑 再用補腎藥

食不食，宜二陳加木通，吐其積，積之氣不去，去痰也

人有忽上不能飲，下不能出，胸中脹急，嘔向不寧，二便會通，如関格也，乃膈閉相氣之飽

或治下焦不可執，言之関格，但以下焦為合經之少陽，而嘔傳

而知氣設知而知脾胃不能，陰氣併傷，大腸小腸膀胱三經，乃方用和解湯 白芍

隆食不下，火逆上而嘔吐，膈上氣不利，関也，大承氣下之，若但吐不

二錢 茯神 當歸各三錢 紫苑 甘草各一錢 只殼五分 白芍七分 丹皮二錢 荳蔻一錢 後繒錢 又方

得以便胃苓湯，有寶積積，換此方，其以此溢腎丸主之，然後清利之

紫苑 茯苓各二錢 當歸三錢 白芍五錢 甘草 蘇葉 葉各五分 竹葉卅片

藥詳前淋症 凡関格之非汗此不治

閉格 包

啓閉湯 麦冬五錢 人参三錢 甘草一錢 柏子仁三錢 生滑石二錢 川連五分 白芍三錢 桂枝三分 花粉三錢

又方 人参五錢 白术 丹皮 桂三錢 川連 兌参 枳二錢 蘇葉 桂枝三分 半夏 紫苑三分

8

痓

痓痉虚柔实刚　阳极而刚痉多数风痉宜清热化痰祛风阴极而柔痉多数厥痉宜温补化痰降火此丹溪实则而刚虚则而柔之意也

口噤不醒通身强　痓者则身强不醒痫则身软时醒二者不同

内外因皆挟痰火　本外本风邪本内因七情皆挟痰火乃发痉痰壅而痉本上手足搐搦左右动摇宜祛风导痰汤加竹沥姜汁风痰盛者以秦散加防风天麻羌蚕全蝎生姜薄荷为末通圣散加人参芎归间服寿星丸姜汁竹沥下火盛则遍身拘挛大变而旋转也火妙燥极而使气液不足宜四物二陈汤加川连芩栀竹沥姜汁佐补而敛之实者则胸腹满口噤咬牙脚挛卧不着席便闭大承气汤下之亡血风痰者火而风燥之本治其本则风自敛而燥自润

郁冒诸虚甚则亡　亡阴郁冒者乌药顺气散八味顺气散诸虚绝无风邪

而筋脉挛急角弓反张乃气血虚脱无以主持筋脉无可多用风药经云
诸痉项直皆属于湿，湿极反兼风化实非风也故又曰虚为本痰火外邪为标
气虚者补中益气汤加竹沥姜汁君加荆芥附子血虚者四物加防风
羌活或大秦艽汤

8
痫

痫病时发时止邪流五藏癫狂经久不愈邪全归心

痫有阴阳只是痰　内伤七情外感六气伤饮食积为痰火上逆心窍惊恐
忧怒则火盛神不守舍舍空痰塞丹溪云痫因痰塞心窍发则眩旋仆倒
手足搐搦口眼相引胸背强直叫吼吐涎食顷乃醒病先身热脉浮在表故
阳痫属六腑病先身冷脉沉在里故阴痫属五藏若神脱目瞪如愚如痴
者不治

五痫神应丸
白附子炮半两
半夏二两　南星
乌蛇酒浸　皂角各二两
全蝎炒二钱　蜈蚣半条
僵蚕炒一两　麝香
白矾一两　皂角炙
将皂角捶碎用水半升
挼汁去查同
白矾熬干为度
共末姜汁为丸
梧子大每服三十
丸姜汤下

痫症

時師何必究三五 癇久必歸于藏 肝癇面青搖引喜發作雞鳴咕 心癇口張搖引馬嘶 脾癇下利吐舌羊吼 肺癇吐沫腹脹牛吼 腎癇直視如猪尺共竅祇痰火與驚三者而已 小兒風發食三癇是其奏

痰挾火與驚多加 肥人多痰動則有聲沫出 風痰星香散加全蝎三枚姜汁煎服或五生散 驚痰紫石散 驚氣丸 抱龍丸 壽星丸 因怒或順氣導痰湯加菖蒲辰砂 因憂思或妙香散 食痰醒脾散 瘦人火盛面赤或防風當歸飲 小調中湯加南星 牽滚痰丸 溫膽丸 牛黃清心丸 千金龍膽丸 痰火俱盛猪心丸湯液下 上吐下利者 頑痰老痰必妙

調中補脾瀉東南 癇本痰熱挾驚 宜寧神清心降火而至於者清用二陳加石菖蒲南星以達 探吐之 吐後必服初硃砂安神丸以降南方之火 而歸龍薈丸以平東方之木 但治痰必先順氣 氣必先補中 頑痰膠固 非辛湯熱藥不能以開導 故古人治癇皆以湯劑 又如錢仲陽治小兒癇症經吐後又服

係痰已久身倦閉目不食用參黃芪補中益食再服腎氣丸補此淵叔評此
便須權以救病之壞症之下兩用清氣

硃砂安神丸 黃連錢半 當歸二錢 生地三錢 甘草二錢 共末湯浸蒸餅為丸麻子大硃砂衣
每服廿丸茶湯任下

利膈化痰丸 南星 蛤粉 半夏 薑仁 貝母 香附童便浸 各半兩 為末皂角十
四挺搗同杏仁兩濃水浸皂角搗杏仁如泥入姜汁同煎為丸如菉豆大
每服五十丸姜湯下

8

癲狂

癲狂痰火閉心竅都緣喜怒太過事 喜向注多喜為癲多怒為狂喜
屬心怒屬肝皆火有餘之地但喜則氣散畢竟陽之不遂鬱而不伸者多者
之大概痰迷心竅此葉氏清心丸金箔鎮心丸硃砂安神丸心風顛狂半夏清
心丸虛者加紫河車一具為糊怒傷肝者寧神導痰湯當歸龍薈丸

白金丸 白礬三兩
鬱金七兩
薄荷水泛丸

顛狂

曰痧此抱龍丸鬱氣丸丹溪云五志之火鬱而成痰如喜傷心者以怒解之以
恐勝之憂傷肺者以喜勝之以怒解之

陽明挾結齊罵詈　陽明者狂足傷寒積痞胃與大腸實挾鬱結於中大便
閉此下之不若思除能成者狂此主正用瀉陽吐痰合事不調中湯

漫議重陰陰與重陽　顛此異常也手白然云此則沉默手白不云此則吟
呻在則僵臥直視心常不樂此心虛血少心火不實大調中湯主之不然則倒
暈迷陰寧補陽之許失偏寧志丸悲笑呻吟燒香紙於紙相調二飛車麻
仁煎陽常成狂此由狂也輕則歌舞在則弃衣而走踰墻升屋不通以大此以
火燥盛陽氣者昏神不守食痰火壅閉也小調中湯三黃丸控涎丹治狂
專方下痰降火顛則安神養血傳年心經者換此不治

妄之妄見如鬼神邪祟由來痰作殃　視聽之動俱妄或語之邪祟此氣
血虛極神不內守兼痰火壅盛神昏不定如真有妖邪鬼祟內服傷寒癌

疫後人中黃丸，化氣血瘀濁，藥力使幸菖蒲末，猪心血爲丸之妙。婦人夜夢鬼交者，宜志丸，耕加辛之更，水煎服。婦人崩漏之後，血氣虛心，乘虛便惡露上衝亦斥錯亂，神志不寧，血虛神耗也，宜寧神膏之，不可徒用補心飲，和血輸氣。小營煎加生姜、生地，血虛忘恐脆蹄，足上辰砂，吸悶矣，時進益藥加遠志、桃仁、紅花、蘇木。病退直用平胃散，少用川朴，倍加蒼朮、升麻多服。又男子接痰血氣，陶氏當歸活血湯。辛中吐利如乾霍亂，狂譫如醉，急用病宜門退魂湯灌即醒，外用辟邪丹灌鼻法。

寧神膏　辰砂　人參　茯神　當歸　菖蒲　紅參　棗仁　將辰砂入猪心內（俱包）蒸宜法，煎法是取出，另研，並猪心搗爛，和藥爲丸。又白茯苓、玉金七分，薄荷湯丸。

靈苑辰砂散　治風痰滯病，思慮迷亂，神魂不定。上辰砂二兩，棗仁微炒，乳香各半兩，共末之。合病者隨量沽飲，但勿令吐，從居靜室中，將藥作一付，溫酒調飲，取醉。合安臥，家人勿令驚其鼻息，勿調，切勿喚醒，亡不可驚動，待其自醒，神自定矣。以驚寤，則不可復治。

癲狂

8 驚悸怔忡健忘

驚悸惕惕不自定，如將人捕曰怔忡。思慮過度及大驚大恐致心虛停痰，或耳聞大聲目見異物中心驚悸，甚則心跳欲厥，脈弦滑者虛也，血虛四物湯、茯神湯、妙香散、硃砂安神丸；氣血俱虛人參養榮湯；時作時止者痰也，二陳湯加白朮川連遠志竹瀝薑汁。怔忡同驚悸，久而成痰在下火在上也，溫膽湯加川連山梔炒當歸；氣鬱者四七湯加茯神遠志竹瀝薑汁，或合十味溫膽湯；停飲胸中漉漉有聲怏怏不安者，二陳湯加茯神檳榔麥冬沉香、朱雀丸。

又有健忘非癡，錢精神短少痰相攻。怔忡久則健忘，三症若有係皆心脾血少神虧，引神歸舍丹主之；有欲事陰虧不足者，壽者大補氣血及定志丸；如老年神衰，加減固本丸。三症通用歸脾湯、天王補心丹、壽星丸、參參丸。

參棗丸　人參　棗仁　硃砂　滴乳香　蜜丸薑湯下

寧神飲　人參　白朮　黃芪　當歸　熟地　麥冬　白芍　茯神　茯苓　五味　蓮肉

柏子養心丸　柏子仁　茯神　棗仁　生地　當歸　五味　辰砂　犀角　甘草　蜜丸　金箔爲衣

遠志飲子　茯神　遠志肉　人參　當歸　棗仁　黃芪　肉桂　甘草　薑引

定志丸　人參　茯神　石菖蒲　製遠志　麥冬　白朮　硃砂　牛黃　蜜丸硃砂爲衣　一方有茯苓

五味 香附 桔梗 半夏曲 紅棗 烏梅引

養心湯 歸身 生地 熟地 茯神 人參 麥冬 棗仁 柏子仁 五味子

炒川連子引 固本丸 人參 天冬 麥冬 生地 熟地 蜜丸 以作常服 用加白參

天王補心丹 生地
人參 元參 丹參
遠志 桔梗 茯苓
五味 當歸 麥冬
天冬 柏子仁 棗仁
蜜丸金箔為衣 燈
心棗湯下

兩地湯 治單雙
蛾
生地 熟地 元參
白芍 肉桂 三分
川連 花粉 各三分

加味甘桔湯
荊芥 桔梗 薄荷
連翹 黃芩
竹葉引 或加烏梅

清咽利膈散
防風 銀花 荊芥
薄荷 桔梗 黃芩
川連 梔子 連翹
元參 川軍 朴硝
牛子炒研 甘草

8 咽喉

喉痺緣痰以積熱鬱熱而起也少陰少陽厥陰以口腹肥甘辛熱太過而起也多因種種咽喉總是火也咽喉氣之呼吸食之出入乃一身之門戶種類甚多總因於火而為喉陽明二經之脈循咽君少陰之脈絡於橫骨終於會厭繫舌本凡陰火上衝於上而為為少陰君火少陽相火二脈並絡咽喉君火勢緩則熱結而為痛為腫相火勢痺不得但以火治也果因實火自有火症火脈可以治之虛火陰鬱結此喉痺一速則腫甚不仁而為痺痺之甚不通而痰塞以死故曰一陰一陽結謂之喉痺一陰虛如以壯水而主之有火虛者以枸陽於此多根之大戶當中亦之症也加減肝與心胞一陽少陽三焦四經皆有相火火之為痰痰之本痰共火之標故火之火則痰立補命門之火

其生之咽喉則牙舌之包其中矣凡腫於咽之或亦而乳蛾一邊而單蛾其形如圓如珠莽利未成而兩纏喉風

大有虛實從何知
則傳任臟多由內臟之了可去西但使陰陽其腫自消凡火症喉痺宜抽薪飲火不上
實決便閉胸不鬆 實火因過食煎炒蘊積熱毒二便閉澀風痰上壅
此抽薪飲肝胆火亡宜芍藥梔子胆草為主陽明胃火以石膏為主便秘加硝黃之屬
時發喉痺多發二三日胸膈不利脈弦而數治宜先去風痰以解熱毒例

咽喉 驚悸

龍花丸 治纏喉声
二分
柏香　硝石各分
共末為丸彈子大
口含嚥化

清咽散 治咽喉
諸症
黃柏三錢　川連三錢
桔梗二錢　甘草二錢
元明粉二錢　巴豆霜二
硼砂二錢　共末吹
之

凡火降於上而熱結於咽喉宜清降之禁用散風升陽之藥
膈散加川連荊芥石羔赤防风通圣散三黄丸合化又风燥咽燥乳杖者如
凡火壅于上雪梨汁綠豆汁蘿蔔汁和以清水少加元明粉從徐徐飲之
毛刺吞嚥者硼砂散養散加川芩牛蒡桔梗薄荷生姜清咽瘦咽加石姜丸
下焦痰之清加
如嘔吐咯傷同食熱物及穀芒芒刺傷風熱與氣相搏腫痛者宜風散
陰虛喉痹之由熱過陽喉乾者原仁類痰涎壅盛如尺脈無力者之脈無力而浮
加薄荷元參全蝎乘射干湯牛蒡子湯木香重舌者如舌金鎖匙根腫者
兼與人畜艾迎於恆色寺寡陰氣不足宜滋陰虧撓水之劑火也火大以滋陰以清立加
射香硼砂丸時咽痛者善清清毒飲
伏一陰並火仍不壞代物及大便不實小便不利宜六味地黃湯一陰並子因思慮
虛火使利脈之數虛大同飽怪動脾火怒動肝火色欲動腎火火炎上攻
勞者動之火也宜二陰煎
咽腸乾燥為二便如東少陰脈氣治宜補虛降火血虛者四物加桔梗荊芥
挾陽喉痹由火不足元參根知實方咽痛其症上熱下寒其脈沉附子全多條大
知柏氣虛者四君加甘桔桂枝元參丹麻去附乾姜附子白向等徐徐服以痰
之表且不伴兔不生病腹不妻以白火條也速用鎮陰煎
感二陰斜入者魚膽一个膽為以糯米入內陰乾為末姜汁調服之可探吐声
陽虛喉痹此因陽虛乃陽虛因於喉痹也有色於改挈傷胃氣者有邪於飲食
音壞者 修降氣湯 暴寒風寒咽喉腫痛 硼砂散 桔梗甘下湯 獨蔘湯 陷
虛者虛者有氣無氣害勞倦傷胃氣凡中氣內虛疼痛外迫多致元陽
傷及陰症半枝桔湯通用甘桔湯利膈湯 诊桔凡乘以石 蜜丸彈子大
兩熱脈浮而數或短而澀故其声如鼾睡疫如曳鋸此胃肺氣絕危候也速以人參
新腹小化服此症之可從用陰藥而致自為上接求陰中守後地黃六氣安虛

入膝胸高腫上喘下泄手足甲青者則難治
湯挽失元氣痰多加竹瀝姜汁
微吐引痰真捷法　微法用青魚胆末微三次紅腫自破吐法又用青魚胆
喉癬陰虛喉生瘡紅腫痛久不愈此陰虛勞損之人水虧虛火痛也不欲嗽肺熱四陰
桔凡入內臨用加乃升麻霜灯蓝少许硼調鵝翎蘸藥引吐痰更服甘桔湯如
薊乃後喉生瘡破爛腫痛牛黃蔻金吹數次內服滋陰之劑
牙閉變此用開關散　者人多不省一字散
瘰癧喉瘡乃天行瘟疫也　咽瘡頸腫則頸面頸項俱腫上如大瓜瘟用普濟消毒
急出神針以散之　咽瘡忌汗砭針出血即蓄之之義也　本蛇床子於瓶中燒
烟
烟令病人吸入喉中立愈
毒結用開關還可救　雄黃解毒丸並鍼熨　本用巴豆壓油紙上取油紙捻
作條子點火吹滅以烟熏鼻一時鼻中涎流牙關自開　本以巴豆肉綿裹隨
左右塞鼻中左右俱有俱塞之以提攻其內則流通之義也
喉失音兮却難醫　喉痺失音極侍降氣湯青陵加菖蒲風寒失音母
桂湯加訶子方通入生地汁開之本訶子散血虛受熱咳嗽聲啞用青黛蛤粉
審調合化本潤肺丸蜜膏尋常聲音不清加味固本丸胃經用朴硝丸

咽喉

末對入證膽雜藥丸內彈子大嚼化三五丸自消魚骨鯁象牙末沖服

引火湯治陰症 開關散 烏梅肉 冰片 生南星 為末口噙擦牙

單雙蛾 熟地三兩 巴戟天一兩 茯苓五錢 麥冬一兩 北五味二錢

破喉湯 治陽症單雙蛾喉痺 桔梗三錢 甘草二錢 貝母一錢 白芍五錢 元參三錢

麻黃一錢 花粉三錢 山豆根一錢

8 發熱

發熱原是表裏症明是內傷虛損病 外來發熱隨表裏見症汗下即解

惟內傷虛熱經久不解無表裏二症及食積數傷寧知症惟氣口脈盛身熱

不痛為異

勞傷清河散 紫苑 黃芩 炒梔 當歸 人參 黃芪 遠志 桔梗

逍遙湯 柴胡 膽草 青蒿 知母炒 麥冬 黃芪 茯神 白芍 當歸 桃仁炒 枳殼 五味子 蔥白 心服

補中益氣湯 治勞熱 滋陰 白芍 當歸 熟地 黨參三錢 茯苓五錢 山藥 麥冬四錢 五味子 阿膠 蒲黃 炒藕節二錢

勞役力倦欲傷神 內傷勞役發熱脈虛而弱倦怠無力乃胃中真陽下陷內

生虛熱補中益氣湯 內傷色慾陰虛發熱使硬始食滋陰降火湯加味逍遙

散 清胃散 內傷思慮神昏恍惚服燒者歸脾湯茯神湯

生於鬱遏四肢甚 內傷生於鬱遏陽氣及脾虛伏火呈手足心熱肌膚不

泥陰痼下
茅根汁少煎服

長熱自汗不食者大營湯

晝熱口渴是陽虛 凡饑飽勞役傷胃陽虛口中無味晝熱夜輕者保元補中

黃芪湯下加附子上盛下虛清心蓮子飲

夜熱晝輕陰弱定 凡房勞思慮傷腎陽虛口中有味夜熱晝輕保陰煎加

知柏苓參主之加童便龜板峻補其陰有鬱抑者下甲丸

陰陽兩虛熱無時 陰陽兩虛晝夜皆熱煩渴不止瘧似白虎而無目痛鼻

乾去歸芪湯以治於勞熱脈洪者人參地骨皮散久虛積熱者八珍湯人參養

榮湯主之陀兮湯主之年下加五味子麥冬貝母地黃入童便少許許紀人及脈弦大無力

此氣虛不血宜甘溫補氣氣旺則生血若瘦人及脈弦帶濇此血虛而氣上

宜甘寒之而和後以甘溫之氣血平補依舊氣肥而陰合治 凡虛熱皆同補

神外脫嗜臥無數陰氣耗散陽無所附遂至浮散肌表而發熱如實者熱之

骨蒸傳變須防命 骨蒸因氣虛不能斂血血虧則火自沸騰內如針刺骨

發熱

熱頭痛本子心俱熱本支脇如火本子午相應本晝涼惡寒夜大熱各腎經
證至侍發子夜蒸上則見喘咳痰血唇焦舌黑耳鳴目眩著症蒸下則見
遺精淋濁泄瀉腰痛脚酸陽物自强著症蒸中則見腹脹脇痛四肢倦
怠著症吉云肝症骨熱肉下骨上寅卯尤甚瀉青丸人中白丸心症骨熱在血
脈日中則甚單瀉心湯導赤散硃砂安神丸脾症骨熱在肌肉遇夜尤甚
瀉黃散三白湯肺症骨熱在皮毛日西則甚瀉白散古地滌腸散腎症骨熱在
骨亥子時尤甚手足心如火滋腎丸大約脈弦而濡也秦艽扶羸湯加味逍遙散
脈弦而數也丹溪四物湯通用五蒸湯丸大胡連丸大造丸

鱉甲地黃湯
鱉甲 柴胡 熟地 人參
桑白 當歸 麥冬
茯苓 石斛 黃芪
秦艽 肉桂 芍藥
姜 五味 烏梅 个
引

虛煩內煩不得眠 虛煩移唇口燥乃心內煩燥無外熱也仍分氣虛血虛本大
病後津液枯竭煩而有渴者人參竹葉湯温膽湯不眠者六一散去加牛黃勞
心中悸者香散脾弱者三白湯

扶瘵扶積尤難治 扶瘵骨熱三陰加乾葛升麻人參白芍五味扶濕痰者

藿清脾香砂丸濕熱去其皮枯肢痛唇燥面赤痰嗽飲食少味宜量体吐去痰涎再服清熱化痰開鬱之藥積鬱最甚者熱多在夜分月肝熱去當滋陰陽加山查麥芽雞蕊久者保和丸枳术丸因痰發熱者宜青代藥化入藥汁最日效匙是也

惡寒陽虛不自任　尋常外無惡寒肌痛汎汗而上内傷表分虛惡寒已甚黃芪建中湯、調中益氣湯加黃芪桂枝。内傷陽虛自汗不任風寒四君同前倍黃芪桂枝或附子。如晝夜惡寒甚者重用參芪桂附峻補其陽。如久病陽氣鬱陷惡寒升麻葛根湯加參附白芷川芎蒼术薑外

洒淅陰虛痰大盛　陰虛汎惡寒而發熱者二陰四物加知柏骨皮。接痰瘦惡寒宜黃芩青皮各二錢為末韭汁調服探吐之。再以川芎南星蒼术黃芩糊丸白湯下。又方參加薑汁。素病虛熱忽然惡寒須臾戰慄如喪神守乃大支痰鬱遏抑清道不能固密腠理四物加黃芪連柏黃芩合二陰湯如大支肺洒

發熱

漸惡寒，甘桔湯加黄芩、山梔、麦冬、五味、粟殼、囊、蠍。口乾加大黄下之。如傷熱內鬱惡

寒，黄芪、葛根、五味、前胡、柴胡。　考內經評陰虛曰：勞役氣竭則火薰胸中

而生內熱；陽虛則不足衛護皮膚而外寒；陰盛則血脉不通而中寒；陽盛則腠

理閉塞而外熱。仲景論陽虛陰盛，宜汗而愈；如陰虛陽盛，宜下而愈。如陽

邪在經，論晝熱陽氣旺于陽分，夜熱陽氣下陷陰分，皆名熱入血室，重陽

無陽（陰）晝夜俱熱；夜寒陰血旺于陰分，晝寒陰氣上溢陽中，重陰無晝夜

俱寒。丹溪論惡熱非熱，明是虛證；惡寒非寒，明是熱證。王太僕論熱之不

熱，是無火也，為陰翳；寒之不寒，是無水也，為陽光。夫熱寒陰陽害

寒。醫家大忌，四公試藥，明當深玩之。

地黄膏　鮮地黄十斤，搗汁　當歸一斤　白芍半斤　枸杞半斤　天冬　麦冬　川芎　丹皮各二　蓮肉四兩

知母　骨皮各三　人參　菟絲各五　用水二斗，煎一斗，去查，和生地汁熬膏

東垣滋腎丸　黄柏二兩，酒拌，陰乾　知母同上　肉桂二錢　水丸，百丸湯下

8 汗

自汗侵侵屬氣虛　汗者元陽真液，因飲食勞碌房勞勞役出汗，若因多汗不固，昏睡自然汗出曰自汗，乃陽氣不足以衛護，當挾虛者補中益氣湯加麻黃根浮小麥。但外寒宜靈炒製者，外熱者牡蠣又改者用參芪，固肌表也；當厥者古芪附湯。間有血氣俱虛者，黃芪建中湯。

每有痰濕外邪初　痰症自汗頭眩嘔逆，宜用蒼白术陳皮茯苓，多汗身軟惰者，濕也。心主熱，脾主濕，濕熱相搏，如地之濕蒸氣為雲為雨為霧，出令有汗。蓋心與脾胃為濕熱主耳，宜調衛湯、玉屏風散、大安上蒸胃湯，但汗者，滲腸散。胃熱者，二甘湯。是有自汗之者，寒者，故外感初症之多自汗，風症桂枝湯加附子，寒症者桂附湯。暑症五苓散。風濕相搏，防己黃芪湯。凡自汗久用參芪附子而致宜熱心血未汗，乾仍熱者，又外感風，宜參蘇飲、痛止、住娟是為治也。

盜汗全是陰分弱，腎大脾濕心勞動　睡則汗，醒則收，蓋睡則胃氣行於裡而

汗

斂通湯　茯苓六分
乾地黄六分
生白芍六分　麥冬八分
阿膠珠三分
龍骨五分　牡蠣八分
脈虛者加人參

而表虛腠理氣散於表而汗止也。心火克金，致肺失衛護，當歸六黃湯。血虛火
熱，四物加知柏。氣虛者加參芪、白朮。胃火動者，六氣湯。脾陽者，四製白朮散。膽熱
者，防風、龍膽草等分為末，米飲調服。心虛者用人參、當歸各五錢，先用猪心血煮湯送
清心汁煎服。思慮過度，致心虛汗出者，用艾葉湯調茯苓末二錢，乘青服，第二番
蒼耳葉陰乾，焙為末，米飲調服。通用黃芪六一湯加浮小麥、牡蠣、麻黃根。外用
五倍子、白凡為末，津液調臍中，一宿即止。亦用牡蠣、浮小麥、麻黃根、藁本、糯米、防
風、白芷等分為末，周身撲之。　五倍子研末，以滴水調敷臍上，治盜汗

黃芪六一湯　黃芪六兩　茯苓一兩　炙甘草五錢　棗引

玉屏風散　防風　黃芪炙　白朮二兩　炙甘草一錢　姜引

當歸六黃湯　治盜汗　當歸　生地　熟地　黃柏　黃芩　黃連　黃芪二錢

防風當歸湯　治汗多亡陽致痙口噤　防風　當歸　熟地　黃芪

硯肝湯 牛膝兩
金石斛兩 人參三錢
黃芪兩 銀花三兩
治腳曲里痛腫亦
脛骨

薏膝湯 生芪八分
金石斛二兩 薏苡仁三兩
肉桂三錢 小茴二
碗先服一碗後擁
被出汗再服一碗
必要足大熱切不
可起坐任使汗
出到足方候、
一劑痛去
二劑愈之治鶴
膝風

又方 黃芪三兩
肉桂三錢 茯苓(?)二錢
牛夕二錢 煎服
出汗

散膝湯 治走腿
受風濕腰痛
黃芪五兩 防風三錢
肉桂五錢 蒼朮(?)兩
覆被出汗

8 痿

諸痿不痛火克肺　經曰諸痿皆生於肺熱、、葉焦著足痿躄色白毛枯曰皮痿五藏受之、發爲訛痿色飢失志上發喘而下瘦血乃心熱下虛也曰脈痿膝脛筋脈縱緩不能任用於地思色無窮或房勞太甚口苦白淫乃肝熱膽津滲也曰筋痿筋脈孔急跛躄居處卑濕肉蠕動而口渴乃脾熱胃燥也曰肉痿肌肉痹麻不仁有勞役則大熱而渴陽氣內伐熱舍於腎水不勝火骨髓空虛色黑曰骨

積久曰骨痿腰膝與脊不舉不能起於床者不治

肺傷木旺肢體廢　肺被火傷則木寡畏而侮土脾之受之傷矣肺傷則不能管攝脾傷則不能運動四肢而痿廢矣又痿從居陽明、、者宗筋之會也陽明實則宗筋潤而機關利矣

瀉南補北是大經　瀉南則肺金清而東方不勝脾不傷而宗筋潤矣補北則心火降而西方不虛肺不熱而營衛通矣清燥湯虎潛丸腎氣丸調食飲二

蓋治痿ヽ大經也

慎勿混同風痺治　痛則爲風爲痺不痛則爲痿爲虚

凡因外感宜發散痿屬内傷補血氣　血虚者の四物合生脈散加蒼术牛夕

黄柏下補陰丸氣虚の君加蒼术黄柏黄芩下虎潛の斤丸加五味子　又有瘀血

防碍者の四物加参术黄柏紅花

或兼湿熱或兼痰　有湿多者有熱多者有湿熱相半者健歩丸の製蒼术

丸

又恐食積陽明滞　同時清燥湯合少者白术膏

五痿明的痛爲要　隨其藏明的調補内氣間有挾痰者五積散合猪茯苓生

閣挾風者犬秦艽湯何首烏丸

天產作陽成厚味　助火發熱故也

金剛丸　萆薢　杜仲　蓯蓉　由經驗　兔絲子　酒煮腰子搗丸桐子大酒送

加味四斤丸　由經驗
肉蓯蓉　天麻　木瓜
鹿茸　熟地　牛膝
兔絲子　空丸

健歩丸　防己
羌活　柴胡　滑石
炙甘草　花粉　澤瀉
防風　澤瀉　川烏
苦参　肉桂
爲末酒糊爲丸

大秦艽湯　當歸
白芍　生地
熟地　川芎　黄芩
茯苓　防風　白芷
獨活　羌活　黄芩
秦艽　石膏　細辛
春夏加知母　張氏
曰此爲痛痺風
之而血虚者宜之

餘工室目

厥 与麻木參看 經曰血与氣并走於上則爲大厥厥則暴死氣反則生

景岳曰厥者盡也逆者亂也氣血敗亂之謂也經云卒厥暴厥者厥逆之候名也寒厥熱厥也分厥

厥症不獨手足厥冷宗筋脾胃合而爲孽 內經氣厥之說逆也凡移熱移寒者

之陰陽也連經違滿也論厥之淺深也人又有氣厥血厥痰厥食厥蛔厥藏厥等症之外

伏熱深而振慄寒噤之症而背惕皆謂之厥不但手足厥冷也宗筋陰器也厥

各如本之經氣皮之醫也虛不知厥逆而身痛而通作中風皆由寒熱也多

陰致之脾胃脈皆轉宗筋宗之厥則陰縮而四肢冷熱厥則痿軟不堪四肢弱而

寒厥者必四肢清冷脈沈微不數若數而身不熱畏寒喜暖或下利清穀凡手足冷厥而脈症毛實

手足熱是六經之厥皆統於肝与脾胃也

熱厥者必先多熱症脈沈滑而數畏熱喜冷揚手擲足或煩躁不寧大便秘赤

太陽晌仆足難行 經曰巨陽之厥腫首頭重足不能行發爲眴仆而僵仆倒地

氣厥而厥者必形氣虛弱色清白身微冷脈微弱氣脫症也宜參芪歸地大補之或右歸回陽飲類

陽明腹滿癲狂發 陽明之厥癲疾走呼腹滿不得臥面赤而熱妄見妄言

氣厥而厥者形氣壯實而胸膈喘滿氣逆症也經曰大怒則形氣絕血菀

少陽耳聾脇肋疼 少陽之厥暴聾頰腫而熱脇痛䯒腫不可以運

於上西此數也宜排氣飲八味順氣散先順其氣再隨虛實調理之

太陰填脹作嘔吐 太陰之厥腹滿䐜脹後不利不欲食食則嘔不得臥

血厥而厥者以大崩大吐產後血暴脫之陰宜先掐人中并燒醋炭以收其氣急用人參一二兩

少陰心痛口舌乾 少陰之厥口乾溺赤腹滿心痛

並獨參湯之後氣無所附再審其冷熱調理之 經謂血脫益氣也血逆者即經所謂血之與氣并走於上

厥陰萎縮腰膝折 厥陰之厥少腹腫痛腹脹小便不利好臥屈膝陰縮䯒腫

也又曰大怒則形氣絕而血菀於上之類夫血因氣逆必先理其氣氣行則血行也宜通瘀煎或化肝煎之

內熱

厥

厥乃係血行氣鈍誤隨症調之

又或咽腫喉不寧　太陽厥逆僵仆嘔血善衄少陽厥逆機關不利腰不可行項不可顧陽明厥逆喘咳身熱善驚衄血手太陰厥逆虛滿而咳善嘔沫手少陰厥逆心痛引喉身熱死手太陽厥逆耳聾泣出項不可顧腰不可俛仰手陽明少陽厥逆發喉痺嗌腫痛逆者三陰俱逆不得前後手足寒三日死

外感寒氣暑相兼　寒侵血者厥脈沉微或吐中陽之逆陽虛耗氣者厥脈虛此人本內虧陽復日勞役犯房致陽氣收攝目盲耳閉內經謂之煎厥之熱氣並逆於腎與膀胱而厥也宜四君加遠志防風赤芍麥冬陳皮凡外感者熱宜解散藥中加姜汁

內傷薄厥痰大抽　內因喜怒傷氣傷志氣逆而不下行血積於心胸內經謂之薄厥言陰陽相傾氣血奔并而厥言大怒暴厥氣逆身冷者蘇合香丸八味順氣散怒氣逆者嘔血衄血蓄厥此四物生地黃加赤芍人參桂枝陳皮麥冬梔柳姜汁并氣實多怒忽大叫昔厥乃痰閉於上火起於下而上衝用香附子玉川芎

甘草三錢童便姜汁煎服又方付人中白香附為丸稍合用導痰湯加川連香
附煎送當歸龍薈丸曰勞役飲酒被發暑厥或六君加芩連竹瀝姜汁內傷痰火
發厥者脈弦滑或二陳加竹瀝挾虛加付附子挾火加芩連山梔竹瀝肥人加人參姜
汁凡厥症為顛為狂為胸為作為多足或腹脹二便不利或嘔或心痛皆痰火鬱
氣而病也

總是酒色陰陽病　熱厥因醉飽入房濕熱入脾不能滲營四肢陽氣獨盛於手足
心熱宜補中益氣湯升陽散火湯火鬱湯寒厥多因縱欲奪精元陽大損不能滲營
經絡陰氣獨盛於手足皆寒宜十全大補湯加附子或當歸四逆湯尋常氣虛而
厥四君血虛而厥四物有火加知柏虛寒加附子但厥後以手揉其足至熱如腎移寒
於脾則為寒厥心移熱於腎則為熱厥之經寒熱但陽症煩渴譫語許身熱陰症不渴
靜倦身冷與傷寒陰厥陽厥大同而雜病無同以色也情痰火或挾於經曰陽衰於
上則為寒厥陰衰於下則為熱厥陽極似陰陰極似陽與傷寒云不同而病狀相似

尸厥之是下虛證　卒中外邪與臟氣相忤，氣遏不行，經絡脈伏，昏不知人，手足厥
冷，其面青黑，牙關緊閉，或錯之安許，候予以風治，蘇合香丸灌之，候省，以木香勻
氣散合平胃散調之，素虛者用焰硝五錢，硫黃二錢，為末，作三服，陳醋蘸，覺焰硝起
傾入盞內，乘之溫服，如人行五里，又進一服，或用生參、附、歸入姜汁，溫熱服，外灸百會穴
九壯，氣海百壯，身溫灸出生。蚘厥乃傷冷，血厥乃產后
接補陰陽本內經　陰陽氣不相接則厥，熱厥補陰，寒厥補陽，壯水之主以鎮陽
光，益火之源以消陰翳也
吐下還為實者設　凡辨厥未辨，先以蘇合香丸灌之，痰壅口噤，瓜蒂散吐之　二方
搐鼻散也，大承氣下之，瀉解散下之
當歸四逆湯　治手足厥冷，脈細欲絕，內有寒，加吳茱萸生姜　當歸二兩　白芍二兩
通草二兩　細辛二兩　桂枝三兩　甘草二兩　大棗二十五枚

扶勞湯 白芍炒
人參 黃芪炒
當歸 熟地 桑葉
蘇梗炒 五味炒
阿膠炒 製香末
姜棗引

安腎丸 肉桂
川烏 白朮 山藥
茯苓 蓯蓉 巴戟
故紙 萆薢 桃仁
石斛 白蒺藜炒
為末蜜丸 治腎
經積冷 下元衰憊
夢遺便溏

[illegible]一氣湯
熟地 [illegible]
黃芪 [illegible]
五味 [illegible]
[illegible]根 [illegible]
此方虛勞加減
用之

8

勞瘵

師云三日經行婦人之勞熱於經閉曰血虛而不勞經絡也若血虛則骨蒸之則傷心而不能生赤

勞瘵須先辨陰陽 陽症口乾舌燥咽痛喉腫捫乾手足心煩熱不便或大便燥閉

脾胃不嗜食脾虛則金虧金虧則腎水竭水竭則氣不榮是其燥熱兼以為虛陰

症喉痰白色胃逆不思飲食難化或患遺精白濁大便溏泄又有嗽痰仰臥不得其為陰

熱而用陰藥不加血熱神則血滯腫熱遂脾與症者若脾胃衰陰陽血是則熱邊則

陽兼痛也多廿以前氣血未定吐紅遂虧損精血全虧陰虛間有因外感久瘧久嗽

不可刑金金不受剋則腎水有虧氣血皆虧之經脈自遲若用破血之劑反傷脾土金

而風此多屬陽虛熱勞咽痛失音如死虛勞泄不止於死

金虧水虧論血分皆虛之瘵氣熱又未通失血而傷之用滋補不效此則咽啞

陰陽傳變最為常 不向陰陽日久皆同傳男子自腎傳心肺肝脾女子自心傳

肺虛瘵通之骨傷經閉之有肺血之瘀血不去則新血不生而經水不行矣

肺肝脾腎五臟傳遍之府則死之有終歸是傳一經者專主心腎而不傳也須以脈

五症驗

潮汗咳泄分輕重

輕者之症問何重此並作者大甚於上則為咳血為潮熱大動於下則

為精滑為泄瀉若先吐血止血為先其餘諸症量多少之輕重一經外現者精滑又腰

酸腰脊拘急知其邪在腎現咯血多汗又驚悸口舌生瘡知其邪在心現喘咳嗽血又

皮枯鼻塞聲沈知其邪在肺現者夢遺又脇痛多怒知其邪在肝現泄瀉又腹疾

勞瘵

痞塊飲食多倦四肢無倦和其邪去脾虛隨其邪之所湊調之勞熱清骨散内熱保真
湯脯熱黄芪鱉甲湯勞血咯血太平丸嗽吐喉咯保和湯血虚多少三黄補血湯血
不止十灰散花蕊石散勞嗽乾咳人參阿膠湯保和丸太平丸寧肺丸肺痿知母茯苓
湯肺癰桔梗湯單白芨散勞泄白术膏八味腎氣丸勞汗黄芪散更當於久病本
條參究之

寧肺湯　人參　茯苓
當歸　白芍　桑白
麻　川芎　熟地
麦冬　五味　蒲黄
阿膠珠　姜三片　紫
蘇子薑引

白术散　人參
白术　茯苓　麻
五味研　乾葛

豬肚丸
川連二兩炒　麦冬
熟地　五味　花粉
丸二　人參五錢　苦參
入豬肚內蒸
搗爛爲
寒爲丸食後
米湯下百丸

益元丸
兔絲子十兩　蓮
五味子七兩炒
茯苓三兩　蓮
連子四兩　麦冬
共為末山藥爲末上丹

補与關閬翻胃膈

勞倦之氣血勞倦太甚遂澁滯跂偏邪氣自以相亟又飲食
勞倦或傷則上焦不行下脘不通熱氣胸中而生内熱凡頸上有核腹中有塊者
當臍冰作痛多爲七情痰涎結聚氣血凝滯致成故以關閬翻胃之名闌脉
膈閉則氣血乾枯胃氣弱則痛多由此但陽虚之可偏用辛香丁附之劑以氣
之可偏用苦寒知柏之劑陽症關閬清熱利便宜陽白散加銀柴胡秦艽木通陳皮
當理白芍木香以和便和而痛之陰病關閬則痰則氣宜二陳加竹製香附貝母
丹皮當歸山查蘇梗生地木香以和氣和便加和痛陰陽保固参苓白术散三白湯

打濕丹丸茱萸 大棗湯三錢

或二陳加白朮神曲麥芽以和脾胃 此丸宜多服使胃之氣得再用他藥 古方以生

庫救防風當歸飲 或二補丸 蒼朮丸治脾勞和胃氣作實用之可也

久則平補大自息 久虛積損則勞陽虛 虛勞藥十全大補湯 人參養榮湯 補中

益氣湯 陰虛加味逍遙散 滋陰降火湯 大造丸 虛七瓊玉膏 白鳳膏 古云服後

藥可多一些使補劑得之 凡脾胃虛者氣血損 此滋補藥中量入童便以代降

滋陰大補丸 熟地二兩 山藥 牛膝 山萸 杜仲 巴戟 茯苓 五味 小茴 遠志 石菖 枸杞 菖蒲 共末蜜丸桐子大 每服

火之劑極可擬者

扶正祛邪蟲之也 蟲之氣血凝滯 痰與瘀血化成 以平補氣血為主 加以烏梅

萬病列之屬 則蟲自也 蟲同本科書 萬應膏 蛤蚧散 天靈蓋散選用

8

極陰理勞湯 治陰虛火動 皮寒骨熱 咳嗽食少 人參六分 麥冬一錢 五味三分 當歸一錢

白芍七分 生地二錢 龜板 女貞子 薏苡仁三錢 橘紅一錢 丹皮一錢 蓮子三錢 百合四分

柴胡四分 汗多不寐加棗仁 熱甚加骨皮

8

極陽理勞湯 治陽虛氣弱 倦怠惡寒 自汗 人參二錢 黃芪二錢 柴胡 白朮二錢

陰虛之肉桂 七分 當歸 二錢 五味子 十下 要之加附子 世加升麻 柴胡 訶子 肉荳蔻 木香 乾薑 同煉

同桂加麥冬五味 地黃丸 生地 山藥 人乳汁一斤 牛乳一斤 黃柏 川連 為末合丸 菉豆大白湯下三錢

十四味大建中湯 黃芪 人參 茯苓 甘草 川芎 當歸 白芍 熟地 白朮 肉桂

炮附子 麥冬 半夏 肉蓯蓉 各一錢

木香檳榔丸 檳榔 木香 鶴虱 貫仲 錫灰 檳榔 使君子 蕪荑 雷丸 巴霜 麵糊丸如麻子大 每服廿丸 五更粥飲下

8

諸蟲

凡吐蛔有因病而吐蛔者 但治其病 而蛔自止 有因胃火而吐蛔者 以內熱也 蛔無所容而出也 但清其火 九蟲皆因脾氣弱 濕熱蒸鬱 痰瘀 諸蟲皆飲食不節 飢飽失宜 或過食 治而蛔自靜 抽薪飲 安蛔丸 有因胃寒而吐蛔者 以內寒蛔不安而出也 但溫其胃 腥膾生冷 或蟹黃 閉食 致中脘氣虛不運 而成積 久則濕熱薰蒸 痰瘀 而蛔自安 仲景烏梅丸 有因胃虛無食而吐蛔者 以倉廩空虛 因求食而上也 此胃氣大虛 痰血瀝 使隨五行之氣變化諸蟲 如腐草為螢是也 宜補胃溫中 溫胃飲 理中湯 吞 蛔有死而吐死者 但治嘔可也 隨其上出不 心煩 咳嗽多 嘔噦 肉蟲令人心煩滿悶 肺蟲令人咳嗽 胃蟲令人嘔吐 厥逆 喜噦 必須通下 若蛔牝畏酸畏苦 加烏梅而佐使 蛔自伏 胃虛寒 加苦楝根 或川連 嘈雜 好吃生米 茶葉 炭等物 弱蟲令人多唾 治蟲 先以藥下蟲 必須得其時 要先一日不食 使蟲飢 次早五更 用油煎肉嚼之 良久 蟲聞肉香 瘡癧痔漏與腸鳴 蟯蟲居廣腸 多則為痔 劇則為癩 瘡疽疥癬 赤蟲令人腸鳴 皆向上 乃以雞蛋黃同煎和藥 嚼而食之 再服蔥湯 或白水 少頃 藥力下 則將蟲下 乃以白粥自和 噎 赤蟲狀如生肉

五君煎乃四君加炒乾姜

又有感觸蠢物動心腹刺痛藥不靈　赤小洞蛇虺遺精誤飲其水若果品虫
須補劑調理脾胃　景岳曰治之須杜其源須養脾胃氣強虫自不生故於殺虫之際本末兼之
聚其表而誤食致心腹刺痛牽引腰脇時作時止證名不殺虫症也雄砂丸主之
先調補脾胃如歸脾湯溫胃飲五君煎理中湯赤理陰煎皆可若欲兼虫治之須蕪荑丸最
婦人鬼胎兒血蟲　婦人經閉腹大一月向便動作本是胎不應虫症也雄砂丸或
凡治虫之法本攻本補自有緩急先後之宜最當加意
萬應丸主之血蠱小兒最多大人向有亦因積鬱而成也

眼鼻下黑蟹爪脈　凡虫症眼眶鼻下有黑面色痿黃臉上有血絲如蟹
爪分明飲食不進肌肉不生沉重寒熱若不早治則相生不已殺人

傳尸癆虫十八種居肺咯血聲嘶　勞虫須分五藏常居肺間蝕人膏之上
膏之下針之不到藥之不及宜灸膏肓の夜穴兩奶名蝕肺葉則咯血吐痰聲嘶
若食其藏則難治

虛先溫補後追逐　虛者先溫補扶其元氣再用已追藥佐以一二殺虫之味如化
虫丸史君子丸五膈下氣丸赤追虫使以己追之不然則虫去而元氣亦敗

實則吐下量倚行　實者虫攻上膈心腹刺痛用樟木屑濃煎湯飲之大吐痛同

再以甘草湯和胃如有積自吐出或用黑錫灰檳榔等分爲末米飲下下蟲用追蟲
丸取積丸苦楝根加紅糖湯爲痛解毒丹
檳榔丸 治五積調氣又治寸白蟲 木香五分 檳榔 三稜 莪术 陳皮 黑丑各五
香附 大黃 黑丑各三 共末醋打爲丸桐子大每服七十丸虛者四十丸姜湯下
養中煎 人參 山藥炒 扁豆 甘草 茯苓 炒乾姜 寒加陳皮砂仁胃中氣餒加[illegible]
溫胃飲 人參 白朮炒 扁豆 陳皮 乾姜 炙甘 當歸 下寒帶濁加故紙氣滯而胸
腹痛加藿香丁香木香白蔻砂仁白芥子寒邪及肝腎之痛加桂枝肉桂七錢如勞乏脾氣
陷者加升麻柴胡兼痰飲胸腹疼痛加茯苓久脾胃虛極大嘔吐倍參术加胡椒
木香寬中湯 陳皮 青皮 丁香 川朴 甘草 白蔻 香附 砂仁 木香
健脾調中湯 治食滯脹悶 人參 白朮 茯苓 陳皮 川朴炒 山查 半夏 神曲
麥芽炒 砂仁 姜引 脹加萊菔子